CAMPBELL'S
Core Orthopaedic Procedures

坎贝尔
骨科手术学精要

原著者　S. Terry Canale
　　　　James H. Beaty
　　　　Frederick M. Azar

主　审　侯树勋　王　岩
主　译　黄　鹏　唐佩福
副主译　储建军　工岩松　虞攀峰

北京大学医学出版社

图书在版编目（CIP）数据

坎贝尔骨科手术学精要/（美）S. 特瑞·卡纳尔（S. Terry Canale），（美）詹姆斯·H.贝蒂（James H. Beaty），（美）弗雷德里克·M. 阿扎尔（Frederick M. Azar）原著；黄鹏，唐佩福主译. —北京：北京大学医学出版社，2021.9

书名原文：CAMPBELL'S Core Orthopaedic Procedures

ISBN 978-7-5659-2119-3

Ⅰ.①坎… Ⅱ.①特… ②詹… ③弗… ④黄… ⑤唐… Ⅲ.①骨科学 – 外科手术 Ⅳ.①R68

中国版本图书馆CIP数据核字（2019）第274352号

坎贝尔骨科手术学精要

主　　译：黄　鹏　唐佩福
出版发行：北京大学医学出版社
地　　址：（100191）北京市海淀区学院路 38 号　北京大学医学部院内
电　　话：发行部 010-82802230；图书邮购 010-82802495
网　　址：http：//www.pumpress.com.cn
E-mail：booksale@bjmu.edu.cn
印　　刷：三河市春园印刷有限公司
经　　销：新华书店
项目策划：驰康传媒　责任编辑：陈　奋　责任印制：罗德刚
开　　本：889 mm×1194 mm　1/16　印张：28　字数：820 千字
版　　次：2021 年 9 月第 1 版　2021 年 9 月第 1 次印刷
书　　号：ISBN 978-7-5659-2119-3
定　　价：280.00 元

北京市版权局著作权合同登记号：图字 01-2019-7499

Elsevier (Singapore) Pte Ltd.

3 Killiney Road，#08-01 Winsland House I，Singapore 239519

Tel：(65) 6349-0200；Fax：(65) 6733-1817

译校者名单 （以姓氏笔画为序）

于长水　哈尔滨医科大学附属第一医院

王　龙　中国人民解放军总医院

王　岩　中国人民解放军总医院

王国旗　中国人民解放军总医院

王岩松　哈尔滨医科大学附属第一医院

王剑利　中国人民解放军陆军第 80 集团军医院

车路阳　中国人民解放军总医院京北医疗区

龙安华　首都医科大学附属北京潞河医院

曲新强　中国人民解放军陆军第 80 集团军医院

刘俊朋　中国人民解放军空军特色医学中心

孙国飞　中国人民解放军总医院

李　宁　中国人民解放军 92426 部队医院

吴　进　中国人民解放军联勤保障部队第 909 医院

何纯青　中国人民解放军新疆军区总医院

张里程　中国人民解放军总医院

陈锦旭　广东省广州市番禺区中心医院

武诚志　内蒙古赤峰市克什克腾旗人民医院

郑安华　浙江省台州市中医院

孟繁星　北京市大兴区人民医院

赵晶鑫　中国人民解放军总医院

郝　明　中国人民解放军总医院

侯树勋　中国人民解放军总医院

郭清华　中国人民解放军总医院

唐佩福　中国人民解放军总医院

黄　鹏　中国人民解放军总医院

黄良诚　中国人民解放军总医院海南医院

黄洪斌　浙江省义乌市中心医院

崔成文　中国人民解放军总医院

储建军　安徽省合肥市骨科医院

曾祥超　中国人民解放军总医院

虞攀峰　首都医科大学附属北京同仁医院

薛志兴　首都医科大学附属北京同仁医院

魏芳远　首都医科大学附属北京同仁医院

注：本书译文参考了《坎贝尔骨科手术学》中文版相应部分，但由于涉及译者人数太多，难以一一列出，在此予以特别说明，一并表示感谢！

原著者名单

WILLIAM E. ALBERS, MD
Assistant Professor
University of Tennessee–Campbell Clinic
Department of Orthopaedic Surgery and Biomedical
 Engineering
Memphis, Tennessee

FREDERICK M. AZAR, MD
Professor
Director, Sports Medicine Fellowship
University of Tennessee–Campbell Clinic
Department of Orthopaedic Surgery and Biomedical
 Engineering
Chief-of-Staff, Campbell Clinic
Memphis, Tennessee

JAMES H. BEATY, MD
Professor
University of Tennessee–Campbell Clinic
Department of Orthopaedic Surgery and Biomedical
 Engineering
Memphis, Tennessee

JAMES H. CALANDRUCCIO, MD
Associate Professor
Director, Hand Fellowship
University of Tennessee–Campbell Clinic
Department of Orthopaedic Surgery and Biomedical
 Engineering
Memphis, Tennessee

FRANCIS X. CAMILLO, MD
Associate Professor
University of Tennessee–Campbell Clinic
Department of Orthopaedic Surgery and Biomedical
 Engineering
Memphis, Tennessee

S. TERRY CANALE, MD
Harold H. Boyd Professor and Chair
University of Tennessee–Campbell Clinic
Department of Orthopaedic Surgery and Biomedical
 Engineering
Memphis, Tennessee

DAVID L. CANNON, MD
Associate Professor
University of Tennessee–Campbell Clinic
Department of Orthopaedic Surgery and Biomedical
 Engineering
Memphis, Tennessee

KEVIN B. CLEVELAND, MD
Instructor
University of Tennessee–Campbell Clinic
Department of Orthopaedic Surgery and Biomedical
 Engineering
Memphis, Tennessee

ANDREW H. CRENSHAW, JR., MD
Professor
University of Tennessee–Campbell Clinic
Department of Orthopaedic Surgery and Biomedical
 Engineering
Memphis, Tennessee

JOHN R. CROCKARELL, JR., MD
Associate Professor
University of Tennessee–Campbell Clinic
Department of Orthopaedic Surgery and Biomedical
 Engineering
Memphis, Tennessee

GREGORY D. DABOV, MD
Assistant Professor
University of Tennessee–Campbell Clinic
Department of Orthopaedic Surgery and Biomedical
 Engineering
Memphis, Tennessee

RAYMOND J. GARDOCKI, MD
Assistant Professor
University of Tennessee–Campbell Clinic
Department of Orthopaedic Surgery and Biomedical
 Engineering
Memphis, Tennessee

JAMES L. GUYTON, MD
Associate Professor
University of Tennessee–Campbell Clinic
Department of Orthopaedic Surgery and Biomedical
 Engineering
Memphis, Tennessee

JAMES W. HARKESS, MD
Associate Professor
University of Tennessee–Campbell Clinic
Department of Orthopaedic Surgery and Biomedical
 Engineering
Memphis, Tennessee

ROBERT K. HECK, JR., MD
Associate Professor
University of Tennessee–Campbell Clinic
Department of Orthopaedic Surgery and Biomedical
 Engineering
Memphis, Tennessee

SUSAN N. ISHIKAWA, MD
Assistant Professor
Co-Director, Foot and Ankle Fellowship
University of Tennessee–Campbell Clinic
Department of Orthopaedic Surgery and Biomedical
    Engineering
Memphis, Tennessee

MARK T. JOBE, MD
Associate Professor
University of Tennessee–Campbell Clinic
Department of Orthopaedic Surgery and Biomedical
    Engineering
Memphis, Tennessee

DEREK M. KELLY, MD
Associate Professor
Assistant Director, Residency Program
University of Tennessee–Campbell Clinic
Department of Orthopaedic Surgery and Biomedical
    Engineering
Memphis, Tennessee

DAVID G. LAVELLE, MD
Associate Professor
University of Tennessee–Campbell Clinic
Department of Orthopaedic Surgery and Biomedical
    Engineering
Memphis, Tennessee

SANTOS F. MARTINEZ, MD
Instructor
University of Tennessee–Campbell Clinic
Department of Orthopaedic Surgery and Biomedical
    Engineering
Memphis, Tennessee

ANTHONY A. MASCIOLI, MD
Assistant Professor
University of Tennessee–Campbell Clinic
Department of Orthopaedic Surgery and Biomedical
    Engineering
Memphis, Tennessee

MARC J. MIHALKO, MD
Assistant Professor
University of Tennessee–Campbell Clinic
Department of Orthopaedic Surgery and Biomedical
    Engineering
Memphis, Tennessee

WILLIAM W. MIHALKO, MD
Professor, H.R. Hyde Chair of Excellence in Rehabilitation
    Engineering
Director, Biomedical Engineering
University of Tennessee–Campbell Clinic
Department of Orthopaedic Surgery and Biomedical
    Engineering
Memphis, Tennessee

ROBERT H. MILLER III, MD
Associate Professor
University of Tennessee–Campbell Clinic
Department of Orthopaedic Surgery and Biomedical
    Engineering
Memphis, Tennessee

G. ANDREW MURPHY, MD
Associate Professor
Co-Director, Foot and Ankle Fellowship
University of Tennessee–Campbell Clinic
Department of Orthopaedic Surgery and Biomedical
    Engineering
Memphis, Tennessee

ASHLEY L. PARK, MD
Clinical Assistant Professor
University of Tennessee–Campbell Clinic
Department of Orthopaedic Surgery and Biomedical
    Engineering
Memphis, Tennessee

EDWARD A. PEREZ, MD
Associate Professor
Director, Trauma Fellowship
University of Tennessee–Campbell Clinic
Department of Orthopaedic Surgery and Biomedical
    Engineering
Memphis, Tennessee

BARRY B. PHILLIPS, MD
Associate Professor
University of Tennessee–Campbell Clinic
Department of Orthopaedic Surgery and Biomedical
    Engineering
Memphis, Tennessee

DAVID R. RICHARDSON, MD
Assistant Professor
University of Tennessee–Campbell Clinic
Department of Orthopaedic Surgery and Biomedical
    Engineering
Memphis, Tennessee

E. GREER RICHARDSON, MD
Professor Emeritus
University of Tennessee–Campbell Clinic
Department of Orthopaedic Surgery and Biomedical
  Engineering
Memphis, Tennessee

MATTHEW I. RUDLOFF, MD
Assistant Professor
University of Tennessee–Campbell Clinic
Department of Orthopaedic Surgery and Biomedical
  Engineering
Memphis, Tennessee

JEFFREY R. SAWYER, MD
Associate Professor
Director, Pediatric Orthopaedic Fellowship
University of Tennessee–Campbell Clinic
Department of Orthopaedic Surgery and Biomedical
  Engineering
Memphis, Tennessee

THOMAS W. THROCKMORTON, MD
Associate Professor
Director, Residency Program
University of Tennessee–Campbell Clinic
Department of Orthopaedic Surgery and Biomedical
  Engineering
Memphis, Tennessee

PATRICK C. TOY, MD
Assistant Professor
University of Tennessee–Campbell Clinic
Department of Orthopaedic Surgery and Biomedical
  Engineering
Memphis, Tennessee

WILLIAM C. WARNER, JR., MD
Professor
University of Tennessee–Campbell Clinic
Department of Orthopaedic Surgery and Biomedical
  Engineering
Memphis, Tennessee

JOHN C. WEINLEIN, MD
Assistant Professor
University of Tennessee–Campbell Clinic
Department of Orthopaedic Surgery and Biomedical
  Engineering
Memphis, Tennessee

A. PAIGE WHITTLE, MD
Associate Professor
University of Tennessee–Campbell Clinic
Department of Orthopaedic Surgery and Biomedical
  Engineering
Memphis, Tennessee

KEITH D. WILLIAMS, MD
Associate Professor
Director, Spine Fellowship
University of Tennessee–Campbell Clinic
Department of Orthopaedic Surgery and Biomedical
  Engineering
Memphis, Tennessee

DEXTER H. WITTE, MD
Clinical Assistant Professor of Radiology
University of Tennessee–Campbell Clinic
Department of Orthopaedic Surgery and Biomedical
  Engineering
Memphis, Tennessee

GEORGE W. WOOD II, MD
Professor
University of Tennessee–Campbell Clinic
Department of Orthopaedic Surgery and Biomedical
  Engineering
Memphis, Tennessee

原著前言

正如书名所示，本书介绍的都是《坎贝尔骨科手术学》一书中最为常用的经典手术技术。这些手术技术包括一些作者所在医院中最常开展的手术，它们也是世界各地医院最常开展的手术。不考虑其专科性与复杂性，我们选择了其中最重要的 100 个手术技术。所介绍的这些手术主要遵循《坎贝尔骨科手术学》的目录顺序。

本书主要针对骨科住院医师、研修生、骨科全科医生和专科医生。它是一本便于查阅的工具书，以便读者在需要的时候可以快速找到相关手术信息。因此，本书只包括手术技术本身的详细信息，并未编入适应证、禁忌证、预后、并发症和替代治疗方法等内容。

多年来，我们收到了许多读者的反馈，大家建议将《坎贝尔骨科手术学》中最常用的手术技术集成实用的、便于查阅的册子——这本书实现了这个目的。希望你会喜欢它，并对你有所帮助。

致谢

感谢坎贝尔基金会的医学编辑 Kay Daugherty 和 Linda Jones，内容开发经理 Taylor Ball，高级项目经理 John Casey，以及爱思唯尔公司的内容执行总监 Dolores Meloni。

目 录

第六部分　人工肩关节置换术

第七部分　人工肘关节置换术

第八部分　脊柱外科

第九部分　运动医学

第十部分　创伤骨科

第十一部分　手和腕

第十二部分　足和踝

移植骨的获取：胫骨、腓骨、髂嵴

Andrew H. Crenshaw, Jr. • G. Andrew Murphy

胫骨植骨块的切取

■为减少失血，取胫骨植骨块时，应使用气囊止血带，取骨完毕后松止血带时，注意不要污染无菌单。

■为避免遗留疼痛性瘢痕，切口应选择于胫骨前内侧纵向微弧形切口。

■直接切开骨膜，不要翻转皮肤。

■使用骨膜剥离器内外双侧剥离骨膜，暴露胫骨前缘至胫骨内侧边缘间的整个胫骨面。为了在纵切口的两端更好地显露，可加做横切口，使骨膜切口呈"I"形。

■胫骨的形状决定了骨块的近端比远端要宽，但由于近端的骨皮质比远端薄，所以骨块强度整体均匀。取骨前应先在预定取骨区域四角钻孔（图1-1）。

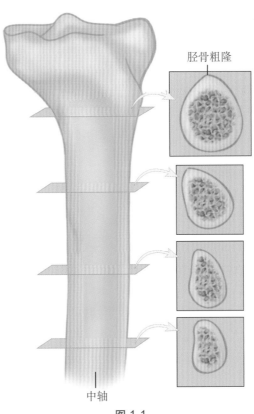

胫骨粗隆

中轴

图 1-1

■以一单片锯斜行切断骨皮质取下骨块，这样可保留胫骨的前缘及内侧缘。取骨时不要超过骨孔的范围，特别是横切两端时过切会造成供骨区强度减弱，引起骨折，这在取骨的远端尤易发生。

■将骨块从骨床上撬起时，助手应抓牢骨块，以免掉落。

■在关闭切口之前，用刮匙在胫骨近端刮取额外骨松质，注意不要损伤胫骨近端的关节面，对于儿童患者不要损伤骺板。

■儿童胫骨骨膜相对较厚，可单层缝合；成人胫骨骨膜较薄，闭合不满意时，可将骨膜和深层皮下组织联合缝合。

■如骨片切取正确，切取后只需稍加修整。我们去除骨块的骨内膜面部分是因为：其一，较薄的骨内膜面部分可以用作中间植骨连接骨皮质块；其二，由于骨内膜面粗糙不规整，去除后能使植骨块与受区骨更好地接触。

腓骨植骨块的切取

在切取腓骨植骨块时，需注意以下三点：勿损伤腓总神经；保留 1/4 腓骨远端，以免影响踝关节稳定；不要切断腓骨肌（图 1-2）。

■大部分植骨手术可采用 Henry 切口，截取腓骨中段 1/2 或 1/3 长度（图 1-3）。

■于腓骨长肌后缘与比目鱼肌前缘肌间隔的前面进入，在腓骨头区找到腓神经。

■骨膜下剥离后将腓骨肌向前翻转（图 1-4）。

■剥离器应由腓骨远端向近端剥离，腓骨上斜行肌肉的起点会限制骨膜剥离器沿骨面行进。

■在移植骨块近、远端边缘穿透腓骨钻几个孔。

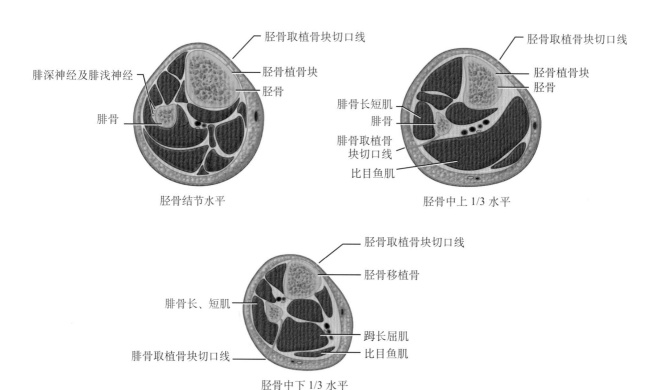

图 1-2

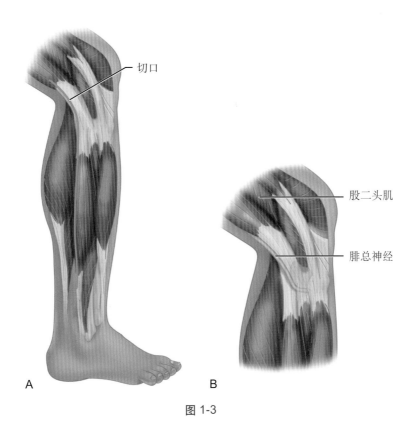

切口

股二头肌

腓总神经

A   B

图 1-3

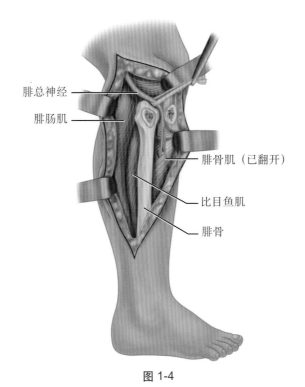

腓总神经

腓肠肌

腓骨肌（已翻开）

比目鱼肌

腓骨

图 1-4

■用咬骨钳少量多次咬除骨质连通骨孔，避免压碎骨块；也可应用线锯、电动摆锯或气动细切割钻，骨刀断骨会引起骨块的劈裂或骨折。有时要结扎在腓骨中段后面进入骨内的滋养动脉。

■如果切取腓骨近端用于替代腓骨远端或桡骨远端，那么可通过 Heary 切口的近端部分切取腓骨的近端 1/3，要注意勿损伤腓总神经。

■先在股二头肌腱远端后内方暴露腓总神经，顺神经向远端追踪至环绕腓骨头的部分，此处腓总神经被腓骨长肌起点覆盖，保持刀背指向腓总神经的方向切断跨越神经的部分腓骨长肌纤维，然后将腓总神经自解剖位置前移。

■继续显露时，要通过骨膜下分离保护腓骨颈与胫骨之间的胫前血管。

■腓骨近端植骨块切取后，要将股二头肌腱和腓侧副韧带与邻近的软组织缝合固定。

髂骨植骨块的切取

从髂骨取自体骨植骨并不能完全避免并发症的发生，据报道，大块全层髂骨取骨后有患者发生了腹疝；带肌瓣髂骨块植骨行髋关节融合时如切取全层髂骨，也可导致腹疝，取此植骨块时要包括外展肌及外侧的骨膜，骨块切取后仔细修复剩余的支撑结构是非常重要的，这可能是防止疝形成的最好方法。如在髂嵴下取全层髂骨后仅遗留骨窗，则不易导致疝形成。除疝形成之外，髂骨取骨还有可能发生神经损伤、血管损伤和畸形。在髂骨前部取骨时，有可能损伤股外侧皮神经及髂腹股沟神经，如果解剖分离超过髂后上棘外侧 8 cm，就有损伤臀上神经的风险（图 1-5）。

臀上血管可因牵拉时被坐骨切迹顶部挤压而造成损伤。在髂骨前部切取大块全层骨块可改变

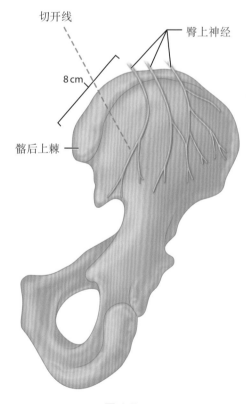

图 1-5

髂嵴前部的外形，造成明显的畸形。据报道，髂嵴切取手术还可能发生动静脉瘘、假性动脉瘤、输尿管损伤、髂前上棘撕裂及骨盆不稳等严重并发症。

■ 在臀肌和躯干肌起点与骨膜相连处，沿髂嵴在皮下的边缘做切口，直接切至髂骨。

■ 如果不需要髂嵴作为植骨块的一部分，则可将髂嵴的外侧或双侧劈下，使之与骨膜及附着的肌肉相连，行骨膜下剥离，以减少出血。

■ 如仅需带一侧骨皮质板的骨松质植骨块，仅需剥离外侧或内侧髂骨板表面的肌肉。为保持外形，一般切取髂骨内侧骨板和骨松质。

■ 如切取全层骨块，也需从髂骨内侧骨板剥离髂肌（图 1-6）。

■ 如需要碎骨片或骨条植骨，可用骨凿或弧形凿从髂骨翼外板取骨。

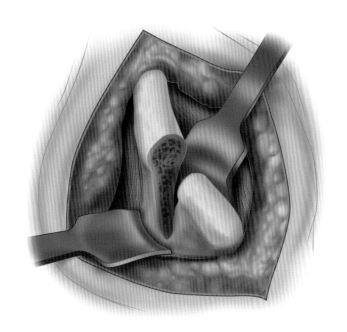

图 1-6

■ 在切除髂嵴后，可用刮匙插入髂骨内、外侧骨皮质骨板中间的骨松质间隙中刮取大量骨松质。

■ 从髂骨外板切取骨皮质块时，先以骨凿或动力锯切割出取骨范围，然后再以宽骨凿轻撬取下骨块。应用动力锯切取楔形植骨块或全层植骨块较为容易，且比用骨凿取骨创伤小。应用摆动锯或空气动力切割钻可获得满意的取骨效果。操作过程中，应不断浇以室温的生理盐水，以避免局部过热。

■ 髂嵴前部不要取骨过多，以免造成后侧畸形。在取出大骨块后，髂骨缺损明显（图 1-7）。这样包括髂前上棘在内的髂骨前缘被保留下来，但由于缺损很大，即使在衣服遮盖下也可见畸形。这种畸形可以通过从后方移植更多的骨块来改善。

■ 取骨后，将骨膜和肌肉起点确切对合，行牢固的间断缝合。

■ 髂骨取骨后出血有时很多，应避免使用明胶海绵或骨蜡止血，可通过伤口填塞和局部压迫止血。无论明胶海绵还是骨蜡均为异物，骨蜡据说可延迟骨的愈合，大量使用明胶海绵可造成无菌性浆液渗出。有报道认为，微结晶胶原可有效减少骨松质出血，比凝血酶粉或浸有凝血酶的明胶泡沫效果要好。负压吸引 24 ~ 48 h 消除无效腔。在笔者医院，伤口处理都获得了满意的结果。

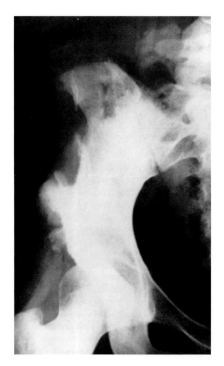

图 1-7

■髂骨后部取骨时切口应与臀上神经平行，与后髂嵴垂直。

全髋关节置换术：标准后外侧入路

James W. Harkess • John R. Crockarell, Jr.

后外侧入路是对 Gibson 和 Moore 提出的后侧入路的改良。该入路通过大转子截骨并将髋关节前脱位（见转子截骨术章节）而向近端延伸。该入路还可向远端延伸，从后外侧显露整个股骨干。我们在全髋关节初次置换和翻修术中均采用后外侧入路。

显露和去除股骨头

■患者取垂直侧卧位，体位固定牢靠，以大转子为中心做一略呈弧形的切口。皮肤切口近端起自髂前上棘水平，沿平行于大转子后缘的方向切开。切口向远端延长至大转子中心，然后沿股骨干切至大转子以远 10 cm。从上方扩大股骨髓腔时需将切口上端充分延长，而从前下方处理和置入髋臼假体时需向远端做进一步显露（图 2-1）。

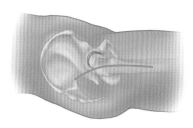

图 2-1

■经皮肤切口切开皮下组织，至阔筋膜及覆盖于臀大肌上部表面的薄层筋膜。
■将皮下组织从筋膜表面向前、后各游离 1 cm，以便缝合时易于确认该层面。
■在大转子中心表面沿皮肤切口切开筋膜。
■沿臀大肌纤维方向将其钝性劈开，肌肉表面出血点采用电凝止血。
■向远端充分延长筋膜切口以显露股骨后缘的臀大肌腱附着点。
■钝性分离筋膜前后缘与附着于该筋膜内面的臀中肌纤维。将湿巾或腹腔纱布垫缝于筋膜的前后缘以隔开皮肤，避免皮下组织干燥并便于收集术中产生的骨水泥和骨碎屑。
■于转子水平在阔筋膜下置入一 Charnley 型或类似大小的自动牵开器。
■分离转子滑囊并将其向后钝性剥离以显露短外旋肌群及臀中肌的后缘。需要注意的是臀中肌的后缘几乎与股骨干成一直线，而其前缘则向前呈扇形展开。

■在进行后侧解剖时保持髋关节伸直位，屈膝并内旋伸直的髋关节使短外旋肌群保持紧张。

■在闭孔内肌和孖肌表面可扪及由此通过的坐骨神经。除非髋关节解剖被打乱，否则无需显露坐骨神经。

■扪及梨状肌和闭孔内肌的腱性附着点，并在肌腱处缝标志线以便缝合切口时辨别层次。

■然后在股骨附着处切断短外旋肌群，包括股方肌的上半部分。电凝沿梨状肌腱走行的血管及股方肌内的旋股内侧动脉终末支。向后翻转短外旋肌群，保护坐骨神经。

■然后钝性剥离臀小肌和上关节囊之间隙。向上、下分别插入钝性板状拉钩或 Hohmann 牵开器，充分显露关节囊的上部、后部及下部。

■沿关节囊的股骨附着部将其彻底切开。牵开关节囊留作以后修补（图 2-2）。

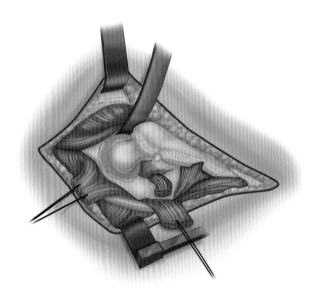

图 2-2

■如果需要测量腿长，可在髋臼上方的髂骨上打一斯氏针，并在大转子上做一标记点。测量这两点间的距离，确定置入试模后的下肢长度。髋关节小幅的外展可导致所测的下肢长度出现明显差异，因此，测量均应将肢体放于同一位置。

■目前我们使用一种器械，可测量双腿和股骨偏距的长度。在髋臼或髂嵴上方的骨盆中放置一个尖针，并在大转子上的固定点进行测量。使用可调整的带刻度的外侧支架来测量下肢长度和股骨偏移（图 2-3）。

■屈曲、内收并轻轻内旋髋关节使之后脱位。

■在小转子水平股骨颈下插一骨钩，将股骨头从髋臼内提出。脱位时圆韧带常从股骨头上撕裂下来，然而对于年轻患者，在将股骨头脱位移入手术窗口之前需要将其切断。

■若髋关节不易脱位，勿用暴力内旋股骨，否则可致使股骨干螺旋形骨折。将关节囊上、下部分尽可能向前做充分松解，切除髋臼后缘所有可能阻碍股骨头脱位的骨赘。如果在没有过度用力的情况下仍不能将髋关节脱位，则需先在合适的水平用摆锯将股骨颈切断，随后用取头器将股骨头碎成几块后取出。

■髋关节脱位后用一宽平牵开器将股骨近端移至切口内。

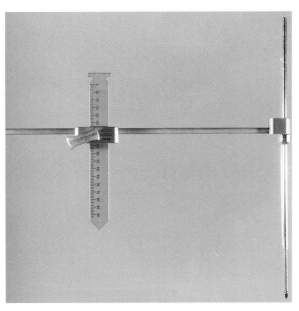

图 2-3

■切除转子间线处残留的软组织并显露小转子的上缘。

■用电凝器在股骨颈预定截骨部位标出截骨线，或用骨刀凿一浅槽。许多全髋系统都有专门的器械完成这一步骤，也可用假体试模确定截骨水平（图 2-4）。采用由术前模板测量确定型号的柄和颈长的试模。

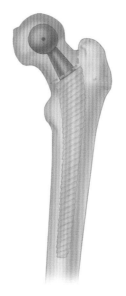

图 2-4

■安置柄试模时与股骨干平行，并使股骨头试模的中心与患者股骨头中心一致。股骨颈截骨水平应与术前模板测量确定的小转子顶点至股骨颈截骨平面的距离相符。

■采用电动摆锯进行股骨颈截骨。如果截骨水平低于股骨颈外侧与大转子的交界部，则需做一纵向外侧截骨。在这两个截骨方向的交界处避免造成大转子切迹，否则容易发生转子骨折。

■去除股骨头上的软组织，将其从切口内取出。将股骨头置于无菌区以备自体骨移植。

髋臼的显露和处理

- 将弯钳伸入腰大肌腱鞘内游离前关节囊。
- 用骨钩向前牵开股骨，拉紧关节囊。
- 在弯钳二齿之间仔细切开前关节囊（图 2-5）。

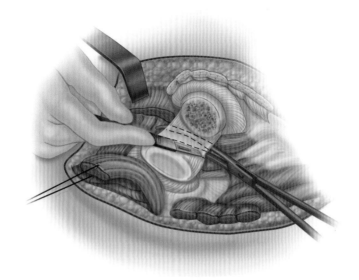

图 2-5

- 在髋臼前缘与腰大肌腱之间插入一弯形板钩或 Hohmann 牵开器，向前牵开股骨，以便顺利地进入髋臼。若该牵开器在腰大肌表面放置不当可造成股神经及邻近血管损伤。另在髋臼横韧带下放置一牵开器，以显露髋臼下方（图 2-6）。

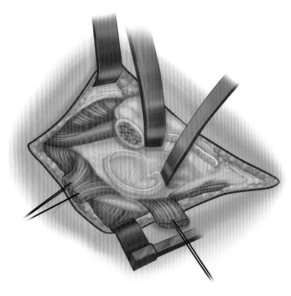

图 2-6

■在纱垫保护下，用直角拉钩牵开切口后方的软组织，以免压迫或过度牵拉坐骨神经。也可在髋臼后柱打入斯氏钉或 Charnley 钉隔开软组织。注意入钉的位置，勿刺伤坐骨神经或影响髋臼的处理。

■向前、内侧牵开股骨并轻轻转动，确定将其置于某个位置使髋臼显露最佳。如果关节囊完全切开后股骨仍不能向前完全牵开，就需将臀大肌的腱性附着部切断，保留股骨上的腱端 1 cm，术毕将肌肉缝回。

■完全切除髋关节盂唇与残留的关节囊。将软组织牵入髋臼并紧贴髋臼缘将其切除。应时刻保证刀片位于髋臼的范围内，以免损伤髋臼前、后的重要结构。

■沿髋臼的周边显露其骨性边缘，以利正确安装髋臼假体。

■用骨刀切除所有突出于真性髋臼骨性边缘以外的骨赘。

■然后对骨性髋臼进行处理。对髋臼假体而言，无论是骨水泥还是非骨水泥固定，除去关节软骨和磨削髋臼这一步是相似的。

■切除股骨头圆韧带并刮除枕区（region of pulvinar）所有残留软组织。这一操作过程中可能会遇到闭孔动脉分支的活动性出血，需要止血。

■在髋臼切迹内触摸髋臼底，如增生性骨赘完全覆盖了髋臼切迹，妨碍判断髋臼内壁的位置，用骨刀和咬骨钳除去骨赘以确定髋臼内壁，否则髋臼假体可能安装到过度偏外的位置。

■用保留骨屑的髋臼锉或 Mira 型髋臼锉磨削髋臼。从最小号白锉开始，向内侧磨削但不要穿透内壁。反复检查磨削的深度，确保内壁未被破坏，在此前提下多磨深几毫米可增加髋臼假体外侧的覆盖程度（图 2-7）。

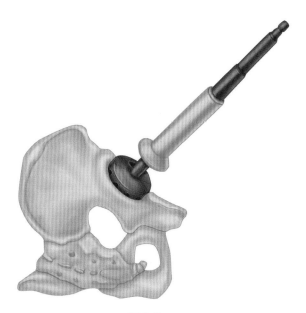

图 2-7

■如髋臼横韧带增生，需将其切除以使髋臼能容许较大的髋臼锉。将该韧带从其骨性止点处向前、后仔细切除。保持刀片勿切入过深，因为闭孔动脉分支从其下面通过，且该区域的出血很难止住。

■随后使用的髋臼锉均需与髋臼开口方向保持一致。

■将股骨向前充分牵开，使髋臼锉能够无阻碍地从前下方放入髋臼。若未能向前充分牵开股骨，则锉可能被向后挤压而造成髋臼后柱的过度磨削。以 1 ～ 2 mm 间隔逐步增大髋臼锉的型号。

■反复冲洗髋臼以判断磨削程度和方向，确保髋臼磨削均匀。去除所有髋臼软骨后停止磨削，此时髋臼锉已切至髋臼周缘骨质，髋臼已成半球形。

■显露有新鲜出血的软骨下骨床，尽可能保留软骨下骨。

■刮除所有髋臼底残留软组织；切除悬于髋臼周缘的软组织，寻找髋臼内软骨下囊肿并用小弯刮匙将其清除，用患者股骨头制成的松质骨屑泥填入囊腔并用小冲子压紧。

■植入髋臼假体之前确保患者仍处于 90° 侧卧位。如果用力向前牵开股骨时已致骨盆向前旋转，则易将髋臼假体安装于后倾位，这样容易发生术后脱位。许多全髋系统有髋臼假体试模，可在确定最终植入假体之前放入髋臼，以确定其匹配程度、与周缘骨质接触的情况以及假体的骨覆盖程度，用试模也可使手术医生在最终置入假体之前对其安装位置有个印象。

■最后置入无骨水泥、骨水泥或双极髋臼假体。

引文

Figures 2-1, 2-2, 2-6 redrawn from Capello WN: Uncemented hip replacement, Tech Orthop 1:11, 1986; also courtesy of Indiana University School of Medicine.

前入路人工全髋关节置换术

Patrick Toy

这种方法不使用特殊牵引台（如 Hanna 台）。

■将患者仰卧于手术台，手术台的可弯曲处位于耻骨联合平面，这样可以在术中调节髋关节张力以及股骨近端高度，在对侧放置臂板来达到非手术时髋关节外展位，手术过程中再进行内收。

■在阔筋膜张肌与髂前上棘下方做 2 ～ 3 cm 横行、斜行切口（图 3-1）。

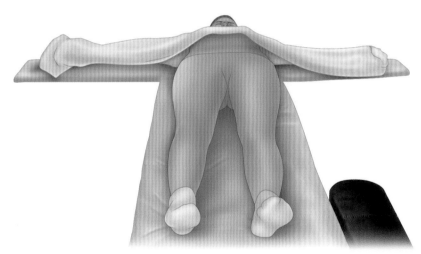

图 3-1

■在髂前上棘远端和侧方做切口开皮至髂前上棘筋膜，此处的筋膜呈半透明状，可看到下方红色肌肉组织，如果开口过于靠近内侧或者外侧，看到的筋膜会呈现白色而非半透明状。

■快速分离深筋膜与肌肉，并且展露出缝匠肌与髂前上棘附近肌群，但由于切口位于肌肉鞘膜内，有时无法看到缝匠肌（图 3-2）。

■在臀中肌和股直肌之间游离，在股直肌内侧和臀中肌外侧放置肌肉拉钩。

■在这两个肌肉之间有一些大血管（旋股外侧动脉升支），仔细结扎或者电凝该处血管。分离组织前进行止血操作是非常必要的，因为这些血管会在之后的操作中缩入周围软组织并造成进一步的出血（图 3-3）。

■分离股直肌至其深层至髋关节囊，在中间切开关节囊，于髂前上棘并放置弹勾显露股直肌内侧。

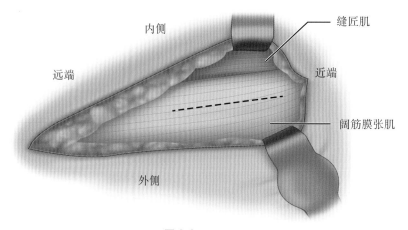

图 3-2

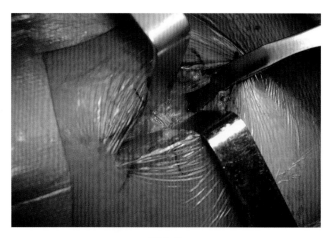

图 3-3

■将一个眼镜蛇拉钩置于股骨颈下方的关节囊外，另一个拉钩放于"马鞍区"（大转子与股骨颈上方之间的区域）。

■用咬骨钳咬去部分髋关节前方脂肪组织从而显露关节囊。

■扩大关节囊切口，切除部分关节囊，以接近股骨颈（图 3-4）。

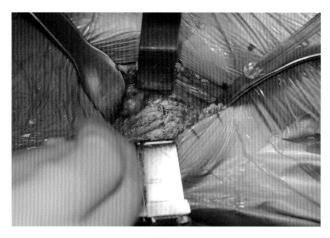

图 3-4

■使用牵开器拉开关节囊并切除部分关节囊或于关节囊，下方切开直到可以用手指触及小转子，充分切开，这样"马鞍区"可以被完全地暴露出来。

■将股骨颈大转子及小转子的牵开器置于关节囊内，开始进行股骨颈处截骨。

■在股骨颈处做两个平行切口，为之后做 1 cm 宽的截骨术（"餐巾环"截骨）并移除股骨头做准备；这里也可以单独进行截骨，但是移除股骨头的过程会很困难，因为这种方法较上一种提供的操作空间较小（图 3-5）。

■通过螺丝锥子取出股骨头，然后将拉钩置于髋臼窝并彻底切除关节唇（图 3-6）。

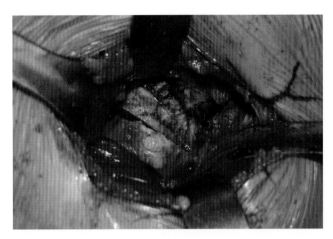

图 3-5

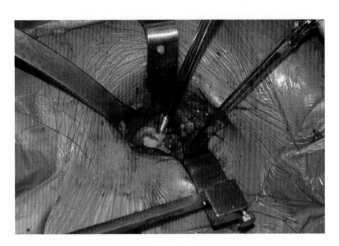

图 3-6

■去除髋臼窝内的枕部韧带来暴露髋臼窝内壁并开始扩口，可以通过影像引导继续扩口或者直接扩口至髋臼内侧壁。如扩口深度难以把握，可以通过术中影像确定扩口器深度及尺寸，通过同一个尺寸扩口器操作可以达到压力贴合良好的效果。

■操作完成后，调整外展角和前倾角，注意不要过度前倾和外展臼杯（图 3-7）。

■给臼杯适当的压力并去除多余骨赘，将聚乙烯的内衬推入髋臼杯并且用头部冲击器固定其位置。

■髋臼杯固定后我们需要将注意力转移到股骨近端，股骨的高度对扩孔有很大的影响，这也是

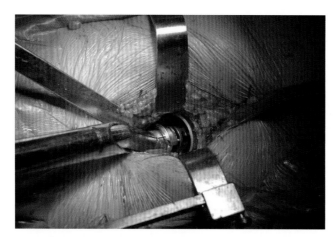

图 3-7

前入路最难的部分。

■将患侧髋关节内收和外旋（外展健侧髋关节）。

■触摸到大转子后用电刀切开重叠的关节囊，松解关节和闭孔内肌张力。可同时松解梨状肌，但注意不要松解闭孔外肌（图 3-8）。

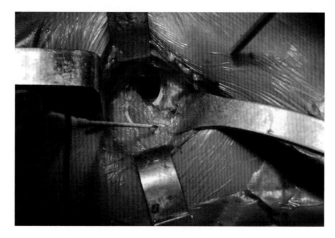

图 3-8

■在大转子深处放置一个平滑的牵引器，骨钩可以抬高股骨的位置，牵引器可用于保持该位置。为了将骨折风险降到最低，不要将牵开器向下拉得太深（图 3-9）。

■在内侧缘插入探管器并向前推送打开股管，然后凿去近端松质骨。

■前入路的操作中，凿子扩髓要比钻孔器扩髓更加实用。插入最小型号的股骨柄，逐渐增大型号直至最适合的尺寸，最后通过测试股骨外旋的稳定性及术中影像进行最后的确认。

■通过试验的部件决定合理的股骨颈长度和偏心位置，评估髋关节稳定性和肢体长度。

■股骨柄的尺寸确定后，将髋关节脱位，取出髓腔锉，冲洗股骨近端，植入假体（图 3-10）。

■选择股骨颈长度及股骨头的材料（陶瓷或者金属），等清洁干燥后用冲击头敲实内植物，复位髋关节。

■0 号可吸收线缝合关节囊，冲洗伤口并止血。

■0 号可吸收线缝合筋膜，常规缝合皮下组织及皮肤，无菌敷料覆盖切口。

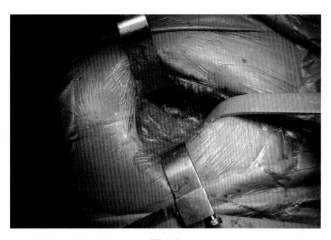

图 3-9

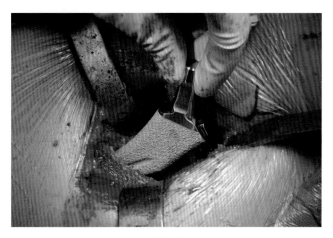

图 3-10

术后处理

　　患者通常可在手术当天出院，也可能会在第二天出院，一般在术后 2 ～ 3 小时给予口服止痛药而不是静脉给药。如果术后 3 ～ 4 小时患者病情稳定，没有出现恶心或低血压症状，我们可以进行物理疗法，方法如下：让患者步行约 150 英尺（1 英尺≈0.3 m），然后上一段楼梯，该过程首先使用辅助步行的工具，之后撤去辅助工具行走，如果患者可以达到这个标准，说明可以出院了。出院后，很多方法可以控制疼痛。术后第一天开始预防深静脉血栓，鼓励患者尽快负重并撤去辅助器具（由物理治疗师决定），无需防止髋关节脱位，我们鼓励患者尽早开始休闲活动，比如打高尔夫球和骑自行车。一周后复查，如果已经停止使用局麻药，可以进行驾车活动，物理治疗一直持续至达到术前设定的目标为止。

转子截骨术

James W. Harkess • John R. Crockarell, Jr.

目前有三种基本类型的转子截骨方式应用在髋关节置换术中：①标准或传统式；②通常说的转子滑移式；③转子延长截骨（图 4-1）。每一类型都有不同的改进方式，各种类型均有具体的用途，应根据手术规划来裁定应用。最后，固定方式必须与截骨方式相适应。

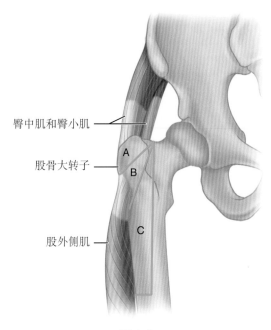

臀中肌和臀小肌

股骨大转子

股外侧肌

图 4-1

标准转子截骨术

■ 在髋关节暴露后，将股骨外侧肌从股骨远侧外侧至股肌结节做骨膜下剥离。

■ 使用动力摆锯或骨刀（图 4-2A），截骨刚好自股肌结节远侧开始（图 4-2B），如果使用线锯，在做转子截骨之前用手指证实线锯已充分靠后并且坐骨神经未卡入锯和骨之间（图 4-2C）。

■ 一旦转子已经被切除，将其向近端缩回并从转子碎片分离外旋肌。或者，如果使用髋关节后入路，则在进行截骨术之前将外旋肌分离。

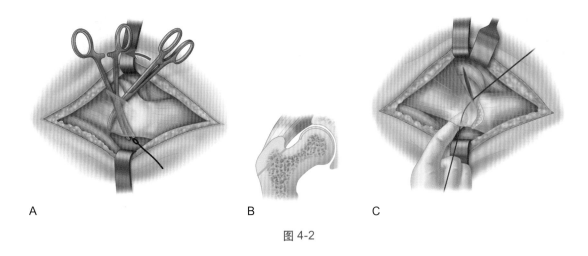

A　　　　　　　　　　　B　　　　　　C

图 4-2

转子滑移式截骨术

- 使皮肤切口平行于大转子的后缘。
- 切开皮肤切口处的筋膜。
- 分离臀中肌和前后的小肌肉。
- 自股骨干向上提起股骨外侧肌并向前收回。保留其在股肌结节的起点。
- 在臀中肌和臀小肌腱的中部进入到达大转子开始截骨。截除的骨从股肌脊远端分离，以保护股外侧肌的起点与骨片连续（图 4-3）。
- 分离保留外旋肌附着处，以便重新附着。如果使用髋关节后路，则在进行截骨术之前将外旋肌分离。
- 将截骨的大转子与前方的肌套回缩，并用自锁式牵引器将其固定住。

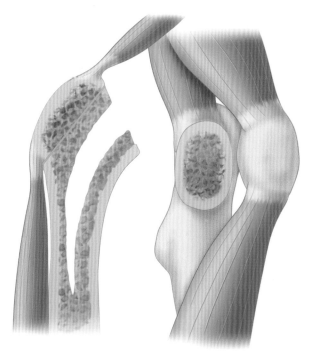

图 4-3

转子延长截骨

■通过标准的后路方法，松解大转子处的外旋肌和部分附着的臀大肌。

■将股外侧肌从股骨上提起并将其向前收回，保护其在股脊（vastus ridge）上的起点。

■从矢状面上的大转子基部开始向远端延伸，使用窄的高速铅笔磨钻或摆锯，在股骨嵴前方钻多个孔以确定截骨轮廓进行截骨（图4-4）。

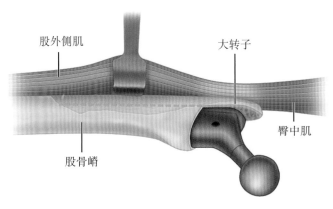

图 4-4

■截骨向远侧延伸至术前确定的位置，然后从股骨前外侧 1/3 处进行截骨术。

■用高速磨钻或摆锯将钻的孔连接起来，穿透近端皮质，如果有骨水泥，也需穿透（图4-5）。

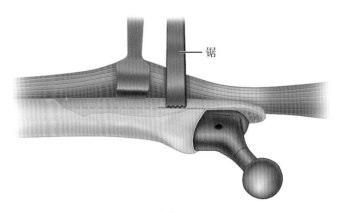

图 4-5

■在钻孔处穿透股骨前外侧皮质，从后向前穿出。

■用宽骨刀从后向前打开先前穿孔的前外侧皮质，翻转软组织（图4-6）。

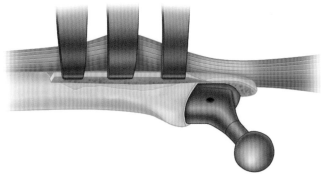

图 4-6

■整体牵开转子和外侧股骨截骨段以及附着的臀中肌、臀小肌、股肌外侧，使其作为一个独立的单元以提供进入股骨髓腔的通道（图 4-7）。

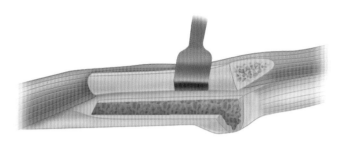

图 4-7

截骨的固定

■使用两根、三根或四根线的钢丝固定（图 4-8）。

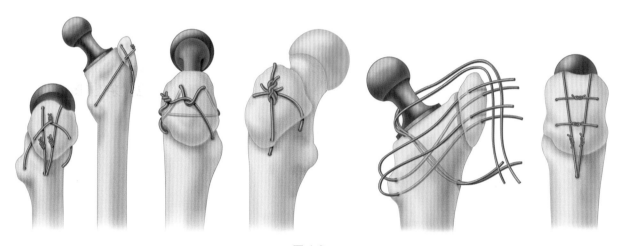

图 4-8

■可以使用 16 号、18 号或 20 号线，但卷轴钢丝具有更好的延展性，因此更容易拉紧、打结或扭转。使用钢丝拉紧器或两个胸骨线固定器（two sternal wire holders）来将钢丝收紧。根据股骨假体的金属类型，可以使用不锈钢、钴 - 铬合金或钛合金钢丝。 此外，多股钢丝或钢索也是可用的；钢丝两端串一短金属套，待钢丝拉紧后将其压扁。

■ 要特别小心不要使钢丝形成扭结或裂痕。在大多数情况下，我们更喜欢髓外固定装置（图 4-9）。

■也可选择各种具有近端钩的钢板延伸装置（图 4-10）。

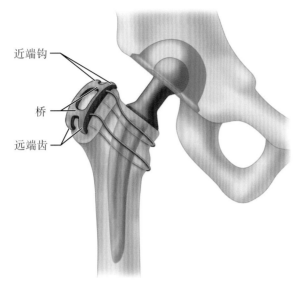

近端钩

桥

远端齿

图 4-9

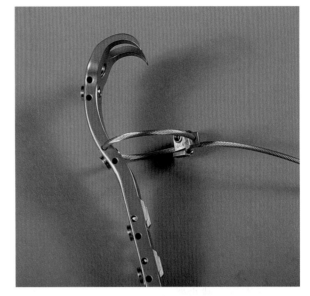

图 4-10

术后处理

如果固定不坚固，则髋关节完全承重应该延迟 4 ～ 6 周。 当固定较不稳定时（即骨块较小，骨质疏松、近端缩回时，或如果用于转子骨块附着的骨床骨量丢失时），应将髋关节外展，用髋人字石膏或支具固定 6 周。

引文

Figure 4-3 redrawn from Glassman AH, Engh CA, Bobyn JD: A technique of extensile exposure for total hip arthroplasty, J Arthroplasty 2:11, 1987.

Figure 4-8 redrawn from Markolf KL, Hirschowitz DL, Amstutz HC: Mechanical stability of the greater trochanter following osteotomy and reattachment by wiring, Clin Orthop Relat Res 141:111, 1979; and from Harris WH: Revision surgery for failed, nonseptic total hip arthroplasty: the femoral side, Clin Orthop Relat Res 1709:8, 1982.

Figure 4-9 redrawn from Dall DM, Miles AW: Reattachment of the greater trochanter: the use of the trochanter cable-grip system, J Bone Joint Surg 65B:55, 1983.

Figure 4-10 courtesy of Smith & Nephew, Memphis, TN.

髋关节表面置换

David G. Lavelle

　　对于相对年轻的髋关节疾病患者，髋关节表面置换是一种有吸引力的选择。该术式的优点包括更容易修正、减少髋关节脱位的风险、更接近正常的行走模式、更大的活动范围以及可更早地恢复运动。缺点包括股骨颈骨折和金属离子带来的风险；与全髋关节置换术相比，髋关节表面置换术难度更高。髋关节表面置换术的最佳适用人群是骨质良好的年轻男性（< 55 岁）。

　　■患者侧卧位，患侧朝上。盆腔夹固定骨盆，保持骨盆垂直体位。如果骨盆前倾，则髋臼假体放置可能会后倾；如果骨盆后倾，则髋臼假体放置可能会过度前倾。

切口与暴露

　　■行髋关节表面置换术，必须使髋臼和股骨头充分显露。因此，必须采取一些在全髋关节置换术中不常使用的方法显露。因为全髋关节置换术中股骨头切除大大增加了术野暴露。

　　■以大转子为中心做一弧形切口，近端向后方指向髂后上棘。切口越过大转子中心，远端沿股骨干轴止于臀大肌在股骨嵴的附着点（图 5-1）。

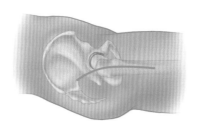

图 5-1

　　■从近端臀大肌筋膜到远端髂胫束筋膜之间切开皮下组织。在大转子中间到后 1/3 处的上方筋膜做一纵切口，延长至股骨远端。沿皮肤切口相同的方向向近端延伸臀大肌上的浅筋膜。钝性分离臀大肌纤维，仔细止血。

　　■松解臀大肌腱在股骨转子的附着点，最大限度地内旋股骨以充分暴露股骨近端及股骨头。如果不松解臀大肌，在显露股骨头时有可能会压迫坐骨神经。当剥离臀大肌时将止血钳置于下方以避免损伤旋股内侧动脉分支和第一穿动脉。保留 1 cm 肌腱附着于股骨转子和股骨干用于之后的重建。

　　■广泛钝性分离筋膜，用 Charnley 型或自动牵引器辅助，可以看到后方大转子及臀中肌。切除大转子部滑囊。

　　■Hibbs 牵引器等带钩工具可以帮助将臀中肌及肌腱牵向前方。暴露臀中肌下的梨状肌。用缝线标记梨状肌腱，然后将其从股骨松解。在梨状肌腱前下方的是臀小肌纤维。使用牵引器将臀中肌从髋关节囊向上完全牵引开。要向上完全暴露整个髋关节囊。使用窄眼镜蛇牵引器置于臀小肌和臀中肌下方有助于显露。

■暴露远端关节囊和短外旋肌之间的区域。从股骨松解包括远端股方肌在内的短外旋肌群并止血。

■完全暴露髋关节囊的后方、上方及下方，可见小转子。内旋髋关节，在关节囊周围做一切口，至少保留 1 cm 关节囊附着于股骨颈以用于之后修补关节囊并为维持股骨颈血供的骨内血管提供保护。

■在后方关节囊做两个放射状切口形成后方关节囊瓣，有助于收缩和之后修补（图 5-2）。

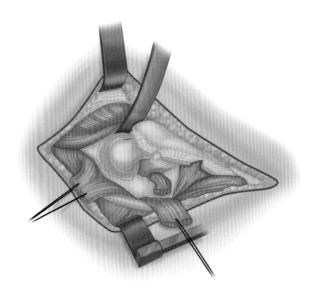

图 5-2

■使股骨头脱位，用剪刀剪开前方关节囊。拉伸、内旋股骨可见关节囊的下部。在小转子处显露腰大肌腱，关节囊分离在腰大肌腱前方。

■在腰大肌腱后方从下到上切开关节囊。保持股骨内旋，小转子处用骨钩向前牵引（图 5-3）。

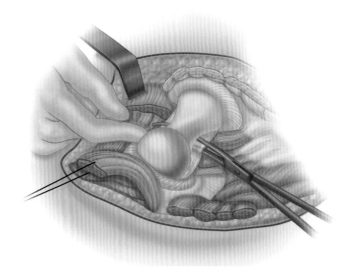

图 5-3

■屈髋 90°，行关节囊近端切开术，将窄的眼镜蛇牵引器放在臀肌下方。内旋股骨超过 100° 时用剪刀切开关节囊。如果不行关节囊切开，就无法完全暴露股骨。

■测量股骨颈从上到下的最宽的尺寸。Birmingham 髋关节的股骨头每次增加 2 mm。测量工具应宽松地匹配股骨颈以避免股骨假体尺寸过小，那样会造成股骨颈切迹。股骨颈切迹可能造成股骨颈薄弱，容易发生术后早期骨折。如果有任何疑问，可选择大一号的股骨头假体（图 5-4）。

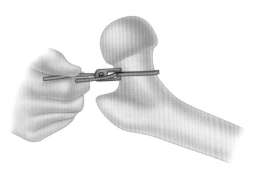

图 5-4

■一旦获知股骨假体的尺寸，髋臼假体的大小也就可知了，因为髋臼假体通常比股骨假体大 6 mm 或 8 mm。所以，如果股骨头为 52 mm，则髋臼假体可能需要 58 mm 或 60 mm。意味着在这种情况下，髋臼要扩到 57 mm 或 59 mm。

■暴露髋臼的关键点在于把股骨头向前、向上脱位。在臀肌下和髂骨上形成足够大的前上方陷凹以容纳股骨头。这可以通过将软组织从髂骨上锐性剥离来实现，这些软组织包括关节囊和来自髋臼上唇及髂前下棘的股直肌腱。

■一旦陷凹形成，将股骨头脱位置入臀肌下方陷凹，用窄 Hohmann 拉钩打入髋臼上方的髂骨并靠在股骨颈上牵拉股骨头，另外可将钉子钉于髂骨和坐骨帮助暴露髋臼。将另一拉钩放在下方以显露髋臼横韧带。切除髋臼盂唇（图 5-5）。

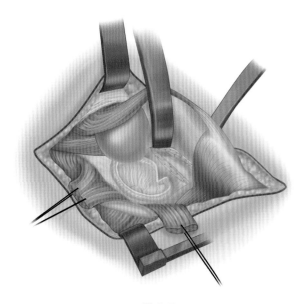

图 5-5

■从髋臼切迹至内侧壁向内磨锉髋臼，不要磨穿内壁。内移后，磨锉髋臼的骨质到所需尺寸，最终磨削髋臼的尺寸通常比所需髋臼假体的尺寸小 1 mm。

■使用髋臼试模评估潜在假体稳定性。Birmingham 关节表面置换系统的假体试模要比标注的尺寸小 1 mm 以使真正假体贴合得更紧密（图 5-6）。

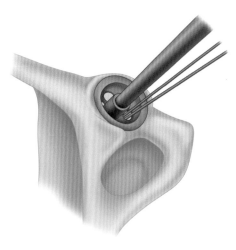

图 5-6

■将假体试模打入髋臼，切除周围骨赘并安放白杯。如果试模尺寸较紧，则选择相同大小的髋臼假体。如果试模较松，可使用大 1 mm 或 2 mm 的髋臼假体来匹配适当的股骨头。每个尺寸的股骨头对应两个尺寸的髋臼。使用试模时应使用较大尺寸的臼杯；如果比较紧，则可选择此臼杯。用电刀在假体试模边缘做标记以预测真正的假体插入的深度（图 5-7）。

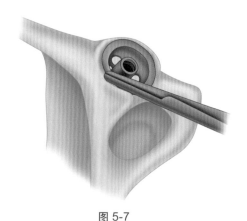

图 5-7

■髋臼假体的正确定位是手术成功的关键。在前倾 10° ～ 20°、外展 35° ～ 45° 时植入髋臼假体。如果前倾超过 25° 或外展 > 50°，金属股骨头可能会与髋臼边缘摩擦，加速金属碎屑和金属离子的产生（图 5-8）。

■正确插入髋臼杯，倚着切口下方施力置入器械。使用假体试模安放好时在髋臼内壁做的标记来判断髋臼是否完全在位（白杯无孔），去除白杯边缘周围的骨赘（图 5-9）。

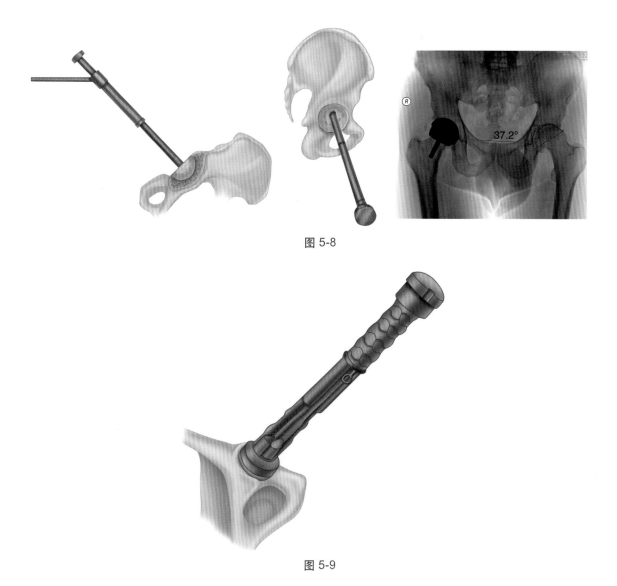

图 5-8

图 5-9

供髋臼发育不良使用的臼杯

■供髋臼发育不良使用的臼杯可用于髋臼发育不良或髋臼侧方或上方边缘有磨损的病例。Birmingham 关节表面置换系统就有供髋臼发育不良使用的臼杯，它比股骨假体只大 3 mm，而且在臼杯的后方和上方边缘有两个用于固定的螺钉孔（图 5-10）。

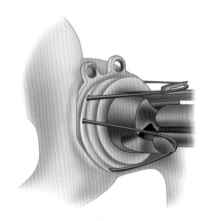

图 5-10

■臼杯的准备和安放与普通假体相同。通过臼杯边缘钻孔，并通过导向器拧入螺钉。螺钉必须穿过臼杯螺纹孔然后到达髋臼上方或后方的髂骨（图5-11）。

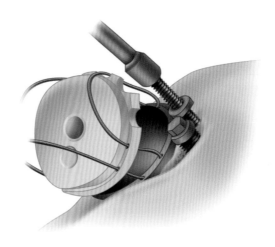

图5-11

■处理股骨时，填塞一块纱布以保护髋臼。在术前X线模板测量时，沿近端股骨干外侧向上连一条线到股骨颈，而与这条线成正确的外翻角度的股骨颈中线的交叉点，就是股骨假体插入股骨颈中心的相对应部位。这条线与股骨干外侧相交点与内侧小转子上的某点相对应。从大转子顶点到大转子与外侧股骨干交点的测量距离要与在手术过程中测量的相一致。

■在手术时，用腰穿针找到小转子顶点，然后测量远端股骨外侧皮质上的一点，用电刀做标记。该点可以帮助股骨假体定位到合适的外翻角度（图5-12）。

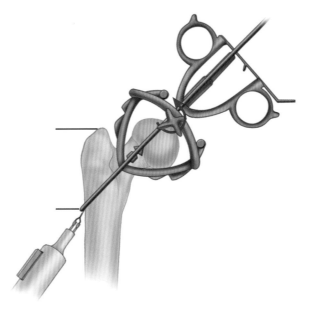

图5-12

股骨头表面置换术

■行股骨头表面置换术，股骨内旋的程度远比行全髋关节置换术的更甚。就像之前讨论的那样，只要软组织松解足够，即使体位看起来很极端并比平常要更暴力，也是安全的。但是，我们不应该太害怕股骨骨折，因为髋关节表面置换术只适合于骨质良好的患者。

■屈曲股骨 80°～90°，然后内旋到 120°～150° 以暴露股骨头及股骨颈周围。股骨头的前部是最难暴露的。髋臼杯及股骨近端之间放置牵引器将股骨牵出切口会对手术操作有帮助。

■暴露股骨头、颈部后，切除关节周围骨赘，注意不要伤及股骨颈，可用 Kerrison 咬骨钳。注意不要拉扯股骨颈周的软组织，因其中含有供应股骨头血供的血管。

■在股骨头中心置入定位针，有两个夹具帮助针的放置。我们最常用的夹具设计是两条腿夹在股骨颈上方和下方。在股骨颈后方放置长导向杆将定位针放在外翻位置。导杆的外侧顶点应对应外侧股骨皮质和相应的从大转子顶点测量下来的软组织的电刀标记点，这保证了针以适当的外翻角度放置于股骨颈中心（图 5-13）。

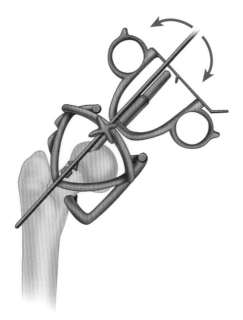

图 5-13

■从颈内侧方向观察导杆，确定没有后倾。导针的定位应由股骨颈方向而不是由股骨头评估。导杆通常放置于小凹上方，但是由于存在磨损，股骨头可能会变形（图 5-14）。

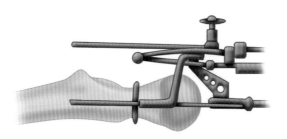

图 5-14

■定位针在前后平面和侧面都插入到股骨颈的中部后，用空心桶状锉磨锉。拆下定位针后在股骨头部和颈部的孔上安装扩孔导向杆。圆周测量尺测量选定的头的大小，通过这种方法，在上外侧面不会造成股骨颈切迹（图 5-15）。

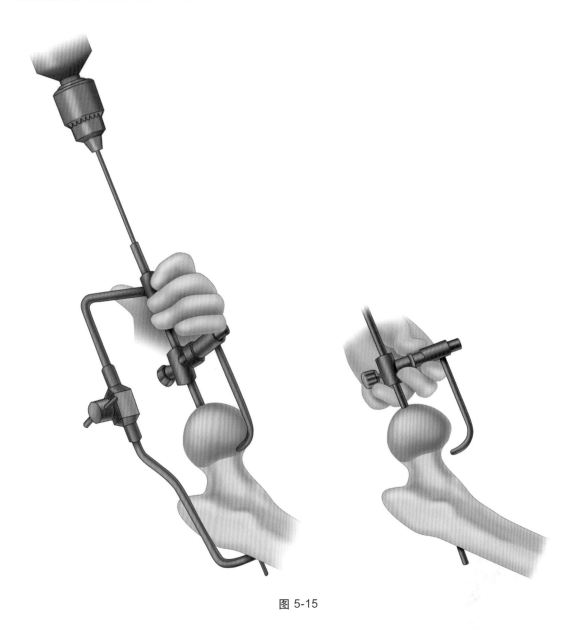

图 5-15

■一旦确定，用桶状锉锉磨股骨头至合适的尺寸。用测量工具保护股骨颈以免形成切迹（图 5-16）。
■测量在头颈交界部上还有多长距离的头部需要切除。磨锉股骨头至此线（图 5-17）。
■用大小合适的桶状锉来锉股骨头形状以匹配股骨头假体的内部结构后拆除锉杆（图 5-18）。
■在股骨头的切角周围和股骨头顶端钻几个小水泥固定孔（图 5-19）。
■用合适的扩孔钻扩大头部和颈部的孔（图 5-20）。
■在小转子钻个孔，在这个孔上安置金属孔并连接到吸引器，股骨假体放骨水泥时可通过这个孔流出。真空混合高黏骨水泥，然后注入股骨假体（图 5-21）。

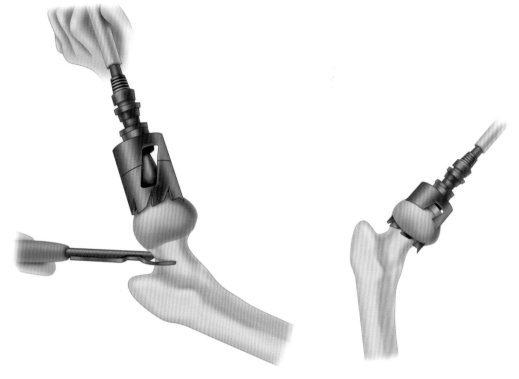

图 5-16

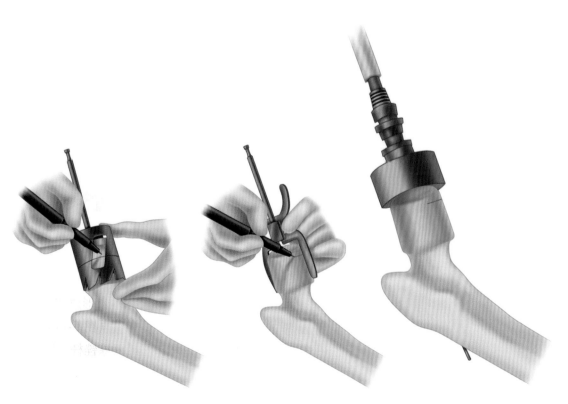

图 5-17

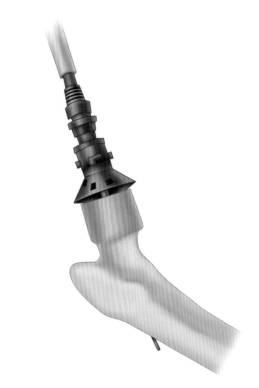

图 5-18

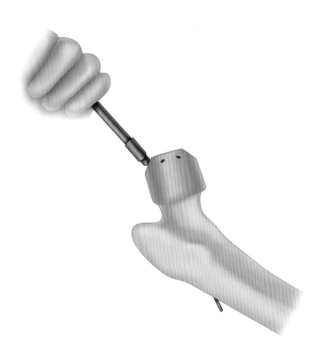

图 5-19

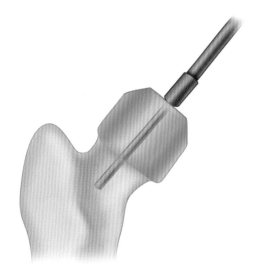

图 5-20

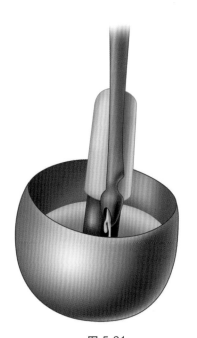

图 5-21

■在水泥处于液态时将骨水泥涂抹到股骨头上。当将假体打入股骨头上时要小心不要损伤股骨颈。去除多余的水泥、吸引器。小心复位髋关节,避免金属股骨头对髋臼假体边缘的磨损 (图 5-22)。

■可吸收缝线关闭关节囊。修复臀大肌和梨状肌。通常使用引流,常规缝合筋膜。

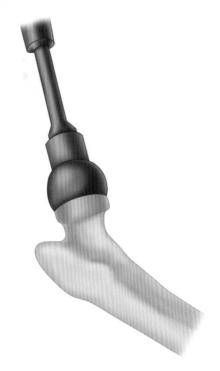

图 5-22

术后处理

■鼓励早期活动。大多数患者手术当天下午或晚上即可行走。因为股骨头很大，故不须使用外展枕，术后脱位的风险很小。物理治疗师可告知患者行髋关节表面置换术不需要采取特殊防护措施。

手术技术 **6**

髋关节手术脱位技术

James L. Guyton

　　十几年前，Ganz 等报道了使用髋关节手术脱位技术治疗髋臼撞击症（见手术技术 8）。该术式的目的是在保留股骨头的血液供应的基础上，完全暴露髋臼与股骨头颈交界处。同时，该术式保护了旋股内侧动脉的深支，其发出后外侧韧带动脉滋养股骨头。该方法的主要优点在于其可充分暴露关节头颈交界处、髋臼缘及盂唇，避免了关节镜和前路有限切开手术的局限性。髋关节脱位手术也被用于治疗股骨头骨骺滑脱和 Pipkin 各型股骨头骨折。该术式的缺点也与其本身有关，与有限暴露相比，股骨转子间截骨术的恢复需要更长时间。

　　■患者侧卧位，做 Kocher-Langenbeck 切口并分离阔筋膜（图 6-1）。或经 Gibson 入路将臀大肌拉向后方。

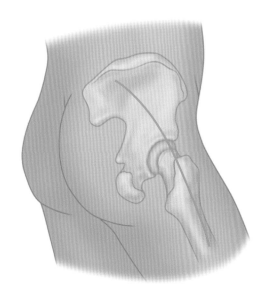

图 6-1

　　■腿内旋，定位臀中肌后缘，不要调整臀中肌或尝试暴露梨状肌腱。

　　■从大转子后上缘做一标记，向远端延伸至骰外侧肌后缘。

　　■使用摆锯，沿标记做最大厚度约 1.5 cm 股骨转子截骨术。截骨线近端的范围，应止于臀中肌止点最后缘的前方。保留和保护深部的旋股内侧动脉分支（图 6-2）。

　　■将股骨转子截骨块沿其后缘游离至约臀大肌腱的中部，并将附着在其上股外侧肌一起移至

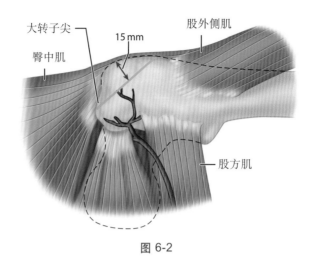

图 6-2

前方。

■松解臀中肌在转子部基底处的剩余纤维部分。为进一步移动截骨块，应部分松解转子部骨块上的梨状肌腱性纤维，此时截骨已告完成。

■患者屈曲大腿并轻微外旋，将股外侧肌和股中间肌从股骨近端前外侧拉起。

■小心地向前上牵拉臀中肌后缘，暴露梨状肌腱。

■从松解的梨状肌和下方关节囊间分离臀小肌下缘。请小心以免伤到通过梨状肌下方进入骨盆的坐骨神经。

■向前上方掀起整个肌骨瓣，包括臀小肌，以暴露关节囊上部。进一步屈曲和外旋髋关节使操作更容易（图 6-3）。

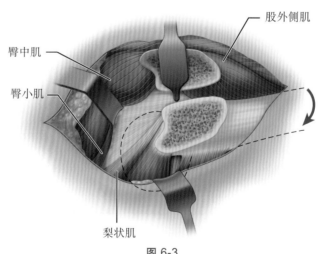

图 6-3

■沿股骨颈长轴切开关节囊前外侧，避免损伤旋股内侧动脉深支（图 6-4）。

■做关节囊前下方切口，注意使得关节囊切开位置位于小转子前方，以避免损伤到旋股内侧动脉主分支，其位于小转子后上侧。

■拉开前下方关节囊以暴露盂唇。

■沿髋臼缘延伸第 1 次切开关节囊，然后将切口平行于盂唇延伸至后方，直至牵开梨状肌腱。小心不要损坏盂唇。

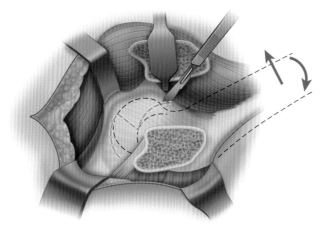

图 6-4

■屈髋并外旋小腿使关节脱位，将腿放置于手术台前方并将其包裹于无菌袋中。此时绝大部分髋臼都位于术野中（图 6-5）。

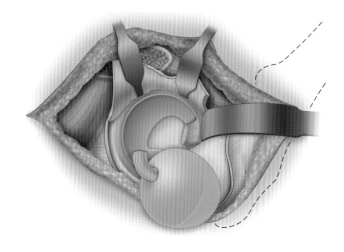

图 6-5

■通过活动大腿可 360° 全方位暴露髋臼和股骨头。

■暴露髋臼之后，可沿过度覆盖髋臼缘分离盂唇（图 6-6A），用骨刀或高速球钻修整过度覆盖的骨组织（图 6-6B）。如果可能的话，请重新将盂唇用缝合锚固定于髋臼缘，以恢复盂唇的密封作用（图 6-6C）。

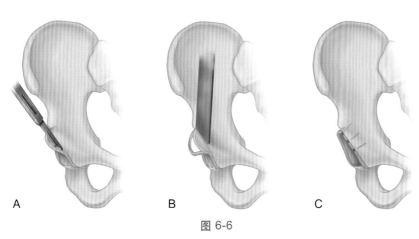

A B C

图 6-6

■骨软骨成形术中，使用手术标记器在股骨头颈交界处做标记，然后用手术刀从近端开始切除多余关节软骨，避免损伤正常的股骨头。

■小心地使用小骨凿切除多余软骨，用高速磨钻打磨以恢复头颈部交界处的正常形态。尸体研究表明，在股骨头颈部接合部的前外侧象限，最多可以去除相当于 30% 股骨颈直径的骨软骨组织，同时股骨颈轴向载荷的强度基本不受影响。而经典切除法恢复头颈交界处解剖形态的切除量远小于 30% 的股骨颈直径（图 6-7）。

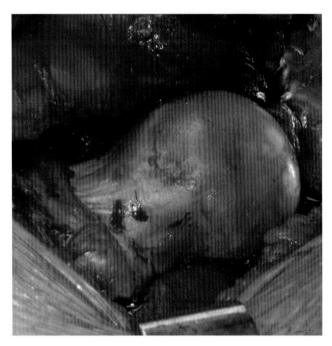

图 6-7

■用塑料模板或球形测量器来检查股骨头轮廓，以评估原来股骨头的非球形区域是否恢复正常的形态（图 6-8）。

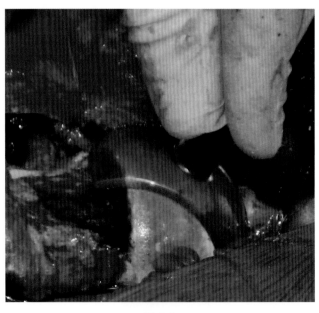

图 6-8

- 对裸露骨松质以骨蜡封闭。复位髋关节并重复检查术前撞击的位置，直视与透视下评估髋关节运动范围。
- 用不可吸收缝线缝合解剖修复关节囊。
- 将股骨大转子原位固定，两枚 4.5 mm 骨皮质螺钉自大转子向在小转子内侧和远端固定。

术后处理

术后,患者可下床活动并轻微负重 6 周,同时应避免主动外展和极度屈曲或旋转髋关节。3 周后,可开始理疗,并在 6 周后允许负重和渐进式的髋关节外展训练。使用低分子肝素 2 周,用于预防深静脉血栓,其后每天服用阿司匹林,持续 4 周。

髋关节镜联合有限切开骨软骨成形术

James L. Guyton

Clohisy 等和 Laude 等报道了该术式，亦有其他学者用本法治疗凸轮型髋股撞击症。在髋关节镜行关节盂唇清理或修复后，在髋关节前方以有限切开的 Smith-Petersen 入路或 Hueter 入路（通过阔筋膜张肌鞘）进行手术。股骨头颈交界处的骨软骨成形术在直视下进行。在牵引下，虽然髋臼缘的暴露和切除程度有限，但髋臼前缘可通过游离盂唇进行修整，随后再用锚钉修复盂唇。这种方法的优点主要是避免髋脱位术式中大范围暴露，包括股骨转子间截骨的相关并发症。这种方法能提供股骨头颈交界处凸轮畸形的直视视野，而单纯关节镜下手术，对畸形的显露和切除都较为困难。这种方法的局限性在于只能涉及股骨头颈交界处和髋臼缘前侧。股外侧皮神经因此入路可能受损。将手术切口从髂前上棘外移几厘米及从臀阔筋膜张肌的鞘膜进入髋关节可能减少该神经损伤的风险。

■患者取仰卧位，执行标准的髋关节镜检查，检查髋臼、股骨头、髋臼盂唇。清理任何损伤的髋臼盂唇和关节软骨。

■完成关节镜清理后，灌洗关节腔，取出关节镜仪器，松开牵引。

■获取仰卧水平投照或蛙式位的透视图，以确保股骨近端，尤其是股骨头颈交界处视野良好（图7-1）。

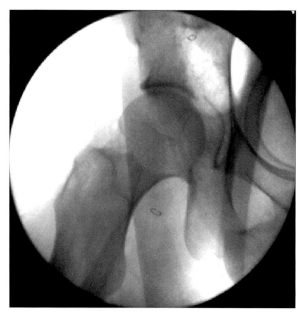

图 7-1

■行 6 ～ 10 cm 的切口，起自髂前上棘的下方并与关节镜前切口汇合（图 7-2）。

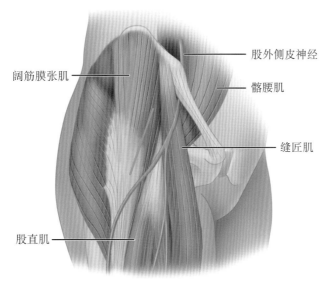

股外侧皮神经

阔筋膜张肌

髂腰肌

缝匠肌

股直肌

图 7-2

■进一步分离皮下组织到阔筋膜张肌筋膜浅层。

■切开筋膜，将肌腹牵向外侧而将筋膜牵向内侧。于缝匠肌与阔筋膜张肌之肌间隙切开并保护股外侧皮神经。

■于缝匠肌与阔筋膜张肌之肌间隙进一步分离，找到股直肌起始处，松解直头和反折头。

■向远端掀起股直肌，分离髋关节囊前方的脂肪组织和髂关节囊肌（图 7-3）。

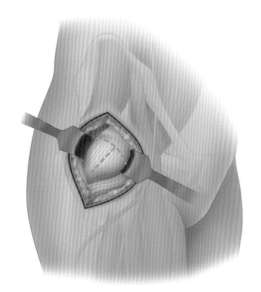

图 7-3

■行 I 形的囊切开术，以充分暴露股骨头颈交界处的前外侧。

■使用正常股骨头颈前内侧的偏心距作为参照，沿头颈部外侧切除异常的骨软骨病变，使用 1.25 cm（0.5 英寸）的弧形骨刀在头颈交界处行骨软骨成形术。

■用骨凿直接向远侧和后方做斜形切除，以防止保留的股骨头软骨剥离。

■确定股骨头颈交界处偏心距重建满意后，在蛙式位或仰卧水平位透视下获取中立位和不同程度内旋位影像以确定切除的准确性（图7-4）。

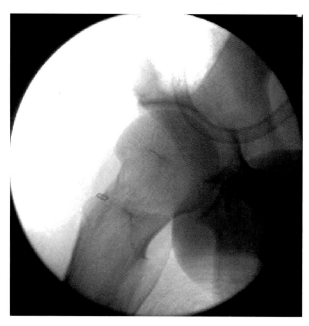

图 7-4

■在髋关节屈曲位和屈曲内旋位检查髋关节撞击，同时触及髋关节前方测试是否残留撞击。

■如果由于盂唇钙化或骨赘形成造成髋臼前缘过度增生，应仔细清创直到获得足够的间隙。

■髋关节屈曲运动应该至少提高5°～15°，内旋应提高5°～20°。

■骨成形术的目的是清除前外侧所有突出的骨软骨组织，其是造成股骨头非球面形状的主要结构。如果尚未修整至球形，应继续对股骨头颈交界处进行修整（图7-5）。

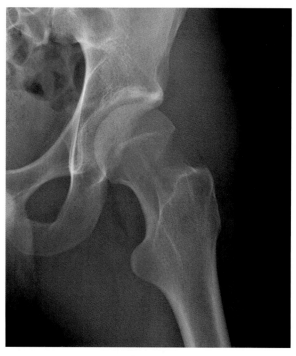

图 7-5

■骨蜡封闭止血，灌洗关节腔，不可吸收缝线关闭关节囊纵向和横向切口。常规关闭伤口的其余部分。

术后处理

患者当晚留院观察。理疗从挂拐脚趾触地开始，以降低股骨颈应力性骨折的风险。大腿底下垫枕头用来保护修复的股直肌，6周内避免主动屈曲。应立即开始锻炼外展肌，并配合家庭理疗锻炼计划。6周后停止挂拐，按耐受情况逐步恢复日常活动。至少6个月内不鼓励进行诸如跑步等高强度的活动。建议使用阿司匹林 325 mg 作为血栓形成的预防措施，吲哚美辛缓释片 75 mg 用于预防异位骨化，同时使用两种药物6周。

髋关节镜治疗股骨髋臼撞击症

Barry B. Phillips · Marc J. Mihalko

　　股骨髋臼撞击症（FAI）是由于髋关节的解剖变异引起股骨头与髋臼缘在运动功能范围内发生的撞击。在髋关节屈曲时，突出的头颈交界处与髋臼缘接触，就会发生凸轮型撞击（图 8-1）。当髋臼在正常髋关节运动时，局部或全部过度覆盖会导致臼缘与股骨头颈交界处接触时发生钳夹型撞击（图 8-2）。

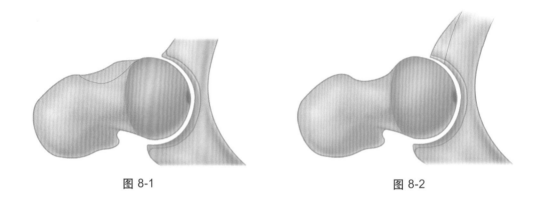

图 8-1　　　　　　　　　　　　　　　　　　图 8-2

关节镜治疗钳夹型撞击

- 建立标准的关节镜入路，检查髋关节，确认钳夹型撞击（图 8-3）。

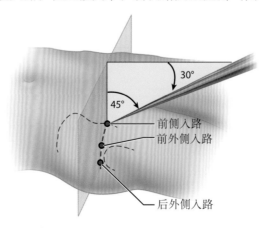

30°

45°

前侧入路
前外侧入路

后外侧入路

图 8-3

■ 使用前正中入路更容易锚定（图 8-4）。

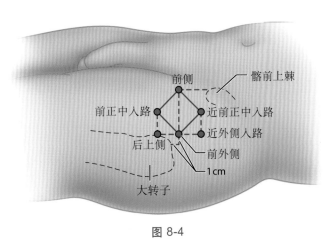

图 8-4

■ 如看到钳夹型病变，保持盂唇 - 软骨交界处的完整并使用骨钻来切除骨性突出（图 8-5）。

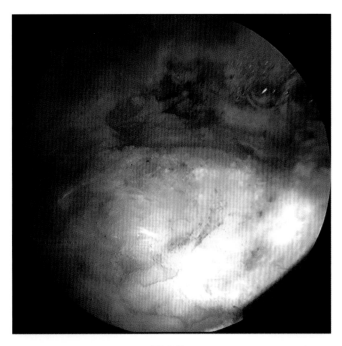

图 8-5

■ 如需要暴露髋臼边缘以进入钳夹型病变，通过前侧入路放入香蕉刀，并在病变区域的盂唇 - 软骨交界处取下盂唇。

■ 在前正中入路置入骨钻，将其定位在髋臼过度覆盖处的前壁上。 透视确认骨钻末端恰好朝向交叉征（crossover sign），切除边缘到合适的高度，并用透视确认交叉处的切除。 内镜可以切换到前方，前外侧置入骨钻，以完成更佳的边缘切除。

■ 用缝合锚钉将唇盂补充到边缘。前外侧入路置入第一根锚钉，使用透视和直接观察以确保关节未被穿透。 通过一个缝合臂（suture limb）进入关节的盂唇和边缘之间（图 8-6）。

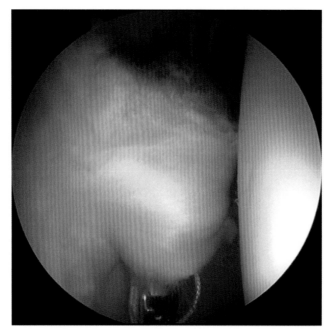

图 8-6

■将鸟嘴或其他尖锐的抓手穿过盂唇，取出缝线，并将其系住。或将缝合线环绕盂唇而不是穿过组织（图 8-7）。

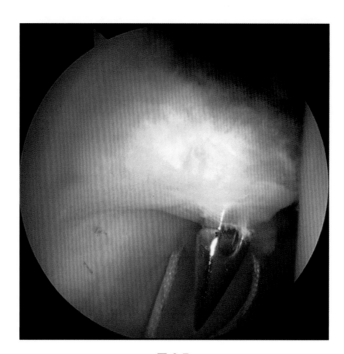

图 8-7

■将内镜通过前外侧入口置入，将剩余的锚钉以类似的方式通过中间的入口置入。
■去除腿部的牵引，并通过一系列运动来活动髋关节，以确保没有残余的撞击。

关节镜治疗凸轮型撞击

- ■在标准的关节镜置入和检查后，完成任何需要的中央室手术（central compartment rocedures）。
- ■去除腿部牵引，屈曲髋关节约 45°。
- ■将内镜自正中入路置入后，通过远端前外侧副入路引入关节镜刀，并进行 T 形囊切开以便检查凸轮型病变。屈曲和外旋有助于暴露下方病变，而内旋和外旋有助于暴露上外侧病变。治疗上外侧颈的病变时，注意避开韧带血管。
- ■用骨钻切除凸轮型病变以重建球形股骨头。使用透视辅助切除（图 8-8）。
- ■进行髋关节的动态评估。髋关节弯曲、内旋、外旋，以确保没有残余冲击。
- ■对边缝合修补股骨颈延伸的囊切开术。

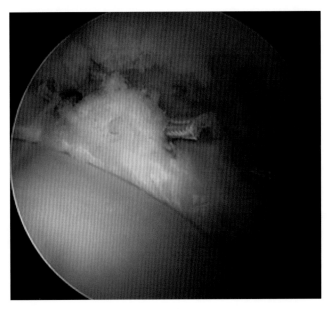

图 8-8

术后处理

患者限制负重触地 2 周。几个星期内应避免过大幅度的运动。24 ～ 48 小时内开始物理治疗和适度运动，可以立即进行固定蹬车运动。2 ～ 3 个月内避免碰撞活动。恢复体育运动可能需要 4 ～ 6 个月。

引文

Figure 8-4 from Robertson WJ, Kelly BT: The safe zone for hip arthroscopy: a cadaveric assessment of central, peripheral, and lateral compartment portal placement, Arthroscopy 24:1019, 2008.

髓芯减压术：经皮手术技术

James L. Guyton

髓芯减压术理论上的优势建立在以下观点的基础上，即该手术能减低因静脉充血而升高的骨内压、促进血管化并可能减缓病程的发展。最初报道的比较满意的治疗结果与最近的研究结果不一致，但有几位学者发现髓芯减压术的结果要优于非手术治疗。目前，文献回顾支持对年轻、无肥胖、未使用激素的 Ficat Ⅰ 期和中央病灶较小的 ⅡA 期患者使用髓芯减压术。对于晚期的病变（Ficat ⅡB 或 Ⅲ 期），髓芯减压术的疗效很不确定。

经皮的髓芯减压术需要应用小电钻和 3.2 mm 的斯氏针，据报道经皮手术的股骨头塌陷率较传统的开放手术低，并且死亡率低、并发症少。

▪患者仰卧在骨折牵引床上，标注股骨头的位置并以标准方式进行髋关节铺单准备。

▪在 X 线透视引导下，从外侧经皮插入 1 枚直径 3.2 mm 斯氏导针（图 9-1）。

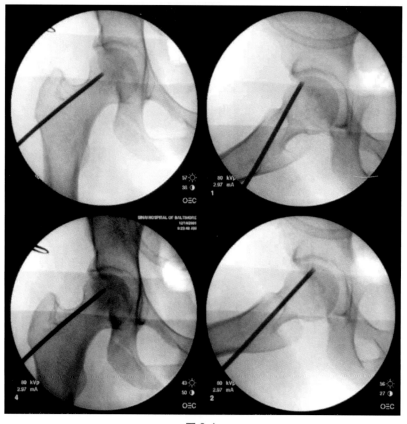

图 9-1

- 钻入导针直至导针抵达平小转子上部水平的干骺端外侧皮质。

- 穿透股骨外侧后继续钻入，导针经过股骨颈到达股骨头病变部位（参考术前的影像学资料）。在此过程中，利用前后位和侧位的 X 线透视确认导针始终位于股骨颈髓腔内。

- 通过一个皮肤进针点，用导针做两条隧道到达小的病变部位或 3 条隧道到达较大病变部位。进针过程中避免穿透股骨头的软骨。

- 去除导针，用绑带或简单缝合来关闭手术切口。

术后处理

- 术后建议进行物理治疗，包括单拐或双拐辅助下的步态训练，患肢部分负重（50%）5 ～ 6 周后开始允许完全负重。术后 12 个月内禁止高冲击运动如慢跑和跳跃。此后，如果影像学上没有股骨头塌陷的表现且无临床症状，患者可以参加正常的活动，包括跑步等高冲击的运动。

全膝关节置换术：标准前正中入路及骨准备
William M. Mihalko

手术入路

初次全膝关节置换术（TKA）的最常用入路为前正中入路。隐神经的髌上支存在变异，因此入路常常会累及此神经而导致膝外侧麻木感，在术前应充分告知患者。皮下进入关节囊的入路有多种不同方式。

- 在屈膝状态下选择内侧髌旁支持带入路，以便皮下组织滑向两侧而利于显露（图 10-1）。

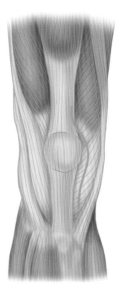

图 10-1

- 如果以前的手术瘢痕位于可利用部位，通常应将其包括进切口内。如果存在多处瘢痕，由于膝前皮肤血供主要来自于内侧，故应选用最外侧可利用的瘢痕。一般来讲，以往的内、外侧切口与横切口是不能使用的。
- 皮肤切口应足够长，以免牵开过程中皮肤张力过大，导致皮肤坏死。
- 紧贴伸膝装置剥离，使内侧皮瓣有足够厚度。
- 沿股四头肌肌腱向近端延伸支持带切口，保留股内侧肌肌腱 3～4 mm 以备术毕缝合。
- 于髌骨内侧沿髌腱内缘向下延长切口 3～4 cm，至胫骨的前内侧面。

■骨膜下将前内侧关节囊和内侧副韧带深部从胫骨上剥离到膝后内侧角，以显露膝关节内侧（图
10-2）。

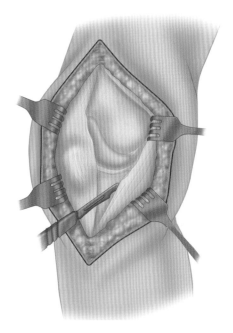

图 10-2

■伸膝，将髌骨向外翻转，常规松解髌骨股骨外侧皱襞。对于肥胖患者，如果翻转髌骨有困难，
必须做外侧松解，以保证髌骨能够外翻至外侧皮下组织瓣的下方。当显露足够时，髌骨可以外翻（图
10-3）。

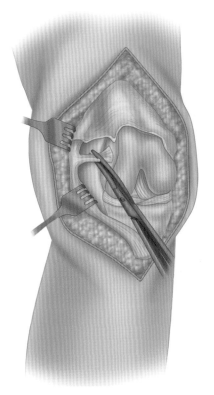

图 10-3

■屈膝，切除前交叉韧带、内外侧半月板前角，同时去除可引起假体位置异常或软组织平衡欠佳的所有骨赘。半月板后角可在完成股骨和胫骨截骨后进行。如使用 PCL 替代型假体，可在此时切除后交叉韧带，也可在 PCL 替代型假体之股骨远端箱槽成形时切除。

■半月板后角可在完成股骨和胫骨截骨后进行。如使用 PCL 替代型假体，可在此时切除后交叉韧带，也可在 PCL 替代型假体之股骨远端箱槽成形时切除。

■部分切除髌下脂肪垫，紧贴胫骨外侧平台放置杠型牵引器外翻伸膝装置，显露外侧胫骨平台。

■在做任何增加伸膝装置张力的操作中，尤其是屈膝及牵拉髌骨时，均应注意髌腱的胫骨结节附着部。髌腱一旦撕裂，很难修复，是严重的并发症。

初次 TKA 的骨准备

骨表面的准备基于以下原则：假体大小适合、假体的位置能使力线恢复正常、屈伸位均能恢复软组织平衡和理想的髌骨轨迹。

■股骨远端截骨垂直于股骨力学轴，外翻角 5°～ 7°。截骨量要和股骨假体所代替的骨量相当。如果术前有严重的屈曲挛缩，可增加股骨远端截骨量以协助纠正屈曲畸形。当使用 PCL 替代型假体时，远端股骨截骨量可增加 2 mm 来平衡由于 PCL 切除而增大的屈曲间隙。

■股骨前后截骨的操作决定着股骨假体的旋转对线以及屈曲间隙的形状。过度外旋将增加内侧屈曲间隙，导致屈膝位不稳定。股骨假体内旋可引起髌骨向外侧倾斜，髌股关节不稳定。

■有几种方法可用来确定股骨假体的旋转对线。内外髁上连线、前后轴线、股骨后髁及胫骨近端截骨面均可作为参考。

■如果使用股骨内外髁上连线作参照，则股骨后髁截骨要与此线平行。前后轴线是指股骨滑车底端和髁间窝顶的连线，股骨后髁截骨应垂直于该线（图 10-4）。

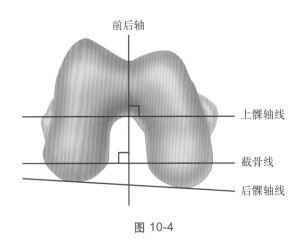

图 10-4

■若以后髁作为参照，截骨面应和后髁线之间有 3° 的外旋。但如果仅以股骨后髁做参考，对膝外翻股骨外侧髁发育不良者可造成股骨假体内旋（图 10-5）。

■如果用胫骨近端截面或"间隙"技术，先于伸膝位平衡软组织，然后以平行胫骨近端截骨面方向，做股骨后髁截骨。此技术常用于活动半月板者 TKA 中来保证屈曲间隙的严格平衡，防止聚乙烯衬垫"回旋滑行"现象的出现（图 10-6）。

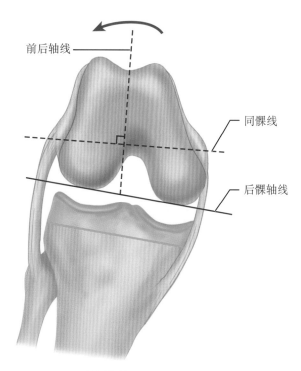

前后轴线

同髁线

后髁轴线

图 10-5

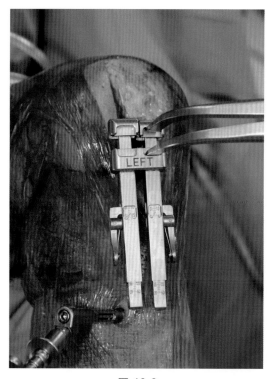

图 10-6

■ 使用"间隙技术"要非常小心，如果作为参照的韧带长度本身不正常，将导致股骨假体的旋转对线不良。对外科医师来说，综合使用上述各参考点非常重要，因为单一依靠某一参照线可能会造成股骨假体旋转不良。

■ 无论选用何种方法进行旋转对线，股骨后髁截骨的厚度必须与股骨假体厚度相等。可以用"后定位"法直接测量后髁截骨厚度。"前定位"法测量自股骨前侧皮质的截骨面至股骨后髁关节面的股骨髁前后尺寸。股骨假体的大小必须相同或略小于股骨前后尺寸，以避免屈膝时过度紧张。

■从理论上讲，"后定位"法在测定股骨远端大小尺寸方面更为精确，而"前定位"法造成股骨前侧皮质切迹的危险小，并可使股骨假体前翼更可靠地放置于股骨远端前侧。

■如用 PCL 保留型假体，依据假体形状行股骨远端前、后斜面截骨，完成股骨截骨。如选用 PCL 替代型假体，要截出髁间"箱槽"，为假体的立柱和凸轮装置留出空间（图 10-7）。

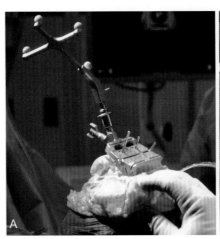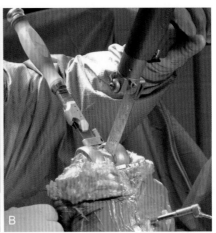

图 10-7

■使用髓内定位或者髓外定位器进行胫骨截骨，截骨角度与胫骨力线垂直。胫骨后倾截骨角度大小与假体相关。许多假体的聚乙烯衬垫已包含 3° 后倾，这样比使用截骨板获得的后倾角度更加精确。胫骨截骨量取决于采用哪一侧的关节面（轻度磨损或者重度磨损）作为参考。以未磨损的一侧为参考，截骨量应接近使用假体的大小，一般为 8 ～ 10 mm。当采用磨损较重的一侧为参考时，胫骨截骨量应为 2 mm 或者更少。胫骨截骨时应注意保护髌韧带与侧副韧带。

■胫骨近端截骨也可在股骨截骨前进行。

间隙技术

■如股骨远端截骨尚未完成，此时，可分别在伸膝和屈膝位用间置块或撑开器插入间隙来平衡屈伸膝间隙。通过内、外侧韧带的进一步松解进行内翻 - 外翻平衡微调（见手术技术 11 ～ 14 "韧带平衡"章节）。

■在任何软组织松解前，切除胫骨与股骨内、外侧骨赘。后髁骨赘可推压后关节囊，使伸膝间隙变窄引起屈曲挛缩，应予以切除。

■屈、伸间隙须大致相等。如伸膝间隙太小或太紧，则伸直受限。同样，如果屈曲间隙太紧，则屈膝会受限。而其中任何一个间隙的松弛可引起关节不稳。

■如果伸膝间隙小于屈膝间隙，可增加股骨远端截骨量或松解股骨后方关节囊。但在升高关节线前必须先确认所有的后髁骨赘已经去除。

■如果伸膝间隙大于屈膝间隙，则股骨后髁骨质可适当多切一些，并选用小一号假体。确保在前参考的前提下进行后髁加截，这样后髁截短且前皮质不会出现切迹。

■如果屈、伸膝间隙相等，但空间仍不能容纳所采用的假体，则多切一些胫骨近端骨质，胫骨近端截骨对伸膝间隙与屈膝间隙产生的变化是相同的。

■当屈、伸膝间隙对等但均松弛时，需要选用更大的间置块，采用更厚的聚乙烯衬垫以达到稳定。

韧带平衡：膝内翻

William M. Mihalko

关节成形术

- 在初步显露过程中将内侧副韧带深层自胫骨松解，直到膝关节后内侧角。
- 选用医师更偏好的技术进行截骨（髓内定位或髓外定位、计算机导航、个性化截骨模块）。
- 清除股骨、胫骨所有骨赘，因为它们可顶起内侧软组织袖，使内侧副韧带功能性短缩。确保股骨后侧髁和胫骨后内侧被清除，因为此处骨赘易致伸直间隙变小（图 11-1）。

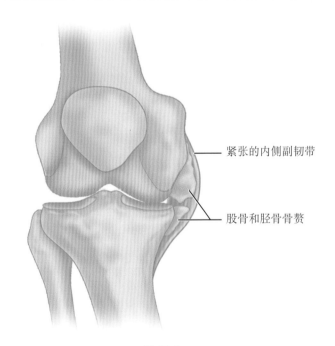

紧张的内侧副韧带

股骨和胫骨骨赘

图 11-1

- 在平衡前确保后交叉韧带（PCL）已切除。由于 PCL 是内侧次级稳定结构，操作中必须小心、不要使整个软组织袖从胫骨上松解下来，否则会导致内侧不稳(图 11-2)。总的来说，当 PCL 被切除后，纠正内翻畸形不需要过多的软组织松解。使用交叉韧带保留型假体，PCL 能被完整地保留下来。
- 评估屈曲 - 伸直间隙。若间隙均小，在胫骨近端骨膜下松解内侧副韧带，但不要完全松解。再次检查屈曲 - 伸直间隙。由于使用后叉韧带保留型假体，后叉韧带完整，松解范围有可能需达到离关节线 6 cm 才能有效地平衡间隙（图 11-3）。

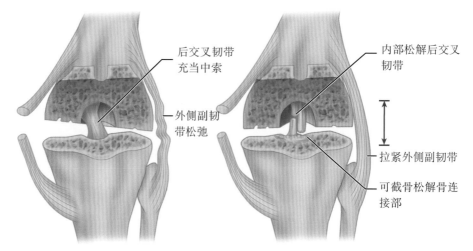

图 11-2

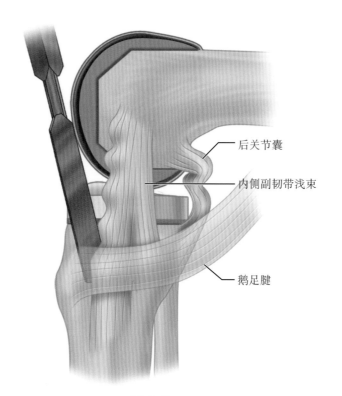

图 11-3

　　▪若伸直间隙仅在内侧较紧,可即刻进行后斜韧带骨膜下松解,也可在稍后的软组织松解时进行这一操作（图 11-4）。

　　▪若伸直间隙内侧仍偏小,可松解半膜肌和后方关节囊。

　　▪若屈曲间隙较紧,可松解内侧副韧带的前部以及鹅足止点（图 11-5）。

　　▪若整个软组织袖已松解而内侧间隙仍较紧（常见于严重内翻畸形）,可考虑松解外侧副韧带。

　　▪若整个软组织袖已经松解而内侧间隙还是小,考虑平衡外侧副韧带（见后交叉韧带的平衡章节）。若抽屉试验发现 PCL 功能不全,考虑改用带有高起的前唇、深盘状衬垫或者改用后稳定型假体。

　　▪若已经完全松解了内侧软组织袖,PCL 仍然不能平衡内侧的间隙,应考虑进行外侧副韧带松解（在严重内翻畸形时常需要）。

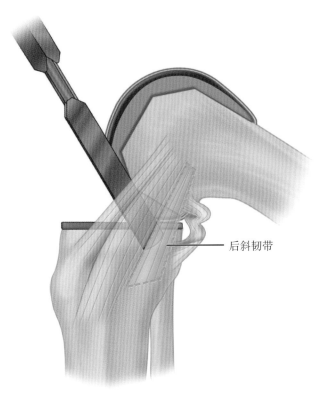

图 11-4

后斜韧带

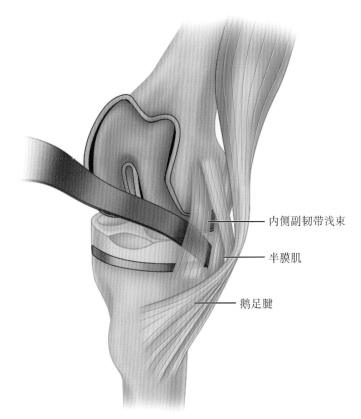

内侧副韧带浅束

半膜肌

鹅足腱

图 11-5

韧带平衡：膝外翻

William M. Mihalko

外翻畸形的矫正

- 膝外翻的内侧软组织可能已经很薄弱，所以显露时必须小心操作以免进一步损伤它。
- 选用医师偏好的技术进行截骨（髓内定位或髓外定位、计算机导航、个性化截骨模块）。
- 去除骨赘，使关节囊恢复原有张力以避免软组织被顶起。
- 在显露过程中，在胫骨侧松解外侧关节囊。
- 外侧软组织松解的顺序决定于组织的挛缩程度以及相关畸形。
- 松解首先依赖于屈曲或伸直间隙是否均外侧偏紧。若均紧，在股骨外上髁松解外侧副韧带，小心操作以保证腘绳肌腱止点完整。
- 后交叉韧带（PCL）为一更靠近内侧的解剖结构，在膝内翻的冠状面畸形中更易受累。当内侧结构松解完，尤其在屈膝时，PCL 可能会影响屈曲间隙，需要松解之以平衡间隙。可通过直接松解 PCL 或者从 PCL 胫骨平台止点处带或不带骨块松解，以达到 PCL 的有效延长。在膝外翻中，PCL 更接近于内侧，导致其不能起到中央限制的作用。若其在严重膝外翻中受累，应予以松解（图 12-1）。

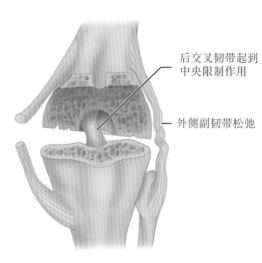

后交叉韧带起到
中央限制作用

外侧副韧带松弛

图 12-1

■无论如何平衡膝外翻，若仅伸直间隙较小，可采用"Z"字延长技术或"拉花"技术在关节线上 2 cm 松解髂胫束（见手术技术 13）。松解所有纤维束，评估股二头肌腱，保证其未挛缩。

■后外侧软组织的松解能有效地增加伸直间隙多于屈曲间隙，若矫正畸形度不大时，应在松解外侧副韧带之前先考虑此技术。

■松解腘绳肌腱会使外侧屈曲间隙的增加大于伸直间隙。

■若松解完所有上述软组织后，膝关节仍在完全伸直时不能平衡，可在外侧股骨髁松解后方关节囊；若畸形较大，需进一步松解腓肠肌外侧头。

■由于 PCL 属于内侧结构，在外翻畸形的膝关节 PCL 常常被延长。若完全松解也不能平衡间隙，检查 PCL 是否存在畸形。

■若松解了所有上述结构也不能平衡屈曲、伸直位的外侧间隙，可考虑行内侧副韧带松解（图 12-2）。

■若屈曲间隙的外侧间隙大于伸直位，在使用后稳定型假体中，确保股骨假体不会超出胫骨平台的中柱；如果可能，考虑使用限制性假体。

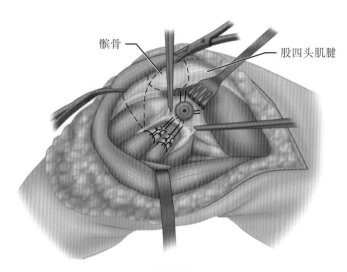

图 12-2

韧带平衡：拉花技术

William M. Mihalko

　　使用拉花技术松解外侧软组织袖是另一种用来平衡膝外翻的手术技术。该技术中，术者可以在术中根据测试关节周围紧张的部位来直接延长软组织支撑结构。

　　■使用手术刀片平行于关节线多次戳刺过度紧张的软组织袖。多项研究结果表明，此技术在膝外翻与膝内翻中都可获得良好的临床效果（图 13-1）。

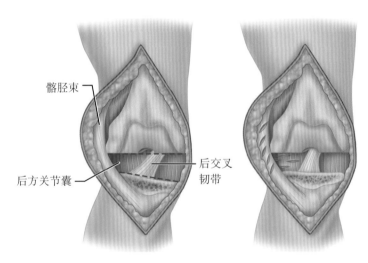

髂胫束

后方关节囊

后交叉韧带

图 13-1

　　■对于外侧软组织袖，拉花技术具有独特的优势，可以保留支持带且不会在屈膝时增大外侧间隙。尸体研究发现，除非外侧副韧带切除，此技术不会导致更大的松解。由于腓神经离后外侧角距离在 1.5 cm 以内，在此区域行拉花技术时应格外小心。在膝关节屈曲时神经远离此区域，在使用拉花技术处理后侧角时可屈曲膝关节进行保护。

　　■根据前后轴线和上髁连线，完成股骨远端截骨后，以垂直于力线的方向行胫骨近端截骨，并去除骨赘。

　　■屈膝 90°，将撑开器置于内、外股骨后髁与胫骨截面之间。要小心放置撑开器，以免造成疏松骨质的压缩性骨折。

　　■为避免张力，取下受累侧的撑开器，更换为耙状牵引器。

▪触诊受累侧软组织，用拉花技术松解之，直到屈曲间隙成为矩形。

▪安放试模并完全伸直膝关节。

▪如果膝关节内侧或外侧紧张，则取下试模，于伸直位重新置入撑开器。

▪重复拉花技术松解，直到伸直间隙成为矩形。

▪再装上试模，确定屈伸膝关节时的内、外翻稳定性。

▪使用间隙技术纠正任何残留的屈曲和伸直间隙异常。

韧带平衡：平衡后交叉韧带

William M. Mihalko

在保留后交叉韧带（PCL）的情况下，股骨的后滚现象是通过膝关节屈曲过程中 PCL 的张力来完成的。PCL 过度紧张会导致术后屈曲角度较差或者过度的股骨后滚，可能会加快聚乙烯的磨损。相反，若 PCL 在屈曲过程中没有足够的张力，股骨后滚现象就无法实现。为了获得 PCL 保留型假体的最佳功能和寿命，必须精确地平衡 PCL。

- PCL 过紧可通过部分松解或后移得到纠正，在反复试验 PCL 张力的情况下，分步进行。
- 自胫骨骨岛的上表面松解 PCL（图 14-1）。

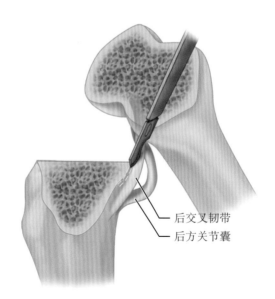

后交叉韧带
后方关节囊

图 14-1

- 沿胫骨后表面以 1 ～ 2 mm 间隔，在骨膜下松解 PCL。PCL 骨岛可部分或全部切除。PCL 在胫骨上端后表面有大约 2 cm 宽的止点。
- 如果在平衡 PCL 时部分松解不成功，确保在胫骨近端截骨时有足够的后倾角度。
- 更常用的方法是使用较小的股骨假体，使屈曲间隙稍大于伸直间隙。
- 如果 PCL 平衡有困难或者因 PCL 彻底松解已无功能时，可考虑切除 PCL，改用 PCL 替代型假体。

全膝关节置换术中的假体置入

William M. Mihalko

- 骨缺损处理完、韧带平衡满意、伸膝装置轨迹合适后，去除假体试模。注意不要过伸膝关节，因为去除假体试模后关节不稳定，可能伤及后侧的血管神经结构。

- 如果使用胫骨髓内导向器，用先前截下的骨块作为栓子封闭胫骨远端髓腔。以同样方法处理股骨髓腔。

- 用细钻头在硬化骨面上钻多个深达骨松质的孔，以保证骨水泥能够嵌入。

- 用头孢唑啉生理盐水溶液或尿道冲洗液，脉冲式冲洗截骨面。

- 用干净纱布吸干骨面液体。

- 通常先置入胫骨假体。将成团期骨水泥涂在胫骨截面上，要避免血液或脂肪与骨水泥相混，并进入假体 - 骨水泥界面。

- 在骨水泥不粘手套时使用，使用骨水泥枪则可略早一些。

- 在骨水泥成团早期挤压胫骨假体可使骨水泥挤入骨松质 2 ～ 5 mm，这对于远期固定就足够了。

- 去除假体周围多余的骨水泥。

- 以同样的方式粘接股骨与髌骨假体。可同时安放所有假体组件，但这需要手术团队有一定的效率和经验。

- 也可间隔 6 ～ 9 min 用两批骨水泥分别粘接胫骨和股骨假体。

- 如果骨质疏松，应分别固定胫骨和股骨假体，每次固定假体时都要小心保持其位置直到骨水泥完全固化。

- 髌骨固定可与股骨和胫骨一起完成，但应在骨水泥成团早期使用，以保证足够的骨水泥嵌入。

- 股骨和胫骨假体置入后，再进入股骨后隐窝将受限。为减少自股骨后隐窝清除骨水泥的量，可将骨水泥涂于股骨假体后髁表面而不是骨面上。

- 置入股骨假体后，再插入胫骨衬垫试模，将膝关节小心伸直以保证股骨假体完全就位。

- 确保胫骨衬垫有足够的厚度以保证完全伸直位内外翻的稳定性。如果使用较薄的衬垫试模，则会发生膝关节过伸以及胫骨假体后方抬起。

- 在最终置入胫骨聚乙烯衬垫前，应仔细寻找清除骨及骨水泥碎屑。

单髁膝关节置换术

William M. Mihalko

如果严格遵循 Kozinn 和 Scott 的单髁人工膝关节置换术（UKA）的适应证，只有很少的患者适于行单髁人工膝关节置换术。大多数资料显示，UKA 长期生存率低于全膝关节置换术（TKA）。一些现代 UKA 假体优于以前的假体，但其 10 年生存率也只是 82% ～ 98%。重要的选择标准包括完好的前交叉韧带、单间室关节炎、可被动矫正的畸形、体重适合。目前有许多种类型的 UKA 假体，包括固定半月板（插入式或贴附式）、活动半月板、计算机或者机器人辅助技术（Mako 手术公司的 MAKOplasty，Ft，Lauderdale，FL）（图 16-1）。

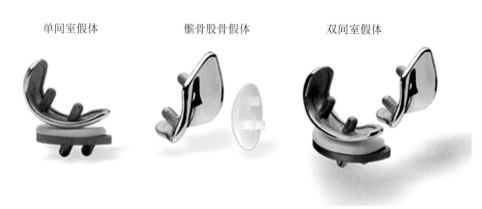

单间室假体　　　　髌骨股骨假体　　　　双间室假体

图 16-1

与初次 TKA 一样，相对于固定半月板，UKA 的活动半月板假体要求严格的屈曲 - 伸直间隙平衡防止半月板"旋出"。MAKOplasty 技术需研究术前 CT 并在手术室内将解剖标志注册入系统，这样计算机辅助系统就可以帮助完成股骨与胫骨侧的骨表面准备，根据术前计划为假体置入找到合适的位置。

- 根据需置换的髁，沿髌韧带的内侧或者外侧面纵向切开皮肤（图 16-2）。内侧入路可用于置换外侧髁，但为达到足够的髌骨翻转或脱位，切口应足够大；外侧入路可以使用小切口技术。
- 关节囊入路不应延伸至股内肌或者股外肌上方。屈曲膝关节使用 Hohmann 拉钩向内或向外牵开髌骨，显露整个髁。
- 切开冠状制带，切除内侧半月板前角，在胫骨的前内侧剥离骨膜袖，以显露内侧间室。
- 显露外侧髁时，自胫骨平台外侧剥离骨膜，直至 Gerdy 结节。

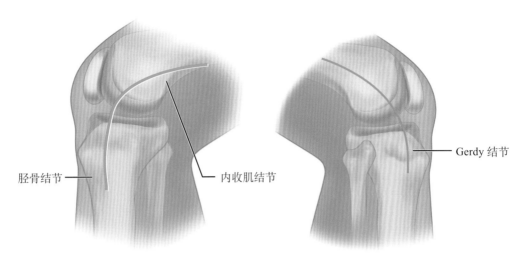

图 16-2

- 胫骨结节
- 内收肌结节
- Gerdy 结节

- 仔细检查两侧间室，确保患者适合 UKA。
- 为了更好地显露，需在截骨前切除周围所有的骨赘，尤其是使用小切口时（图 16-3）。

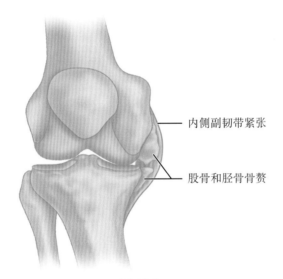

图 16-3

- 内侧副韧带紧张
- 股骨和胫骨骨赘

- 切除胫骨周围的骨赘应足以平衡关节炎侧间室。由于髁间骨赘会撞击和损伤交叉韧带，应予以切除（图 16-4）。
- 若需广泛的软组织平衡，则可能意味着截骨量不足或内翻畸形过于严重不适于行 UKA。
- 大多数固定半月板假体，先经行胫骨截骨的等量截骨。根据远端踝关节中心，使用髓外定位进行胫骨近端截骨，按 2 mm 深截骨或假体要求重建胫骨后倾。对于贴附型胫骨假体，紧贴内侧胫骨棘的内侧面使用往复锯进行胫骨截骨。
- 屈曲膝关节，使用间隙模块，保证间隙大小足够，胫骨截骨量最小（截骨量根据假体不同有别，一般为 8 mm）。
- 完全伸直膝关节，使用另一间隙模块，确定能够平衡屈曲伸直间隙的股骨远端截骨量大小。

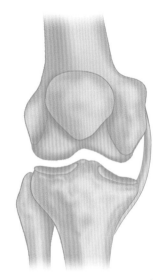

图 16-4

使用该假体专用模块进行股骨远端截骨。

- 股骨远端截骨完成后，插入股骨大小测量器确定合适的截骨模块型号。随后进行股骨后髁与斜面截骨。可用术前磁共振成像和 CT 扫描测量合适的股骨远端截骨（图 16-5）。

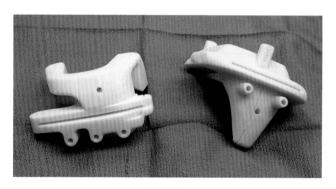

图 16-5

- 小心切除内侧半月板，清除膝关节后侧间隙的所有游离体。
- 放入胫骨试模，试验性复位，确保关节在伸直位与屈曲位时均稳定，在整个运动过程中不存在过紧或过松现象。
- 完成假体要求的骨面准备，根据手术技术 14 中描述的方法进行骨水泥固定。胫骨后侧及股骨髁后不能有游离的或过多的骨水泥。
- 缝合切口。

引文

Figure 16-1 courtesy Stryker Mako.

外侧闭口楔形截骨术

Andrew H. Crenshaw, Jr.

■患者取仰卧位，患肢髋部下方放置沙包，以更容易地显露膝关节外侧。固定于手术台的沙包有助于在手术过程中维持膝关节屈曲90°。这一体位能够将腘窝血管和腓总神经后置并放松髂胫束，对手术十分重要。

■自髂前上棘至踝关节消毒铺巾，使用大腿近端充气止血带。

■取胫骨近端外侧入路反"L"形切口。切口的横行部分位于外侧关节线，向后延伸至腓骨头。切口的垂直部分沿胫骨中线向远端延长10 cm（图17-1）。

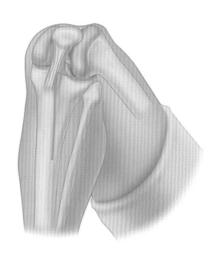

图 17-1

■使用2 cm弧形脱骨刀小心分离近端胫腓关节囊。在手术过程中使用钝Hofmann拉钩保护神经血管结构。

■使用Keith针或细克氏针确定关节线，插入横向截骨导向器，导向器上段接触导向针（图17-2）。

■使用3.2 mm的钻头，通过导向器的第三标记孔钻孔并置入细针以稳定截骨导向器。

■屈伸截骨导向器，匹配患者后倾角，并确定钢板的合适位置。这一过程可以通过将钢板套入导向器上的细针完成（图17-3）。

■当决定了合适的位置后，在第二孔钻孔并置入细针。

■通过横向截骨导向器的中央孔，靠近截骨槽，钻孔完全贯穿胫骨，使用测深尺测定胫骨宽度。

■插入标准锯片，行横向截骨，保留10 mm完整的内侧骨皮质桥。

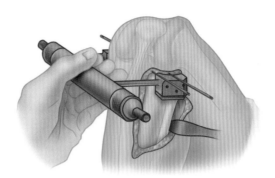

图 17-2

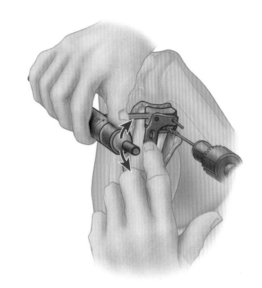

图 17-3

■用带槽的斜形截骨导向器代替横向截骨导向器：该导向器的截骨槽以 2 mm 递增，可调整至正确的角度（6° ~ 20°）。

■进行斜形截骨，去除斜形导向器，保留克氏针（图 17-4）。

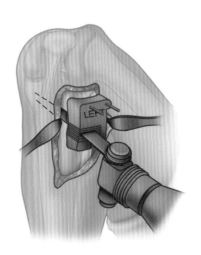

图 17-4

■取出楔形骨块，仔细观察截骨区域，保证没有残留骨。

■通过 2 枚细针套入支撑钢板。移除其中 1 枚细针，以 6.5 mm 骨松质螺钉代替，以第 2 枚针作为平行对线标记。移除第 2 枚针，使用骨松质螺钉替代。男性通常使用长度 60 ～ 70 mm 的螺钉，女性通常为 50 ～ 60 mm。较短的（50 mm）螺钉可用于非常年轻的患者，在骨折愈合完成后较容易取出。在插入远端骨皮质螺钉前不要拧紧这几枚螺钉（图 17-5）。

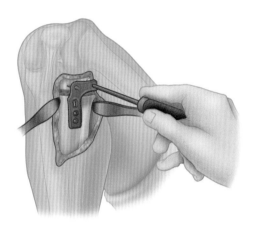

图 17-5

■以"L"形钢板的两个远端孔作为参照，使用钻孔对线导向器行单皮质、3.2 mm 钻孔，钻孔位于钢板远端延长线上。轻微拧紧螺钉能够更容易地应用加压钳（图 17-6）。

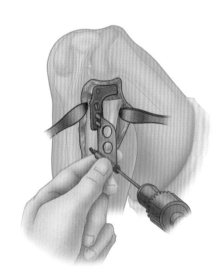

图 17-6

■在加压钳末端将弯针插入钻孔，在"L"形钢板最远端孔插入直针，开始缓慢加压（图 17-7）。

■加压过程通常需要 5 min，使得弹性形变发生于未完全截骨区域。如果加压过程困难，检查近端胫腓关节是否完全分离且楔形区域的所有残余骨已经得到清理。

■截骨完成后，使用长力线杆或电刀线评估总体力线。当力线发自髋关节中心指向踝关节中心时，铅垂线应当通过膝关节外侧间室。

■拍摄正、侧位 X 线片或经 X 线透视确认力线和钢板位置。

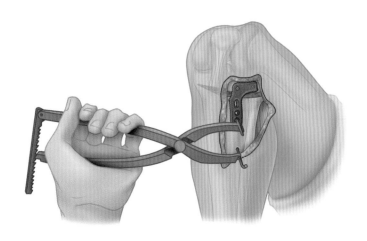

图 17-7

■通过钢板中央孔，使用 3.2 mm 钻头钻孔，置入骨皮质螺钉（图 17-8）。

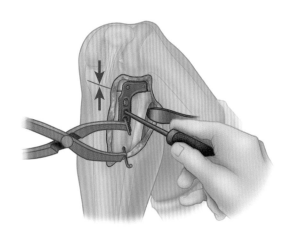

图 17-8

■去除加压装置，在钢板最远端孔置入 1 枚骨皮质螺钉。拧紧近端骨松质螺钉。在拧紧螺钉时不要施加过大的扭力，尤其在处理骨皮质螺钉时。不推荐使用动力改锥做最终的拧紧。

■松开止血带，使用电刀止血。冲洗伤口，置入引流管，间断松弛缝合前间室和髂胫束。使用间断可吸收缝线闭合皮下组织，使用皮钉或灭菌胶带关闭皮肤伤口。使用大块压力辅料覆盖伤口。

术后处理

术后即刻在恢复室开始进行连续被动活动，一般从屈曲 0° ～ 30° 开始，每天增加 10°。术后第 2 天下床活动，前 6 周患者使用拐杖，患肢 50% 负重。术后第 2 天还要开始肌肉力量及主动关节活动练习，6 周后可完全负重。

手术技术 **18**

全踝关节置换术

G. Andrew Murphy

患者体位

■患者仰卧于手术台上，足位于床的尾端。同侧髋部垫枕有助于踝关节放直，以免腿外旋。

■在全身麻醉后，大腿部使用充气式止血带以减少术中出血，以及获得良好的视野。

手术入路

■在安装踝关节假体之前，明显的踝关节畸形必须进行矫正。全踝关节假体安置在错位的胫骨或后足上，有早期松动和失败的风险。

■多数器械都要求采用前入路。切口大约长 10 cm，踝关节近端沿胫前肌腱的外侧缘，远端经过拇屈肌腱。该切口正好位于腓总神经浅支和足背内侧皮神经的大部分内侧主要分支的内侧。通常在踝关节水平远端一些微小的内侧分支经过切口，因为需要显露而被切断。需在术前告知患者术后可能存在切口内侧缘小范围的麻木（图 18-1）。

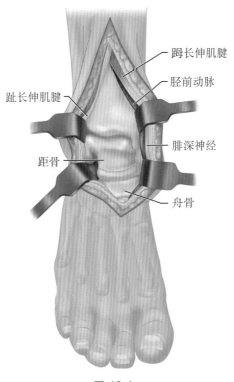

趾长伸肌腱

拇长伸肌腱

胫前动脉

距骨

腓深神经

舟骨

图 18-1

■切开蹋长屈肌腱鞘，将肌腱向内侧牵开。向外侧牵开包括胫前动脉、胫前静脉、腓深神经的神经血管束和趾长伸肌腱。

■沿皮肤切口方向将踝关节囊直行切开，将内侧关节囊掀起直至显露踝关节内侧沟，同样向外侧牵拉关节囊至显露踝关节外侧沟。

■显露距舟关节背侧，去除前侧、内侧和外侧所有骨赘。如需更好地显露关节线，应使用骨刀进一步去除前缘的骨赘（图18-2）。

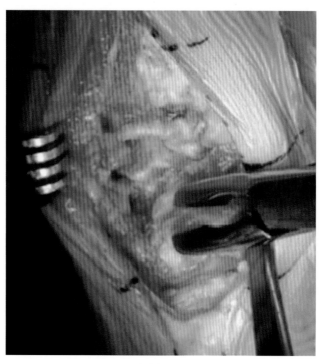

图 18-2

■根据所选假体的特定操作指导进行假体置入骨床的准备，在任何平面内都须准确地将假体置于正确的力线位置，假体要有足够的骨覆盖，在最终安放假体后需保持周围软组织正常的张力和韧带的支持。是选择增加额外截骨，还是使用更厚的聚乙烯垫片（更加耐磨）以保证关节的活动和稳定性，两者之间需要权衡（图18-3）。

■缝合关节囊并放置引流管；在蹋长屈肌腱鞘上缝合伸肌上支持带，逐层缝合皮肤。

■术后常规采用腘窝部神经阻滞进行镇痛。

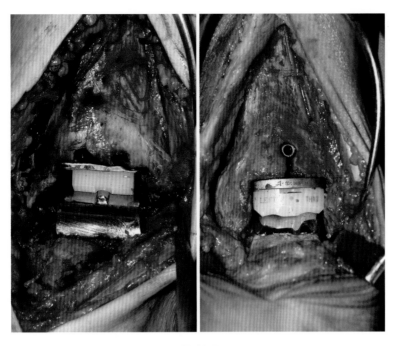

图 18-3

术后处理

　　患者通常会在医院中观察一晚，理疗师会对患者进行指导，教会其用足尖点地部分负重的步态训练。应用抗生素治疗和鼻导管吸氧，使用低分子量肝素进行深静脉血栓预防是常规的术后处理计划，除非患者有深静脉血栓形成的高危因素，否则患者出院后不做持续的常规预防。不同的假体有不同的术后处理建议，通常术后 4～6 周开始负重，术后 2 周伤口愈合后即开始踝关节活动，4～6 周后踝关节开始在预先定制的行走足部支具保护下，逐渐增加负重和小腿肌力练习、本体功能锻炼和关节活动度练习。8～10 周采用一个轻便的踝关节支具，3 个月后或者当小腿肌肉功能完全康复后可以正常运动。对患者的运动量和运动方式没有限制，但是建议患者避免冲击性运动。

踝关节融合术：微创技术

G. Andrew Murphy

　　当冠状位 X 线片显示畸形程度较轻（内、外翻角度 < 10°），且骨质条件满意时，微创手术是术者的首选方案。适度扩大关节镜入口，可直视关节进行处理并置入内固定。这种方法保留了关节镜手术所有的优点，且手术时间缩短。Miller 等报道，采用这种手术方式的患者融合率为 98%。

　　■患者取仰卧位，垫高同侧髋关节，以便下肢无内旋且足与地面垂直。足应靠近手术台末端，且可进行术中 X 线透视。

　　■使用全身麻醉、腘窝处神经阻滞或踝关节处神经阻滞麻醉。

　　■使用止血带止血可使术野更为清晰，若条件允许可使用头灯和手术显微镜。其他特殊器械包括板状撑开器、锐刮匙、骨凿，如需要可使用动力骨锉。

　　■做两个长 1.5 cm 的切口，一个位于胫前肌腱内侧，另一个位于腓骨第三肌腱外侧，注意在外侧切口附近辨认足背中间皮神经的走行。通常将足翻转并跖屈第四足趾，显露该神经（图 19-1）。

　　■沿皮肤切口方向切开关节囊，用骨膜剥离器将其从关节前方向上拉开。

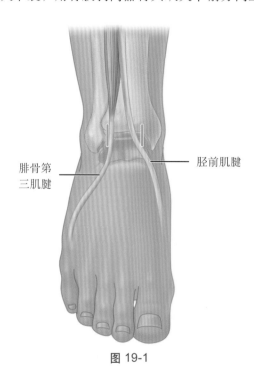

腓骨第
三肌腱

胫前肌腱

图 19-1

■使用咬骨钳或骨凿清理所有骨赘，以保证踝关节可置于中立位，对踝关节进行评估。

■将骨膜剥离器插入切口，轻轻翘起，张开关节面，将板状撑开器置于另一切口并撑开关节，此时，可在第一个切口清理残留的软骨和软骨下骨，先使用刮匙，然后使用高速动力骨锉。需要时可由对侧切口处冲洗，避免骨面温度过高。

■同法处理内侧关节面，将上述器械在切口间调整位置，完成骨面准备。

■使用小骨凿在骨面上做"鱼鳞状"粗糙面，仍需进一步处理的硬化区域使用 2.0 mm 钻头钻孔。关于外踝处是否应进行融合这一问题，目前尚未达成共识。腓骨额外活动可能会导致关节处疼痛及骨不连，但是，即使不在此处进行骨面处理，在成功进行胫距关节融合之后，偶尔也会出现疼痛。我们一般不处理此处，很少出现明显的术后症状。

■导针引导下置入较大的半螺纹空心钉（一般 6.5 ～ 8.0 mm）固定。最理想的情况是置入 3 根空心钉，但有时只允许置入 2 根。最佳螺钉位置为所谓"本垒"螺钉，起自胫骨后外侧，远端至距骨头 / 颈区域。通常随后打入近端内侧螺钉，向后进入距骨体后部。第 3 根螺钉可以从近端外侧指向远端内侧，也可以将螺钉从远端外侧距骨外侧突指向近端、后方和内侧方向（图 19-2）。通常需要植骨。使用高速切割工具时获得的软骨下骨制成"骨泥"，进行局部植骨。

■常规缝合关节囊和皮肤，使用短腿石膏，覆以内衬，将足固定于中立位。

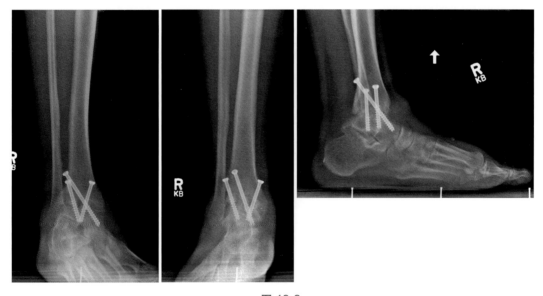

图 19-2

术后处理

术后 2 周去除敷料并拆线，继续使用短腿石膏固定。嘱患者若感觉石膏松弛或融合处受压则应复诊进行更换。患肢需保持非负重至少 6 周，直至融合愈合。使用滚轮助行器，可实现膝关节放松，并凭借对侧下肢自主活动，可大大改善生活质量并提高术后对负重要求的依从性。通常，X 线片即可用以判断是否融合，但有时须行 CT 检查确认。当融合接近坚固时，可使用平膝高度的步行靴，患者可逐渐将其换为普通鞋子。对于有些患者来说，使用全长钢制小腿托和弧形鞋底有利于改善步态。

胫距跟关节融合术

G. Andrew Murphy

在某些情况下，同时融合踝关节和距下关节是必要且有益的。可使用上述外侧入路，是否进行腓骨植骨视情况而定，不过，在有些情况下使用后入路更为恰当。多种髓内钉可用于融合，医师的手术技术和对相关器械的熟悉程度，决定了术后是否可获得良好的效果。

■在施行全身麻醉后，患者仰卧于手术台上，同侧髋关节下放置小体位垫，以便处理腓骨。下肢远端下方放置另一垫块，以便于获得正确的踝关节融合位置。

■进行腘窝处神经阻滞，使用大腿止血带。

■行踝关节外侧延长切口（图 20-1），注意保护腓浅神经。在腓骨前侧剥离骨膜，向骰骨方向"J"形延长切口远端数厘米，进入踝关节囊。在胫骨远端的前侧剥离骨膜和关节囊。

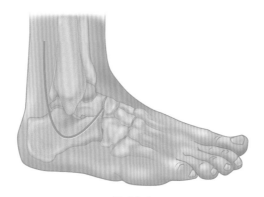

图 20-1

■去除所有胫骨和距骨前方的骨赘。

■使用摆锯，在踝关节穹隆上方截断腓骨，于其上方平行截断，得到长约 1 cm 的骨块（图 20-2）。

■沿矢状面纵向劈开骨块，去掉内侧 2/3，保留外侧的 1/3 并保持与骨膜相连。

■使用撑开器，清除残留的关节内容物（图 20-3）。

■如需矫正外翻畸形，则在内侧另行一纵行切口去除内踝（图 20-4）。注意保护胫后肌腱和神经血管丛。

■处理胫距关节骨面可采取多种方法，若正常关节面形貌保持轻微的畸形，可行"原位融合"；若相对应的胫骨、距骨面畸形严重，则截平后进行融合。融合区域的建立应保证屈伸呈中立位、与胫骨

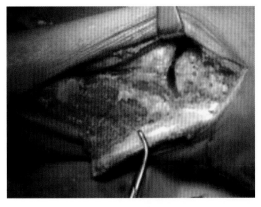
图 20-2

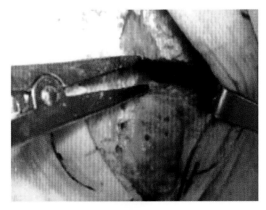
图 20-3

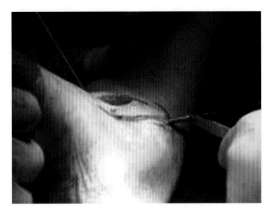
图 20-4

结节呈轻度外旋位、内外翻呈中立位及轻度外翻，这些都取决于后足和足的位置与灵活性。若选择将骨面截平进行融合，则应将距骨适度后移。最终需要在所有融合平面上获得健康、渗血的骨松质。

■ 通常在原位准备距下关节。注意保护，不要过度解剖跗骨窦，以避免损伤距骨血供。

■ 用类似的方法，处理胫骨和距骨的外侧部分，手动将腓骨外侧固定于该区域。偶尔为了便于获得更好的位置，可使用咬骨钳对腓骨块制造轻微的骨折。

■ 融合部位准备完毕后，通过在正上方位置扶住髌骨，确定的放置为：跖屈 - 背伸中立位、足跟外翻 8° ～ 10°、跟骨相对于胫骨轻度后移。保持足与胫骨的正确位置（通常使用折叠的手术巾绕过中足足底）。

■ 使用导针穿过跟下脂肪垫，与胫骨中心方向一致。导针在跟骨后表面前侧通过，在影像增强设备引导下，将导针置入胫骨髓腔中心。

■ 一种简单可重复的方法可以确定进针点位置。在矢状面，自第 2 足趾至足跟中心画一条直线；在冠状面，于跟下脂肪垫的中前 1/3 处再画一条线。两条线的交点即为正确的进针点（图 20-5）。

■ 利用影像增强设备通过前后位影像，检查导针位置。

■ 应用套筒保护软组织，推进至跟骨骨面，使用钻头在跟骨上钻孔。

■ 保证导针在正位、侧位均位于胫骨髓腔中心，通过导针使用 8 mm 或 9 mm 钻头（图 20-6）。

■ 逐号增加钻头直径，每次增加 1 mm，磨钻跟骨和胫骨。一般增大至钻头比髓内钉直径（13 mm）大 1 mm（图 20-7）。

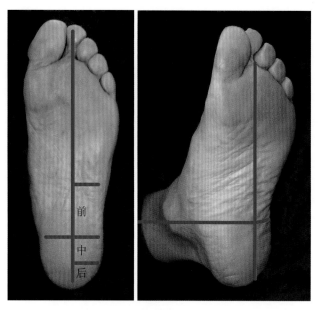

图 20-5

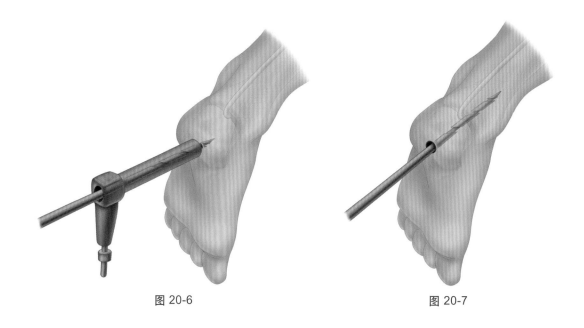

图 20-6   图 20-7

■ 钻孔完成后，将 TRIGEN 后足融合钉（Smith & Nephew，Memphis，TN）固定于导向器上。该器械属于一种踝关节融合直髓内钉，有 10 mm 和 11.5 mm 两种直径，16 cm、20 cm 和 25 cm 3 种长度型号（图 20-8）。

■ 在钻头导向器上安放导向器套筒，确保这些装置与钉孔对线一致。注意钻头应同心穿过导向器和固定钉，且不受到其阻挡（图 20-9）。

■ 将踝关节保持于正确位置，使用导向器，在小腿外表面沿导针方向打入固定钉。

■ 一般来说，锁定螺钉应相继穿过跟骨和胫骨，以实现关节各水平均维持嵌塞。

■ 选择合适的钻头导向器，组装套筒并穿过皮肤切口，以便将其放置在跟骨结节外侧。必要时，旋转髓内钉使螺钉位于后侧面。将长导向钻留置于骰骨孔内，距骨螺钉起临时固定作用（图 20-10）。

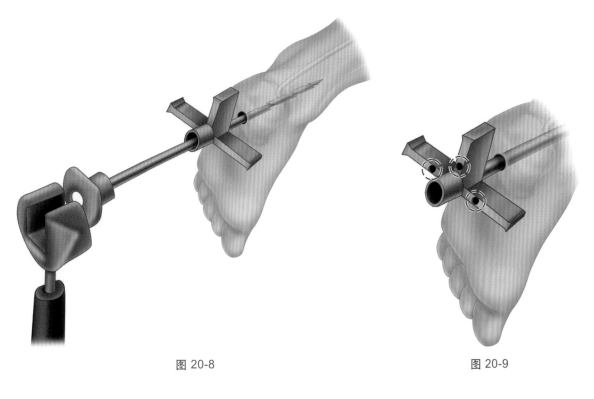

图 20-8　　　　　　　　　　　　　　　　　　图 20-9

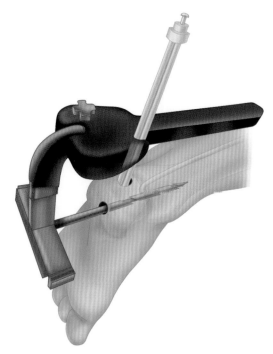

图 20-10

■使用相应的钻头套筒和钻头，自跟骨后下方和外侧至距骨顶前内侧，置入距骨螺钉，其方向与距下关节呈近似垂直。取决于距骨高度，此螺钉可能会进至胫骨关节面前侧穹隆（图 20-11）。

■自跟骨后内侧至骰骨前外侧置入骰骨螺钉。

■距骨和骰骨螺钉安装完成后，置入第 3 根横向锁定螺钉（图 20-12）。

■锁定髓内钉近端，使用钻头导向器或徒手，由内向外地旋入近端螺钉（图 20-13）。

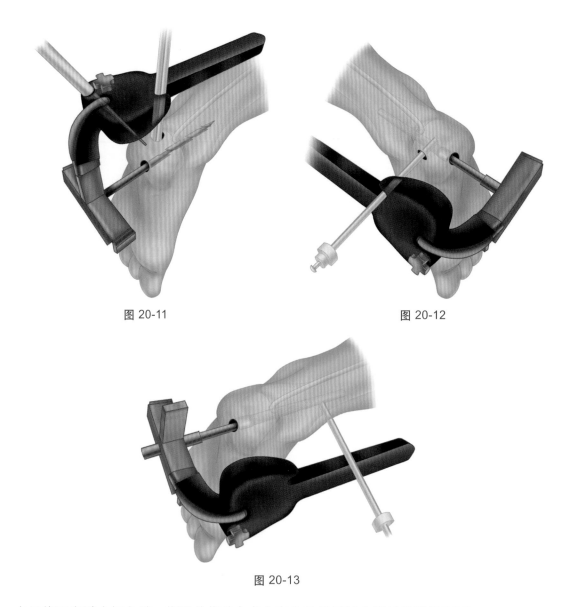

图 20-11　　　　　　　　　　　图 20-12

图 20-13

■在最终固定髓内钉之前，将踝关节融合术中产生的骨屑植入跟骨的跗骨窦区。

■完成植骨后敲击髓内钉，随后完成近端锁钉。钉尾可置于从稍陷入跟骨皮质内至突出跟骨距面约 1 cm 的任何位置。钉尾不应突出过多，否则会影响行走（图 20-14）。

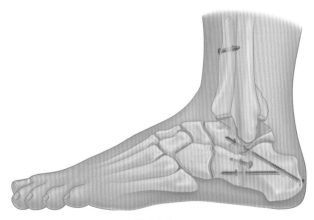

图 20-14

手术技术 21

全肩关节置换术

Thomas W. Throckmorton

　　全肩关节置换术是一种发展成熟的、已经被长期随访所证实的可缓解肩痛和改善功能的手术。全肩关节置换术的主要适应证是肩袖完整的末期盂肱关节退变，包括骨关节炎、类风湿关节炎、骨坏死、创伤后关节炎和关节囊皱缩缝合术后关节病。

肱骨准备

　　■患者取半坐位于手术台，使用 McConnell 头托（McConnell 骨科设备公司，Greenville，TX），将患者摆在手术台头端的边缘。垫好所有骨突部位，肩胛骨内缘必须脱离手术台，使肩关节可以完全内收，从而术中可以顺利进入肱骨髓腔。

　　■将患者头部固定于头托上，头不能过伸，颈部不要扭曲，以防颈神经根压迫。

　　■消毒范围包括臂部的整个上肢。笔者推荐使用完全阻隔式的铺巾保护术野，使腋窝与术野分开。

　　■做前方直切口，起于喙突和肩峰外侧中点（图 21-1），沿三角肌和胸大肌间沟向远端做切口，分离内、外侧皮瓣，移动三角肌。

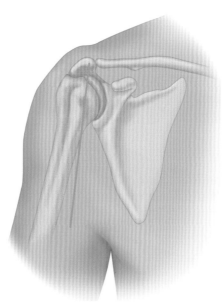

图 21-1

■分开胸大肌和三角肌间沟，向内侧牵开头静脉。

■行三角肌下、喙突下和肩峰下分离来松解肱骨近端，在喙突下间隙，用示指插入，并沿肩胛下肌的肌腹前面分离，定位腋神经（图21-2）。如果瘢痕或粘连致腋神经分离困难，用一把剥离器插入到肩胛下肌前面，钝性分离出肌肉和神经间隙。特别是在分离和切开前下关节囊的关键步骤时，切记要定位腋神经后小心牵开并加以保护。

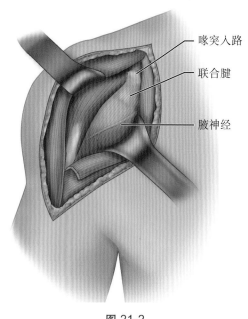

喙突入路

联合腱

腋神经

图 21-2

■从肱骨小结节内侧1 cm处切断肩胛下肌腱，在两断端分别做保留缝合，当把肌腱从深面的关节囊和瘢痕组织进行游离时，此缝合可以作牵引用；关闭切口时，将保留缝合线直接打结，修复肌腱。

■一些学者喜欢直接行小结节截骨或将肩胛下肌腱直接从肱骨骨面上分离。如果外旋明显受限，肩胛下肌腱最后可以重新缝合在原止点更内侧的位置以增加外旋能力，也可以选择做冠状位"Z"字成形延长肌腱（图21-3）。

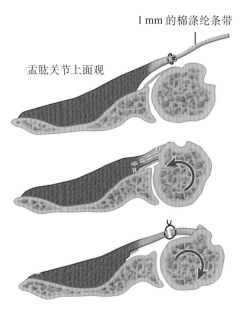

1 mm 的棉涤纶条带

盂肱关节上面观

图 21-3

■ 向内侧关节盂方向切开旋转肩袖间隙，当进入关节时一般会有大量关节液流出。

■ 从肱骨侧松解前下关节囊，外旋上臂，使下方关节囊进入视野，若肱骨头下方有骨赘，去除骨赘使关节囊显示更清楚，在行关节囊松解时注意紧贴骨面游离，以免损伤腋神经。不应夸大下方关节囊松解的重要性，但必须彻底松解到至少6点钟位置，才能使肱骨头脱位并显露肩盂。

■ 一旦关节囊做了充分松解，将 Darrach 牵引器置入节内，然后缓慢外旋、内收和过伸上臂，使肱骨头向上脱出肩盂（图21-4）。若肱骨头不能脱出，下关节囊需要进一步松解。

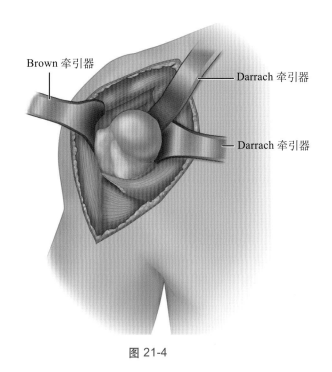

图 21-4

■ 准备肱骨髓腔，用肱骨长轴髓内定位作截骨参照。高速磨钻在旋转肩袖足印部位开孔进入髓腔，然后用扩髓钻逐步扩大髓腔，直到可以感觉到扩髓钻转动时撞击皮质的适当的"咔咔"声为止。必须使用手动扩髓钻，不要过度扩髓，否则将导致应力增加以致骨折。

■ 笔者喜欢用一种髓外定位导向器作肱骨头截骨参照，它用前臂的轴线作参照，截骨导向器朝向后倾 30°方向，再次检查截骨角度，确定电锯在截骨高度处不会影响旋转肩袖和肱二头肌腱。

■ 用摆动锯完成肱骨头截骨，若下方仍有骨赘残留，使用咬骨钳去除。

■ 截去肱骨头后，用成形锉扩大肱骨髓腔到之前扩髓钻扩到的最后型号，一定要确认成形锉的朝向是后倾 30°，以防假体位置错误。

关节盂准备

■ 当完成肱骨髓腔成形后，在髓腔置入最后一个成形锉，移走肱骨侧牵引器。

■ 通过在肩盂后侧放置一把 Fukuda 牵引器使肱骨向后半脱位来显露肩盂。

■ 将肩盂关节面的所有残余盂唇和软骨去除。

■ 若需要进一步显露，松解前关节囊，放置一把平的 Darrach 牵引器在前方肩胛颈部位。

■ 能看清关节盂的前后、上下则显露已充分，检查肩盂的磨损和骨缺损。

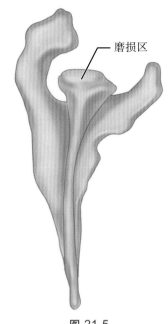

图 21-5

■如果肩盂磨损出现在后方，需要适当磨锉降低前方的肩盂以恢复正常肩盂的倾角，可以通过偏心性的磨锉或用高速磨钻来完成。术前的 CT 扫描可以帮助了解肩盂的倾角和形态。

■如果在未纠正倾角的情况下将盂侧假体插入，锚定装置将穿出髓腔；假体倾斜且高度不够会使假体不稳（图 21-6）。

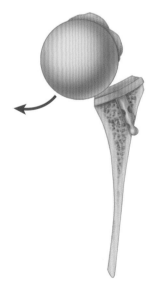

图 21-6

■肩胛盂严重的磨损需要进行骨移植。用 4 mm AO 舟骨螺钉把肱骨头骨块固定到肩胛骨，较小缺损可在较低侧用骨水泥垫高或者降低较高侧来平衡。因为骨水泥可能会松动，故不主张用骨水泥垫高。降低较高侧常常需要更短固定脚的盂侧假体，并造成假体间的松弛，可导致假体置入后暂时性不稳，术后需要特殊护理。对于中度不均匀破坏，可用一侧加厚的肩胛盂假体（图 21-7）。

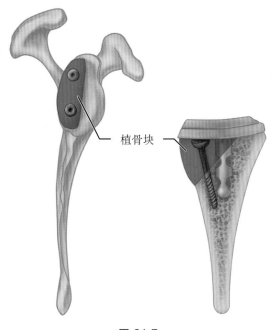

植骨块

图 21-7

- 处理完肩盂的关节面后，通过导向器在肩盂中央钻孔，用小刮匙来确定此孔的深度和位置。然后进行肩盂的磨锉，去除肩盂的硬化骨，可见软骨下骨。对于在骨关节炎中常见的后方肩盂磨损，肩盂一般进行偏心磨锉，以使前方肩盂能够磨得更低。若肩盂后方磨损明显而前方肩盂未磨低，假体就会过度后倾，前方肩胛颈易于穿孔。注意不能向内侧锉磨过多，否则骨量损失会过大。

- 肩盂磨锉完成后，开始在盂上准备匹配假体上桩柱或龙骨突的骨槽，各个系统是不同的，但和精确设计相应的假体以对应。为了牢固固定和减少松动发生，盂试模必须能稳定贴附于软骨下骨上，不能晃动，也不能用骨水泥来调整肩盂假体的位置。

- 无论使用的是带龙骨突还是桩柱的假体，都要用脉冲冲洗器彻底清洁肩盂表面所有的积血和碎屑，在水泥固化前，彻底干燥桩孔或龙骨。

- 用结核菌素注射器可以有效加压骨水泥，将骨水泥装入注射器，然后注入骨洞。

- 接着置入肩盂假体，用拇指的压力维持加压，直到水泥凝固。大多数肩关节置换系统配备有维持肩盂假体位置直到水泥变硬的工具，这种方法能获得最佳的骨水泥加压和嵌合，使和骨松质的结合力达到最大，术后的透亮线相较其他骨水泥技术能变得很小。一些系统用带有聚乙烯或金属带骨长入面设计来达到压配以获得即时稳定性，因此，固定盂假体等待骨水泥变硬过程中不需依靠手指压力来维持（图 21-8）。

- 骨水泥变硬后，检查肱骨髓腔的成形锉，看是否仍稳定在位。若仍稳定，参照半肩关节置换术置入试模和肱骨假体。肱骨头高度、活动度和软组织平衡是获得最佳结果的关键。现在的大多数系统都使用组配式的头设计，可以用不同直径和厚度的头。

- 确定合适的头的型号后，清洁并干燥肱骨柄假体的锥度，敲入假体头就位，关节复位，关闭切口。

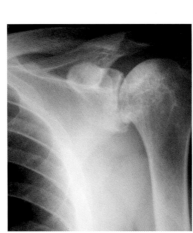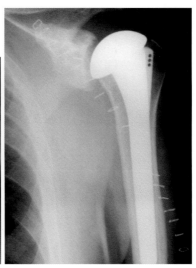

图 21-8

术后护理

指导患者进行轻度锻炼，包括被动前屈到 90°、被动外旋到中立位。通常患者于术后 1 ～ 2 天出院，在躺卧时鼓励患者悬吊患肢并在肘下置一枕头作支撑。术后 6 周内必须用悬吊带固定，继之以 6 周的仅在无保护环境下才使用的悬吊制动。物理治疗在 6 ～ 12 周逐步增加到被动活动的最大幅度，10 周开始等长力量训练。

逆置型肩关节置换术

Thomas W. Throckmorton

逆置型肩关节置换术的主要适应证是肩袖功能失常导致的关节病。逆置型假体通过改变三角肌的牵拉运动方向而起作用。标准的关节假体置换中，肩袖的缺损会导致在三角肌的收缩过程中，肱骨头假体出现向上的半脱位。逆置型肩关节置换术通过使上臂旋转中心外移和重新建立一个支点，使三角肌可以完成前屈动作，从而矫正因肩袖撕裂所造成的力学改变（图 22-1）。

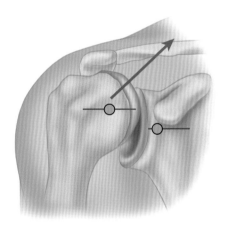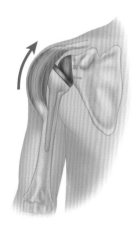

图 22-1

■参照手术技术 20 显露肱骨近端并准备肱骨髓腔以置入肱骨柄，一些学者推荐使用一种上方入路，但笔者喜欢使用三角肌和胸大肌间沟入路，因为当显露不足时这个切口易于延长。然后，在准备肱骨时，对比全肩关节置换术或半肩关节置换术，逆置型关节置换术有重要的区别。首先，因为通常存在肩袖功能不全所致的上方半脱位，需要做更大的肱骨头截骨。其次，一些学者主张把肱骨柄置于中立位以防止外展和外旋时肩关节不稳定；但笔者相信把柄置于 30° 后倾位置不仅是可接受的，而且对防止在逆置型关节中更常见的内收过伸位不稳定更有效；直到今天，未有关于这种柄的置入倾角和不稳定类型关系的研究。

■肩盂窝充分清理、四周边缘都清晰显露后，确定中央点。在中央点的位置稍微下移 1～2 mm 作为开路点，使假体基座的位置稍微下移，以防假体对肩胛骨造成切割。

■向下方倾斜 10°～15°，将导针用导向器置入开路点，防止假体对肩胛骨造成切割。

■用肩盂锉磨盂关节面，直到露出"笑脸"样，下方见出血的骨松质，上方是坚硬硬化骨，确定基座足够的下倾角度（图 22-2）。

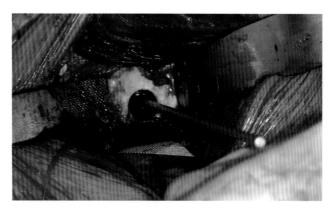

图 22-2

- 打入基座，并用螺钉固定，打入盂假体半球。

- 置入肱骨柄，用试模测试稳定性和活动度。一般而言，复位和脱位较常规肩关节置换术更难，患肢牵引并前屈才能复位。复位后三角肌的张力应比复位前稍大，不可过度延长三角肌，否则三角肌可能撕裂，联合腱张力也应稍微增大，盂肱关节一旦复位，关节间隙不应大于 2 ~ 3 mm。

- 为了关节脱位，将脱位工具置于关节间隙，然后把肱骨近端向前拉（肩关节过伸）来完成脱位。

- 一旦肱骨侧的假体关节窝打入假体，复位关节，关闭切口。由于此类患者关节周围的软组织脆弱难于修复，故肩胛下肌腱的修复就变得尤其重要，肩胛下肌腱的牢固缝合已经证明能改善稳定性。

术后护理

- 指导患者进行轻度锻炼，包括被动前屈到 90°、被动外旋到中立位。通常患者于术后 1 ~ 2 d 出院，在躺卧时鼓励患者悬吊患肢并在肘下置一枕头作支撑。术后 6 周内必须用悬吊带固定，继之以 6 周的仅在无保护环境下才使用的悬吊制动。物理治疗在 6 ~ 12 周逐步增加到被动活动的最大幅度，10 周后开始等长力量训练。

肘关节融合术

Thomas W. Throckmorton

Coonrad-Morrey 假体是一种半限制性铰链假体，由一个高分子聚乙烯假体衬套和钛制的肱骨尺骨部分组成。有 7° 的旋转和边对边松弛度。肱骨和尺骨假体柄的形态适合各自的髓腔。肱骨假体柄呈三角形，基底部相当于肱骨下部骨髓腔又宽又扁的部位，假体呈扁平状。粗大的假体柄有助于达到牢固固定。假体的长柄、外形和柄远侧前部的凸缘可增加假体柄的抗扭转能力。切除肱骨髁间骨组织时必须小心，以便能紧密地置入肱骨假体。通常在肘关节完全屈曲的情况下插入假体。如有需要，可暂时去除假体的关节轴，使人工关节铰链分开。也可分别插入各部分假体，然后再连接起来。假体分左、右侧，同时备有相应的试模。如果正确置入假体，假体的旋转中心接近肘关节的解剖中心。但这种假体相对较大，对体型较小的患者来说可能是缺点，少数情况需要定制假体。

■患者仰卧，患肢置于胸前，同侧肩下垫沙袋。患肢消毒、铺单，显露整个肘部和前臂，便于正确地置入假体。使用消毒止血带，抬高患肢以驱血数分钟，将止血带充气（图 23-1）。

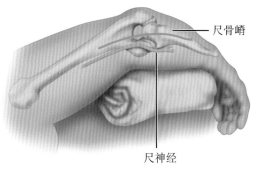

尺骨嵴

尺神经

图 23-1

■做后内侧直切口。

■辨认尺神经，将其轻轻游离并加以保护，术毕时前置尺神经。

■于尺骨近端和尺骨鹰嘴骨膜下剥离肱三头肌，注意保持肱三头肌装置的完整性，避免切断或将肱三头肌装置分离（图 23-2）。

■将肱三头肌装置翻向尺骨鹰嘴的桡侧来显露尺骨近端。伸肌装置完好时，置换更容易，可把术后肱三头肌破裂和功能障碍的危险降到最低。

■松解肘关节双侧副韧带。

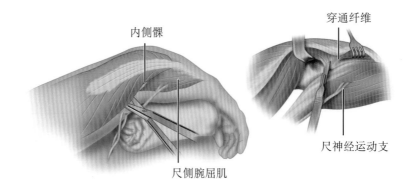

图 23-2

■ 将前臂外旋使肘关节脱位，显露肱骨远端。
■ 用摆锯去除肱骨滑车中部，打开肱骨髓腔。用磨钻在鹰嘴窝的顶部辨认髓腔（图 23-3）。

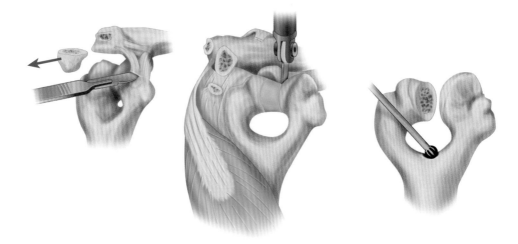

图 23-3

■ 去除鹰嘴窝的骨皮质，开孔插入髓腔锉（图 23-4）。

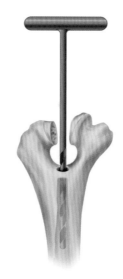

图 23-4

■在准备肱骨远端时，保留肱骨髁上柱的内、外侧部分。在准备骨质的过程中，利用肱骨髁上内、外侧柱作为参照，确保获得满意的方向和对线。

■用"T"形手柄将导向柄插入髓腔（图23-5）。

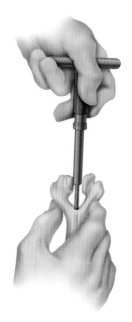

图 23-5

■去除手柄，装上截骨板，将其侧臂置于左、右侧合适的位置，使侧臂恰好位于肱骨小头上，这样截骨的深度正好合适（图23-6）。

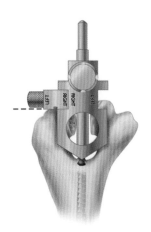

图 23-6

■按截骨板用摆锯在肱骨滑车和肱骨小头上截骨，如果骨质疏松，则以截骨板做导向，电刀标记骨质。

■咬骨钳去除截骨面上剩余骨，避免损伤髁上内侧和外侧柱，以防骨折。小心去除多余骨组织，每次去除少许，反复插入试模，直至假体的边缘恰好与肱骨小头和滑车的肱骨髁上关节面边缘平齐。

■在肱骨上髁和肱骨远侧扩大部刮除骨松质，掏空肱骨远端扁平区的髓腔，以便紧密容纳肱骨假体柄的肩部。这样可使骨水泥固定的效果满意（图 23-7）。

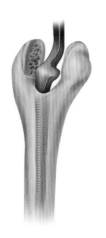

图 23-7

■切除鹰嘴尖。

■用高速磨钻去除软骨下骨，以便确认尺骨髓腔。

■去除鹰嘴尖部多余的骨组织，造出一个切迹，以便能向尺骨髓腔中置入一系列的尺骨髓腔锉。根据需要选用合适的右侧或左侧尺骨成形锉（图 23-8）。

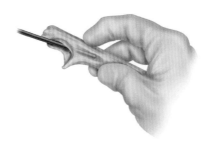

图 23-8

■选择大小合适的成形锉，用高速磨钻去除冠突周围的软骨下骨（图 23-9）。

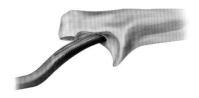

图 23-9

■当尺骨近端和肱骨远端均准备好后，插入试模，完全屈伸肘关节以判断假体是否合适。

■若完全伸直有限制，松解前关节囊，再次评估试模，直到肘关节能完全伸直。

■在最终完成假体置入和骨水泥固定前，置入试模，以检查桡骨头是否与假体发生撞击。若有撞击，应切除桡骨头。

■从之前切除下的肱骨滑车关节面取一植骨块，在假体置入时置于肱骨假体远端前凸面的后方。植骨块通常厚 2～3 mm、长 1.5 cm、宽 1 cm。自肱骨远侧前部剥离肱肌，以便放置植骨块。

■用脉冲冲洗器仔细冲洗肱骨和尺骨髓腔，并擦干髓腔。

■在肱骨和尺骨髓腔中分别置入髓腔塞。

■用带软管的骨水泥枪将骨水泥注入髓腔。应在骨水泥固化早期注入骨水泥。往尺骨髓腔中注入骨水泥时要留下 1～2 cm 的髓腔空隙，以便容纳插入假体时反流的骨水泥（图 23-10）。

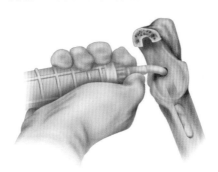

图 23-10

■首先插入尺骨假体，并尽可能插到尺骨冠突。应使尺骨假体的旋转中心与尺骨鹰嘴大乙状窝的中心重合。去除尺骨假体周围的多余水泥（图 23-11）。

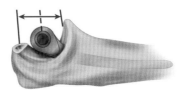

图 23-11

■往肱骨髓腔中注入骨水泥，留下约 1 cm 的髓腔间隙，以便容纳反流的骨水泥（图 23-12）。

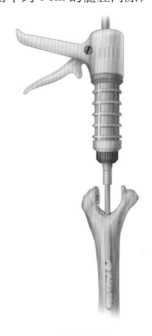

图 23-12

■在骨水泥尚软时插入肱骨假体，使两部分假体可以形成关节并能置入锁定枢轴针。将植骨块放在软组织和肱骨远端前方皮质之间，在这一位置上，部分移植骨块被肱骨假体的前部凸缘覆盖（图23-13）。

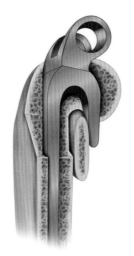

图 23-13

■插入肱骨及尺骨两部分假体的连接轴针，建立关节连接，用一个分叉的锁环锁死。当锁定环就位时有咔嗒声（图23-14）。

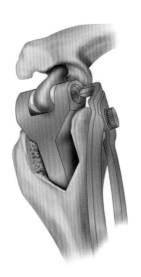

图 23-14

■继续将肱骨假体敲进肱骨，使假体的旋转轴与正常解剖状态下的旋转轴在一个水平上，通常在假体前翼基底与鹰嘴窝前缘骨质平齐时可完成这步操作（图23-15）。

■检查植骨块，确定它仍稳定在假体的前翼和肱骨之间。

■将前臂尽力伸直，等待骨水泥变硬，小心去除多余骨水泥。

■松止血带，彻底止血。在切口深部留置一引流管。

■在尺骨鹰嘴钻多个形成"X"形，连续锁定缝合修复肱三头肌伸肘装置，再经过鹰嘴行横行的加固肱三头肌腱固定的缝合。用可吸收缝线缝合肱三头肌的其余部分（图23-16）。

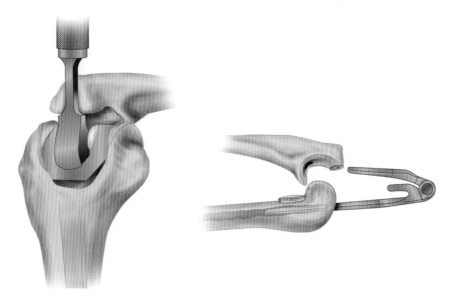

图 23-15

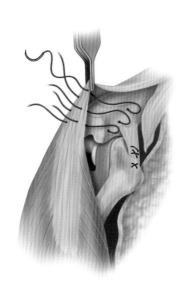

图 23-16

■肘关节置于伸直位，用厚棉垫包裹，加压包扎，为了减轻对肘后切口的压迫，使用长臂石膏前托固定。若喜欢将患肘于屈曲 90° 位制动，就必须加厚长臂石膏后托的衬垫，以免压迫切口。

术后处理

手术当晚保持肘关节高于肩关节，术后次日拔除引流管并去除加压敷料，更换为轻便辅料，在疼痛可忍受范围内开始被动屈伸肘关节。使用领 - 袖式悬带制动患肢，由职业理疗师对患者日常生活活动给予指导。3 个月内避免主动伸肘运动，直到肱三头肌愈合。避免力量练习，术后 3 个月内应避免用患肢提超过 5 磅（1 磅≈ 0.45 kg）的重物，之后，提重也限制在 10 磅内。

手术技术 24

后路 C1 ~ C2 融合术

Keith D. Williams

颈椎后路融合术能提供优于前路术式的生物力学稳定性。但该方法无法保留 C1 ~ C2 关节的活动，是该方法的一大缺陷。

经关节突螺钉固定

- 进行详细的术前评估以确保螺钉置入的安全性。
- 将患者备皮至枕骨隆突（枕骨隆突后方）的水平。
- 行头部和颈部后方以及后髂骨供骨区消毒铺单。
- 枕骨大孔至 C3 水平皮肤切口做标记，将稀释的肾上腺素溶液（1 mg 肾上腺素注入 500 ml 生理盐水中）沿切口标记注入真皮和椎旁肌肉组织。
- 透视侧位片检查 C1 ~ C2 复合体的复位情况。
- 按照常规取后正中切口，显露 C2 ~ C3 直至 C2 侧块的外侧缘。
- 在峡部内侧缘显露到 C1 ~ C2 关节并用刮匙处理关节。注意枕大神经附近有血管丛。
- 经关节突放置移植骨。
- 在 C2 下关节突的内侧缘下方辨认置入经关节突螺钉的标志。确定螺钉的合适孔道，可在皮肤做一小切口，获得正确的孔道，C7 位置较为合适（图 24-1）。

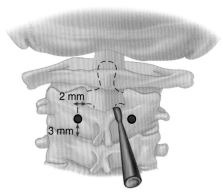

图 24-1

■用直径 2 mm 的钻头自接近后内侧面的峡部钻入，从 C2 上关节面的后侧部分穿出后，再进入寰椎的侧块。如果峡部方向过于靠内，那么穿出的孔道可能会偏离 C1 侧块或从峡部外侧穿出，可能造成椎动脉损伤。C1 侧块的皮质必须钻透（图 24-2）。

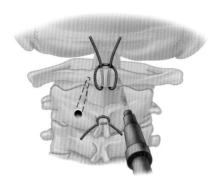

图 24-2

■测定所需螺钉的长度。用 3.5 mm 皮质丝锥进行攻丝后，拧入适当长度的 3.5 mm 螺钉，穿过 C1 ~ C2 关节。通常，螺钉的长度为 34 ~ 43 mm。小心前方不要延伸超过 1 mm 或到达 C1 侧块。必要时需要使用空心钉（图 24-3）。

■在置入 C1 ~ C2 关节突螺钉后，行传统的后路 C1 ~ C2 融合术，如果关节内植骨不可行，可以采用 Gallie 或 Brooks 的手术技术（图 24-4）。

■放置引流管，逐层关闭切口，注意在 C2 节段不要将筋膜贴敷在骨上。使用皮下缝合。

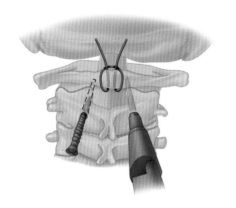
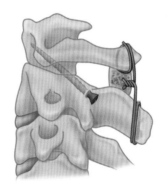

图 24-3　　　　　　　　图 24-4

术后处理

由于本术式可以提供良好的抗旋转稳定性，所以术后不必用头环背心固定，用围领固定 8 ~ 12 周即可。引流管在术后第 1 天即可以拔除。

经椎板螺钉固定

作为一种代替技术，这项技术损伤椎动脉的风险较小，但存在其他的风险，如硬膜损伤或者脊髓损伤，操作正确时，风险很小。两枚螺钉置入 C2 棘突基底部，并通过对侧椎板。置入螺钉时，一侧的螺钉必须稍微靠尾端，与另一枚螺钉相比，其头倾角要更大。椎板螺钉之后与 C1 侧块螺钉相连接。因为经椎板螺钉不能够随着侧块螺钉调整，所以如果固定节段超过了 C2，固定棒外则会出现问题，通常来说，此项方法应用于术前判定使用 C2 峡部螺钉置入会造成椎动脉损伤的解剖限制者。

- ■患者的准备与经关节突螺钉固定相同。
- ■用侧位增强图像检查 C1 ～ C2 复合体的复位。
- ■采用颈后正中切口显露枕后至 C2。
- ■使用手钻放置在 C1 和 C3 环尾部外侧距侧块内缘 4 mm 处，以 10° 的角度均匀缓慢地向头侧推进钻头到达一个点，侧位增强图像显示这个点恰好为自后至齿状突前缘的点。这可使得单皮质螺钉顺利置入，同时降低了 C1 侧块前方的颈内动脉和舌下神经损伤的风险。
- ■将一枚含有 10 mm 光滑柄的多轴螺钉置入，长度为钻孔深度。
- ■放置 Penfild 4 号骨剥，以便查看峡部内侧皮质，确定 C2 下关节突的入点线，使内侧导向钻进入峡部。用侧位增强图像来选择入点线上导入峡部中心的点。用高速钻穿透中心点皮质。通常情况下，钻头将被设置为向内 25°，向头侧 20° ～ 30°，此处解剖结构差异很大，需要仔细查看 CT 图像。透视下将手钻导入峡部中心点，侧位增强图像显示此点位于 C2 横突孔后缘。
- ■置入适当长度的多轴螺钉，止于横突孔后缘。根据我们的经验，这可以提供良好的固定，防止螺钉穿过横突孔进入 C2 椎体损伤椎动脉。
- ■按照设计切断并折弯棒。置棒并锁紧螺钉。
- ■在中线部完全显露 C2 椎板尾部边缘并向周围扩大。
- ■使用弯刮匙从腹侧去除黄韧带以及 C2 头侧和尾侧的边缘，以便使 Penfield 4 号骨剥或者其他钝性器械在置钉过程中可触及前方 C2 椎板。
- ■在 Penfild 4 号骨剥或者钝性钩子固定腹侧椎板时，用钻在术前确定可以容纳两枚螺钉的 C2 棘突基底部穿破皮质。使用 Penfiled 4 号剥离器作为引导，向后钻到椎管，之后向外侧推进到 C2 下关节突。在推进过程中磨钻不应穿透后侧或者前侧皮质。螺钉的长度一般为 25 ～ 35 mm。
- ■同样在对侧放置螺钉。
- ■将棒放在同一水平线，以连接 C1 侧块螺钉和其他连接结构。
- ■使用 Gallie 或者 Brooks 法进行传统的后侧 C1 ～ C2 融合或少量植骨。
- ■放置引流管后逐层关闭切口，注意在 C2 节段避免将筋膜连接到骨上。使用皮下缝合。

术后处理

术后常不需要使用头环背心进行固定，但需要佩戴颈托 8 ～ 12 周。术后第 1 天拔除引流管。

前路颈椎椎间盘切除、带锁钢板固定融合术

Keith D. Williams

前路颈椎手术最主要的优点包括对神经组织的减压、用支撑骨块和前方钢板对轴向承重支撑功能的恢复，尤其是跨越 1 ~ 2 个运动单元的手术。

■如果患者术前处于牵引的状态，则维持牵引和正常脊柱序列。配合麻醉医师在清醒的状态下插管，可以用手维持头的位置，或者使用可视喉镜下插管（Veriathon Inc., Bothell, WA）。如果患者有脊髓损伤，术中平均动脉压维持在 85 ~ 90 mmHg。

■根据术者的习惯，选择纵切口或横切口。笔者习惯选择左侧横切口，因为左侧喉返神经的解剖位置更恒定，故术中造成损伤的风险较小（图 25-1）。

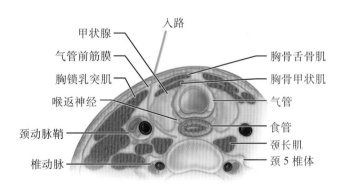

图 25-1

■取长约 3 cm 的切口，C5 椎间盘正对环状软骨，其他节段做相应的调整。横切口也可以用于可延伸的手术。皮肤切口的中点应位于手术侧气管的外侧缘。

■切开皮肤，剥离皮下层至颈阔肌，距离切口各方向至少 10 mm 锐性剥离颈阔肌筋膜外的脂肪。

■垂直于肌纤维切开颈阔肌。

■在切口的外侧，辨认胸锁乳突肌的内侧缘，直接显露颈动脉鞘平面，在 C5 椎间盘平面，前面由肩胛舌骨肌覆盖。

■如果需要，向上或向下牵拉肩胛舌骨肌（C5 椎间盘平面），沿颈动脉鞘内侧缘纵行切开气管前筋膜。

■用手指钝性分离至颈椎前部，用 Kitner 剥离器可使位于颈长肌之间的颈椎前部显露得更清楚。

■在损伤的椎间盘或椎体上插入金属定位针，拍摄 X 线片，以明确受累的节段，并留存 X 线图像。

■钝性撑开器牵开气管和食管，以确保安全，从上位椎的中部到下位椎的中部，向两端牵开颈长肌，避免不必要的显露可减少相邻节段的退变。

■放置自动撑开器至颈长肌的内侧缘（图 25-2）。

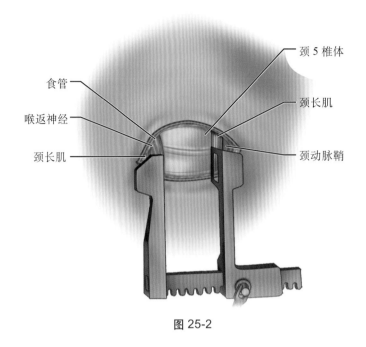

食管

喉返神经

颈长肌

颈 5 椎体

颈长肌

颈动脉鞘

图 25-2

■广泛地切除受累的椎间盘至钩突关节。刮匙刮除大部分的椎间盘，清晰显露双侧的钩突关节。

■显微镜下，用高速磨钻将上一位椎体以下的大部分椎体的前面部分磨除（图 25-3）。以下终板凹面的最高点去除骨质及前侧的骨赘，保证终板平坦，与前后椎体面都构成一个直角，保存软骨下骨。前侧的骨赘切除后，手术视野更好，如需要，可以切除椎间盘组织的后部分，后纵韧带和后侧的骨赘。如果椎间孔比较紧，可行椎间孔切开术。用磨钻小心地去除下位椎的上终板，磨出与相邻的终板前后左右的距离都相等的一个平面，并保存好软骨下骨。

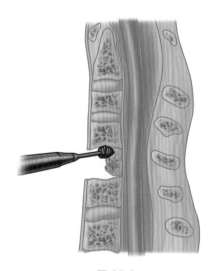

图 25-3

■分别在牵引和不牵引下，仔细测量椎间隙的高度。即使只与测量值之间有 1 mm 的差异，也应通过植骨块的尺寸来维持间隔的牵引。植骨块的尺寸在不过度受力的情况下应维持稳定。

■取自体的髂骨块或选取复合皮质骨和髓质骨的同种异体骨产品，植骨块前后径一般是 12 ～ 13 mm，所以能向深处打入 2 mm 且不会突入到椎管内。夯实植骨块，拍摄 X 线片以确认其位置良好，或通过直视下观察植骨块的后侧是否突入椎管内。移去外固定牵引，植骨块必须保证足够的稳定，并且不会轻易地被从椎间隙中拉出来。

■选取尽可能短的带锁钢板，以避免对相邻椎间盘的冲击性损伤。当钢板放置在合适的位置时，通过钢板螺钉的孔道应刚好可以看见准备好的终板（图 25-4）。

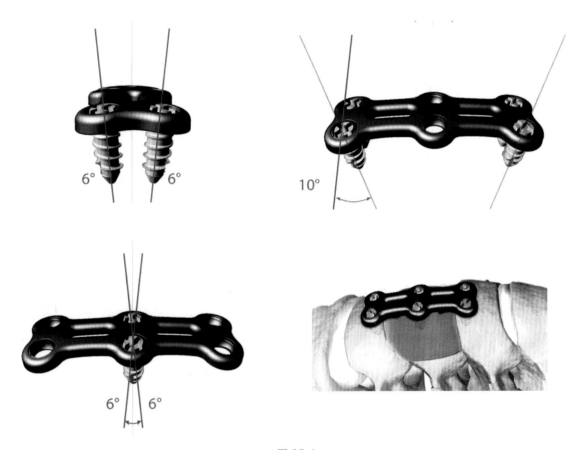

图 25-4

■钻孔，置入单皮质骨螺钉，一般长度是 14 mm。确保螺钉置入的角度是正确的，这样螺钉与钢板之间的锁定是最佳的。置入全部 4 枚螺钉后，检查钢板的锁定能力。

■仔细充分地止血后，缝合颈阔肌，放置 Blake 引流；缝合剩下各层。

术后处理

佩戴坚固的矫形器 4 ～ 6 周，直到影像学证明植骨连接处融合。需要拍摄屈伸位 X 线片证实稳定性，并决定是否需要继续使用矫形器。

Smith–Robinson 颈椎前路融合术

George W. Wood II

前路椎间盘切除、椎间融合术具有广泛的应用。在几乎所有形式的颈椎间盘疾病和颈椎病中，无论客观的神经症状如何，都能产生极好的结果。史密斯 - 罗宾逊（Smith-Robinson）技术使用三面骨皮质的髂嵴自体植骨块（图 26-1）。

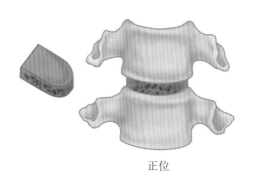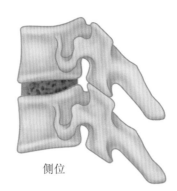

正位   侧位

图 26-1

- 患者仰卧在手术台上，肩胛骨间垫一小卷垫。
- 如果采取前路钛板固定，就使用头带牵引，在头带上使用 5 ～ 10 lb(1 lb≈0.453 kg)的重量牵引。不采用钛板固定时，则不必使用头带牵引，因为牵引钉和牵引器能够撑开椎间隙并获得较好显露。
- 将患者头部轻轻转向非手术入路侧。
- 在铺黏性外科手术巾之前，根据已经存在的皮纹弯曲方向，画出颈椎前路皮肤切口。舌骨(C3)、甲状软骨（C4 ～ C5）和环状软骨（C6）可用于定位体表标志。可以采用横行的皮肤切口，即使 3 个节段的椎体切除也可以获得很好的显露。另外，沿胸锁乳突肌边缘的切口也很有用。在整个显露过程中小心止血，应当保证清晰地进行各层次和重要解剖结构的显露。
- 在切开皮肤后，锐性分离颈阔肌和颈前筋膜，使皮肤切口能够在需要的节段移动。
- 用两个镊子提起颈阔肌，靠近中线位置将颈阔肌沿头尾方向切开以显露胸锁乳突肌边缘。
- 在胸锁乳突肌内侧间隙能够扪及颈动脉搏动，显露颈动脉鞘和覆盖在上面的肩胛舌骨肌。
- 将肩胛舌骨肌牵向尾侧，可以显露出 C5 以上椎体，将肩胛舌骨肌牵向头侧，可以显露 C5 以下椎体。
- 锐性分离气管前到颈动脉鞘的筋膜，注意避免对外侧的颈动脉鞘进行任何形式的分离，否则有损伤交感神经的风险。

■切开气管前筋膜后，用手指向内侧和后侧分离，使椎体前方获得足够的空间。

■手持钝头拉钩向内侧牵开，可见双侧颈长肌。为避免对内侧结构的损伤，使用双极电凝和小匙状剥离子在骨膜下剥离颈长肌，使自动牵引器能够放在颈长肌内侧缘的深部。

■在椎间盘和椎体切除之前，将预弯的定位针插入椎间隙后通过 X 线定位。

■如果甲状腺上或者下血管影响伤口显露，可将其结扎后切断。

■分离颈长肌的范围应该足够靠外，能够显露双侧钩突关节的前侧面。但不要超过横突外侧，以免损伤交感神经链和椎动脉。

■将自动牵引器插入双侧颈长肌深部后牵开伤口。

■对于单节段椎间盘切除可以使用牵引钉，但多节段椎间盘切除或者需要螺钉固定时，最好避免使用牵引钉，因为牵引钉所在位置的微骨折会影响螺钉固定的稳定性。

■当所有节段显露清楚后，用 11 号刀片切除每个节段前方的纤维环，切除方向自钩突关节朝向中线。

■使用垂体咬钳去除纤维环，刮匙显露钩突关节，远端椎体上终板为轻微向上的曲面，标记出外侧切除的安全范围，避免损伤椎动脉。同法去除每个节段椎间盘前方的 1/2 至 2/3。

■必要时，使用手术显微镜能够安全地切除椎间盘的后方部分、骨赘或后纵韧带。

■使用高速磨钻去除头侧椎体的前唇和椎体中部的一部分软骨下骨。这样可以获得更平坦的表面和更好的显露，以便去除残留的椎间盘组织、软骨性终板和后纵韧带（图 26-2）。

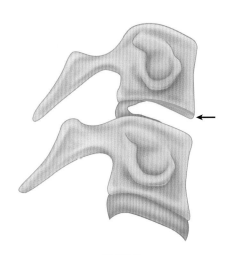

图 26-2

■如果术前影像学检查表现为软性椎间盘压迫，没有必要进一步处理后纵韧带和探查椎管。

■如果有必要探查椎间孔，使用小号椎板咬骨钳切除钩突关节。如果发现后纵韧带破裂，应该扩大破裂口探查椎管是否有椎间盘碎块。

■如果手术计划完全切除后纵韧带，首先应完全切除椎体。

■在双侧钩突水平，采用高速磨钻从一个椎间隙到另一个椎间隙磨出两个沟槽。

■去除中线的松质骨至两侧沟槽相同的深度，然后去除渗血的松质骨直至椎体后侧的骨皮质。椎体后部中央处常有出血，当全部骨皮质去除后，使用双极电凝止血。在接近神经组织后，应避免使用单极电凝止血。

■使用高速磨钻磨薄皮质骨,使用角度刮匙或者磨钻小心去除骨皮质。如果有必要去除后纵韧带,用小钝头钩向前提起后纵韧带,用 1 mm 椎板咬骨钳打开硬膜外间隙,去除后纵韧带时注意保持良好视野,以避免损伤硬脊膜。

■一旦进入硬膜外间隙,如果有必要,可以去除全部后纵韧带。如果椎管明显受压,在硬膜外间隙钝性分离。

■如果必要,此时可以探查椎间孔并去除骨赘。在椎间孔减压后,使用小号钝头探子能够很容易地进入前外侧。如果可能,要尽量保留后纵韧带以保持颈椎结构的稳定性。

■仔细清除终板上的所有软骨并保留软骨下骨,钩突关节间的终板区域要彻底减压,终板之间应该平行。

■仔细测量每个终板的前后距离,植骨块应该比双侧终板深度短 3 ～ 4 mm,这样可以使植骨块在前方下沉 2 mm 而在后方不对椎管造成压迫。另外,仔细测量头侧和尾侧所需植骨块的长度。分别在头带牵引和不牵引的情况下进行测量,这样可以保证植骨块承受适当的压力。此时还要确定上下终板之间是否平行。

■去除外侧的椎间盘直至显露双侧的钩突,钩突表现为终板微微向上翻转,这样就能够标记出外侧减压的安全范围。

■使用小号摆锯在髂骨上取三面骨皮质的植骨块(图 26-3)。

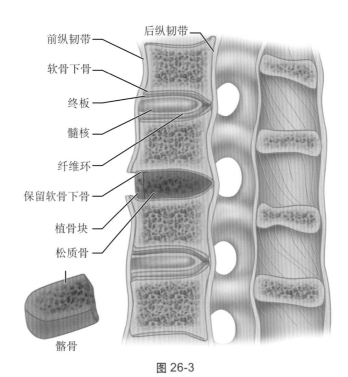

图 26-3

■在处理终板时,应注意保护头侧和尾侧椎体前侧的骨皮质。

■将植骨块修正成适合椎间隙深度的大小。安放植骨块时将骨松质面向后,并将其后面的上下缘修出轻微的斜面有助于将骨块压紧。通过牵引将植骨块嵌入椎体间隙,并且使其前方皮质缩进椎体的前侧皮质 1 ～ 2 mm。在植骨块后缘和椎管之间应保留有一个 2 mm 的空隙。植骨块即使在牵引情况下也应与周围贴合紧密。

▪撤去牵引，用 Kocher 钳夹住植骨块检查是否与周围贴合紧密。按照同样方法处理其他椎间隙。

▪当所有的牵引松开后，如果需要，可以采用前路颈椎钛板进行固定。应该按照生产商要求的方法安装各种内固定系统。

▪透视确定植骨块和内固定器械的位置。

▪放置软闭式引流管后关闭颈阔肌、皮下和皮肤。薄敷料包扎伤口，在拔出气管插管前采用颈部支具固定。

术后处理

当天晚些时候或者第 2 天上午允许患者离床活动。术后第 1 天拔除引流管。根据患者的配合程度和 X 线片观察植骨块的情况，椎间盘切除的患者采用颈托持续固定 4～6 周，椎体切除的患者固定 8～12 周。少部分患者去掉颈托后需要继续使用软颈围领进一步保护 1～2 周。在颈椎伸、屈侧位 X 线片显示融合部位无活动征象且存在连续骨小梁时才可以不连续佩戴硬的颈部支具。

前路椎体间融合术

George W. Wood II

前路椎间盘切除和椎体间融合术的手术适应证包括：①脊柱失稳引起腰背痛和坐骨神经痛；②各种类型的脊柱滑脱；③多次脊柱后路探查造成的疼痛；④后路融合失败。

■患者全身麻醉下取 Trendelenburg 体位。

■经腹膜后入路到达椎体，辨认腰大肌、髂动静脉及左侧输尿管。如果融合超过 3 个椎间隙，输尿管要牵向左侧。

■触诊确定骶骨岬。

■在腰椎的椎前筋膜下注射生理盐水，抬高交感神经链以便于分离。

■把左髂动、静脉牵向左侧，以显露腰骶椎间盘。

■显露 L4 椎体间隙时，把左侧的动静脉和输尿管牵向右侧。

■切开并剥离前纵韧带，形成一基底朝向左侧的韧带瓣。

■用缝线在韧带瓣上做一标记并将其牵开以进一步保护血管。

■用一薄骨刀从椎体软骨板上分离椎间盘和纤维环，再用垂体钳和大刮匙将其清除。

■彻底清理椎间隙至后纵韧带，而不触动骨质，这样可以保证在准备好植骨面前出血最少。

■最后，用骨刀切除椎体的软骨板直到骨面出血。

■在椎体相对的面上切出一些浅切迹，并用卡尺仔细测量其大小和距离。

■自髂骨翼取植骨块，其大小应略大于切迹，以牢固地镶嵌（图 27-1）。

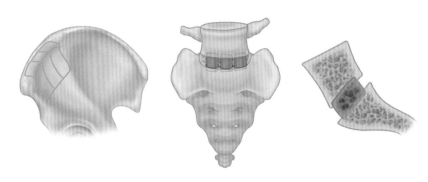

图 27-1

■脊柱过伸位，插入植骨块，然后将过伸体位恢复。

■用双极电凝止血效果较好，但应注意不要烧灼腰骶关节前面的交感神经纤维。在这个地方最好使用银夹。

- ■完成融合后，用可吸收缝线缝合各层。
- ■估计失血量并补足。

术后处理

　　鼻胃管胃肠减压 36 h。加强下肢运动，防止病床依赖和血液淤积，长筒弹力袜、间断收缩的长筒靴和低分子肝素都可用来预防深静脉血栓形成。术后第 1 天开始在床上做直腿抬高锻炼，在使用腰围制动的情况下，允许患者坐起和行走。出院前摄片作为判断植骨融合情况的参照标准。3 个月后摄站立的侧弯和屈伸位 X 线片，检查融合是否成功。术后第 6 个月和 12 个月各摄片复查 1 次，直到 1 年才能确定融合是否牢固。怀疑有假关节形成时，摄断层 X 线片有助于评价是否存在假关节。

微创椎间孔腰椎融合术

Raymond J. Gardocki

腰椎减压和融合是治疗腰椎退行性疾病（如退行性腰椎滑脱）的重要技术。减压和融合的目的是：①充分地减压神经组织；②在不破坏神经组织及其周围结构的前提下，稳定脊柱。

显微镜和通道扩张器技术使得微创椎间孔腰椎融合术（MITLIF）在比开放手术更少地破坏周围组织结构和脊柱后路稳定性的前提下，达到减压和融合的目的。

MITLIF 由于手术切口小，使用通道扩张器减少了传统手术对肌肉系统的剥离及软组织的损伤，使得脊柱更多的生理功能和后柱稳定性得到保留。其他优点包括比开放手术更少的失血量，术后疼痛减轻，早期下床活动，更短的住院时间和麻醉持续时间。据报道，与标准开放技术相比，微创技术使医疗成本大幅下降，而且有早期证据表明，与开放式手术相比，MITLIF 可减轻相邻节段的退变。

■ 常规麻醉后，使患者俯卧于可透视的手术台上。将显微镜置于术侧，将 C 形臂置于对侧，可以方便术中快速进行透视定位，避免经常移动显微镜，节省大量时间。

■ C 形臂 X 线机摄正侧位像，尤其保证椎弓根显影清晰。

■ 于预估责任间隙的相应节段处旁开中线 4 ～ 6 cm 椎旁肌处插入定位针，直至能够确定通道扩张器的放置点及其方向。

■ 穿刺导针应置于间盘前侧和中间的 1/3 处。用加入肾上腺素的 0.25% 丁哌卡因 10 ml 进行术区（皮肤、皮下组织和椎旁肌肉）注射，提前镇痛和止血。拔出穿刺针，在穿刺点处做一 2 cm 大小的切口。

■ 将导丝的钝头从切口处插入，并在透视引导下穿透肌肉筋膜层，不应用导丝的锐头穿刺或者穿刺时将导丝穿到骨面上，因为这样容易将导丝穿过椎板间孔穿破硬膜囊（图 28-1）。

■ 导丝穿过肌肉筋膜层后，沿其方向将一级扩张器也穿过肌肉筋膜层，并用扩张器小心探查头侧椎板后缘位置，扩张器头端有受阻感。一级扩张器穿过肌肉筋膜层后导丝就可以取出了。逐级增大扩张器建立手术通道，通道方向正对间盘（图 28-2）。

■ 每个扩张器都可以像刮匙一样清除椎板间孔周围的软组织结构。将扩张器与手术台上的固定臂相连。在安装显微镜和调整术野之前，需要透视以确保扩张器垂直于目标椎间盘。根据患者体型和术者经验，我们推荐使用 18 mm 直径的通道扩张器，刚开始使用这种技术时可以使用 20 ～ 24 mm 直径的通道扩张器。如果植入物高 12 mm，那么就需要用 20 mm 直径的扩张器。通道扩张器底部留置 1.8 ～ 2 cm，恰好显露上下关节突置钉点及其间椎板间隙（图 28-3）。

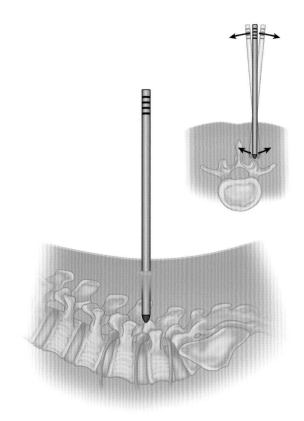

图 28-1

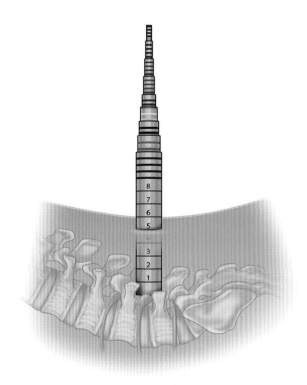

图 28-2

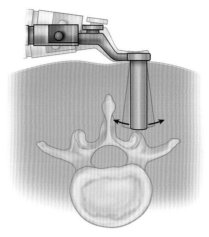

图 28-3

■在显微镜或放大镜直视下，用磨钻或骨凿去除关节突，截骨为 L 形。其上方结构通过棘突及其相应椎板和峡部连接，结构去除范围为下位椎体上缘及上位椎弓根下缘。截骨需在透视引导下进行，要充分显露椎间盘，并防止磨钻损伤上位椎弓根。截骨完成后扩张器可以推进到截骨区附近的软组织内，因此可使用更长的扩张器以获得更好的术野（图 28-4）。

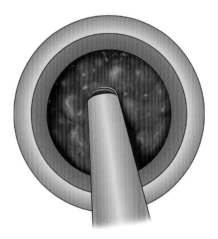

图 28-4

■如果对侧也需要减压，则切除部分椎板，保留患侧黄韧带以保护硬膜囊。

■剔除骨软组织并剪修为碎骨粒作为植骨材料。

■上位椎体下关节突被去除、对侧减压完成后，用刮匙去除患侧黄韧带。

■当黄韧带外侧部分被刮匙从上位椎板下缘和下位椎板上缘分离出来后，用钝头分离器提起黄韧带边缘，方便 Kerrison 咬钳更好地切除。Kerrison 咬钳方向尽量与神经根平行，黄韧带尽量整块移除，而不应一点一点地咬除。用咬钳去除骨质及切断从峡部到上关节突内侧的黄韧带附着点，均有利于去除黄韧带。

■用磨钻（首选）或骨凿去除患侧椎弓根上的上关节突，以实现患侧椎间孔和侧隐窝的彻底减压。术中侧位 X 线片可以预防下位椎弓根损伤。

■牵拉行走神经根，在硬膜囊外侧用 15 号手术刀片或者垂体咬钳在纤维环上做一切口，实施椎间盘次全切除术。出口神经根不必处理。牵拉可能引起术后的神经根炎或者相应区域的感觉迟钝（图 28-5）。

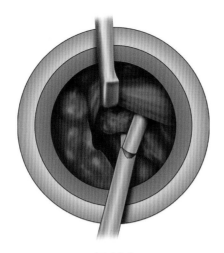

图 28-5

■用不同型号的铰刀，把纤维环内椎间盘及终板上所有的软骨都刮除干净。

■用不同型号的铰刀和刮匙，刮除软组织和覆盖的软骨终板。从中间部位开始逐渐向头尾两侧仔细刮除，直到上下位椎体的骨松质暴露出来。

■终板刮除后，用撑开装置获得充足的椎间隙高度和正常的椎间孔大小。

■将漏斗型装置放入椎间隙，确保移植骨或其他植入物定位准确，避免漏入椎管内。通常使用关节突关节取下的自体骨来植入椎间隙，术后行 X 线复查时更方便。关节突关节提供的自体骨数量不足时，术者可选择同种异体骨、自体移植骨或其他移植骨替代物来补充。

■当使用同种异体骨时，先将一或两个稍小的植入体植入椎间隙，为最终的植入物创造一条通道。

■于椎间隙置入合适型号大小的椎间融合器（骨、高分子材料或金属，如果是骨推荐使用自体移植骨），不要太长，这样可以减少其移位造成的不良并发症。将较短的植入物顶端置于椎间盘的中央位置，有助于恢复腰椎的脊柱曲度。

■植入物后端在椎体后缘前 3 ～ 5 mm，前端在椎间盘中间点之前，植入物的位置要通过透视来确定。

■探查硬膜外空间和椎间孔，确保减压充分。由于要进行融合，所以对后柱部分组织的切除不会有不良影响。

■植入后，C 形臂 X 线机摄正、侧位像。如果椎间盘高度和脊柱生理前凸恢复，行双侧经皮椎弓根螺钉内固定，确保稳定以利于融合。

■通过正侧位像来确保椎弓根穿刺术的进行。建议使用直径稍大的 Jamshidi 针来实施椎弓根穿刺和导丝放置，其在椎弓根骨皮质上破开的孔可以使一级椎弓根钉固定并向椎弓根推进。节省椎弓根钉破开骨皮质的过程，可减少手术时间并降低处理导丝时并发症的发生率。剩余的操作步骤取决于使用的工具品牌（图 28-6）。

■所有植入物都固定到位后，再次检查手术区域以确保没有肌肉或筋膜嵌于植入物下面，避免出现肌肉筋膜室综合征。手术完成后，用 2-0 号可吸收线进行皮下缝合并用皮肤胶水粘合皮肤，切口不需要盖敷料，患者可以在手术当天洗澡。如果通道直径小于 20 mm 则无需缝合筋膜。

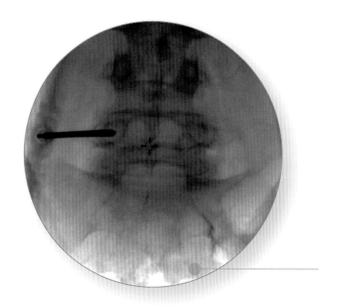

图 28-6

术后处理

术后鼓励患者早期下床活动。3 个月内避免弯腰、负重和扭动。如果 X 线显示融合术后恢复顺利，3 个月后可恢复正常活动。

腰椎后外侧融合术

George W. Wood II

　　这种手术技术用碎骨片融合关节面、关节间和横突的基底部，并将大骨块置于横突的后面。术中暴露后外侧融合时，不需要过多的软组织牵开。

　　■沿椎旁肌肉外侧做纵行切口，远端跨过髂后上棘时切口弯向内侧（图 29-1）。也可以采用正中线皮肤切口，然后分别在两侧切开筋膜。

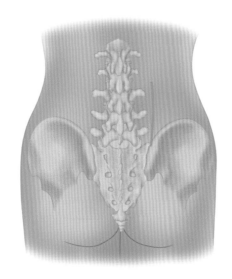

图 29-1

　　■切开腰骶筋膜，在椎旁肌肉边缘和覆盖腹横肌表面的筋膜之间分开（图 29-2）。此时在切口深部可摸到横突尖。

　　■用骨刀剥离肌肉在髂嵴上的附着，可附带一薄层髂骨片一同剥离。骨膜下显露髂后上棘，可以直至骶髂关节，取一或两个植骨块。髂嵴的切除可增加脊柱的暴露。

　　■向中线牵开骶棘肌，剥离横突背侧的肌肉和韧带的附着，切除关节囊，显露关节面。

　　■骨刀切除关节面软骨，并向下削平，深度足够使植骨片能在每个节段都紧密地贴附于关节面、峡部和横突基底部。

　　■用小圆凿或骨刀将关节面切碎，从关节面、骶骨上部和横突向上和向下翻转骨片。

　　■将切下的髂嵴纵行劈开，其中一块修整成合适大小，填入准备好的骨床内，将切割面与脊柱

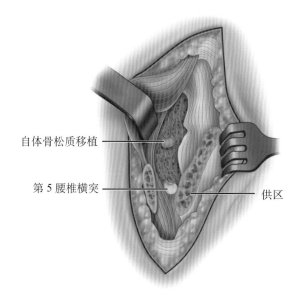

自体骨松质移植 ——

第 5 腰椎横突 ——

—— 供区

图 29-2

贴紧。保留剩下的骨块用于对侧，必要时可取另一侧的髂嵴作为植骨块（图 29-3）。

■最后在植骨处填塞取自髂嵴的骨松质骨条和骨片。

■用椎旁肌肉覆盖融合区，关闭伤口。

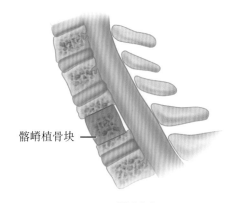

髂嵴植骨块 ——

图 29-3

术后处理

　　常规使用闭式伤口引流 12 ～ 36 h，按医嘱也可引流 48 h。根据融合的节段、患者的年龄、是否实施了内固定等因素决定下床行走时间，如果疼痛情况允许，患者 24 ～ 48 h 即可行走。对于肥胖的患者，任何类型的内固定和支具都不能达到足够的稳定，只能选择限制活动。术后是否使用适当的支具意见还不完全统一。一般对于术前存在明显的不稳定（例如爆裂骨折），应使用硬支具持续固定 12 周。对于没有明显的不稳定（例如退行性脊柱滑脱）者，佩戴一般支具即可，支具可以稍软并短期使用。

微创腰椎间盘切除术

Raymond J. Gardocki

由于远期疗效并没有显著差异，微创腰椎间盘切除术（MLD）已取代标准开放式椎板切除术成为治疗腰椎间盘突出症的首选术式。MLD 可以提供更好的照明和放大效果，并通过更小的切口获得手术视野，以减少软组织损伤。小切口可以减少术后疼痛，缩短术后住院时间，并使手术可以安全地在门诊完成，这令 MLD 成为了治疗腰椎间盘突出症的黄金标准。

■ MLD 需要一个双目操作显微镜，各种型号的小角度适当长度的 Kerrison 咬骨钳，一个高速的钻头，以及一套显微操作工具，包括刮匙、垂体咬骨钳、剥离器、最好还有一个带吸引功能的神经根牵引器。

■ 手术时患者采取俯卧位，可以使用像 Andrews 桌这样特殊的体位架。尽管固定稍繁琐，但这种体位架有许多优点：①可使腹部悬空，以减少术中硬膜外静脉出血；②屈膝跪位能最大限度地增加腰椎后凸角度，使黄韧带处于轻度牵拉状态从而更易清除，同时该体位也增大了椎板间孔面积，可为手术操作提供更大通路，并减少去骨量；③由于体位架占地面积小，显微镜系统可放置在患者足侧，这样不仅方便术者和助手使用目镜，也方便了荧光镜在术野的移动，避免频繁移动显微镜基座（图 30-1）。

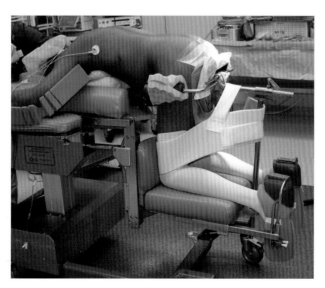

图 30-1

■也可以把患者放置在 Wilson 架上，甚至放置在用平台或手术床做成的胸架上。显微镜从切皮到关切口都可以使用。最开始的解剖可以在直视下进行。术中侧位片可确认手术节段，透视可以更快地完成定位。由于术野更小，使用管式牵引器时，透视在定位时是必要的，以获得更小更精确的切口。

McCulloch 牵引器的使用方法

■用加入肾上腺素的 0.25% 丁哌卡因 10 ml 进行手术区的注射，提前镇痛和止血。

■在预计处理节段上方，从上位椎体棘突中间至下位椎体棘突上缘，做正中切口，长 25 ～ 30 mm。高位腰椎时切口稍微上移（图 30-2）。

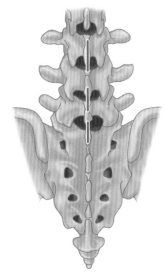

图 30-2

■分离至筋膜，仔细电凝止血。

■使用电刀从正中切开筋膜层。在中线切口插入骨膜剥离器。在椎间盘突出侧，轻柔地向侧方移动，剥离深筋膜，从棘突和椎板骨膜下分离肌肉。

■在棘突上安放金属夹，摄侧位片定位手术节段。

■使用 Cobb 剥离器轻柔地剥离侧方肌肉附着，显露椎板间隙和椎板的两侧缘。使用锋利的剥离器可使这个过程相对容易，仔细电凝止血。

■在切口中放入合适长度的 McCullough 牵引器，安放内镜并调整至合适位置。将适当长度的 McCullough 式牵引器置入切口并调整内镜。此撑开器中部为短钉侧方为扁刃，将扁刃去掉可以使 McCullaugh 牵引器更窄一些，从而最大限度地减少切口暴露范围以及由暴露带来的组织损伤。

管状牵引器的使用方法

■使用管状牵引器完成分离，可进一步减少对椎旁肌肉的损伤，并防止筋膜与棘上韧带分离。由于操作通道狭窄，通过管状牵引器磨骨时，需要使用可弯曲磨钻。

■透视引导下，将 18 G 穿刺针穿过皮肤和椎旁肌肉进入目标椎间盘，穿刺针旁开距离约为管状牵引器最终牵开距离的一半，以免牵引器碰到棘突（例如，如果管状牵引器最终牵开距离为 18 mm，那么穿刺针旁开距离为 9 mm），因为穿刺针定位了管状牵引器的中心位置，故穿刺针最好垂直于目标椎间盘。一般来说，穿刺针要与下位椎体的上椎板平行，但这取决于椎间盘突出的类型和位置。

■用加入肾上腺素的 0.25% 丁哌卡因 10 ml 进行手术区（皮肤、皮下组织和椎旁肌肉）的注射，提前镇痛和止血。

■以穿刺点为中心做一个 20 mm 长的切口，用导丝的钝头穿过肌肉筋膜层。对于年轻患者要确保导丝钝头穿过肌肉筋膜层。无须用导丝的锐头穿刺或者穿刺时将导丝穿到骨面上，因为这样容易将导丝穿过椎板间孔，穿破硬膜囊。

■导丝穿过肌肉筋膜层后，沿其方向将一级扩张器也穿过肌肉筋膜层，并用扩张器小心探查头侧椎板后缘位置，感觉扩张器头端受阻。一级扩张器穿过肌肉筋膜层后，就可以取出导丝了。

■逐级扩大管状牵引器，以到达椎板并暴露椎板间孔。每个管状牵引器都可以像刮匙一样清除椎板间孔周围的软组织结构。

■将扩张好的管式牵引器与体位架上的固定臂相连。在安装显微镜和调整术野之前，需要透视以确保牵引器垂直于目标椎间盘。根据患者体型和术者经验，我们推荐使用 14 ～ 16 mm 直径的管状牵引器，刚开始使用这种技术时可以使用 18 ～ 24 mm 直径的管状牵引器。

以下步骤两种手术技术相同：

■辨认黄韧带及椎板，用一把垂体咬钳从尾侧椎板前缘取去除黄韧带表层。

■用 Kerrison 咬钳去除黄韧带表层以显露人字嵴，其是尾侧椎板前缘和上关节突内侧缘的连接处。辨别人字嵴对初学 MLD 者非常重要，因为其与椎弓根、行走根及目标椎间盘有相对固定的位置关系。椎弓根一般位于人字嵴的外侧，行走根位于人字嵴的内侧，目标椎间盘一般在人字嵴和椎弓根的头侧。有时需要磨除下关节突的内侧部分以充分暴露人字嵴。

■当黄韧带外侧部分被刮匙从上侧椎板下缘和下侧椎板上缘分离出来后，用钝头分离器提起黄韧带边缘，方便 Kerrison 咬钳更好地切除。

■尽量让 Kerrison 咬钳沿着与神经根平行的方向。整块移除黄韧带，避免用 Kerrison 咬钳一点一点地去除黄韧带。用咬钳去除一些骨质，并切断从人字嵴到上关节突内侧的黄韧带附着点，均有利于去除黄韧带（图 30-3）。

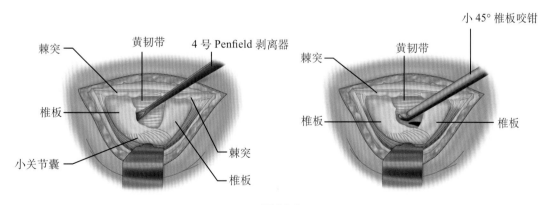

图 30-3

■黄韧带去除后，用神经拉钩或成角剥离器应该可以很容易地找到椎弓根内侧壁，如果没有，则需去除更多人字嵴外侧的骨质。椎弓根内侧壁找到后，行走根就在其内侧，目标椎间盘就在其头侧。

■神经根清晰显露后，小心向内侧牵开神经根。这当中需要切除部分骨质。将神经根与椎间盘碎片仔细分离，同时避免过度牵拉神经根。双极电凝止血很有帮助。当确定神经根，可轻轻滑动之并向内侧牵开。若神经根难以滑动，考虑存在连体神经根。

- ■使用钝性直角钩在神经下方、硬膜外小心探查，小开口放大可显露硬膜囊边缘出现的神经根。
- ■使用双极电烧时，确保只有一边与神经根接触，避免热损伤神经。手术中硬膜外脂肪不去除。
- ■插入吸引器 / 神经根拉钩，其尖端转向内侧神经根下，拇指和示指把持拉钩，把持器的方向要恰当。当神经根被牵开，可见椎间盘为白色、纤维状的无血管结构。放大以后纤维环小的撕裂清晰可见。
- ■用 Penfield 4 号解剖扩大纤维环撕裂，并用垂体咬钳取出椎间盘组织。将器械放入椎间盘约15 mm，有利于将前方穿破和血管损伤的概率降至最低。未受损的纤维环向内的压力有时会把破损的椎间盘碎片挤压出来（图 30-4）。

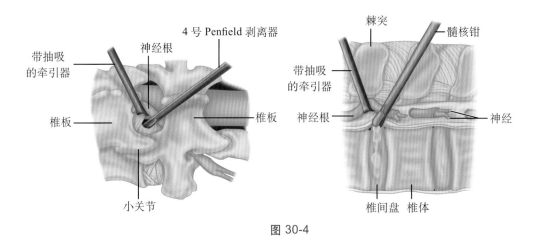

图 30-4

- ■移除视野内的椎间盘组织，去除另外疏松的间盘组织和软骨碎片。探查并清理神经根和邻近硬膜的椎间盘碎片。把 Luer-lok 冲洗器的 8 号冲洗头插入椎间盘内，充分灌洗椎间盘空间。仔细止血。
- ■手术结束标准：①侧隐窝充分减压；②用直角钩探查头尾两侧椎体后缘及椎间盘空间直到越过中线，均没有发现任何突出物；③用直角钩在走行根腹侧探查无任何阻碍；④走行根可以轻松地向内侧和外侧拉动。硬膜囊随心搏跳动以及随呼吸膨隆并不足以证明减压充分。
- ■如果术中未见预期的病理改变，复习术前影像学确定正确的节段和症状侧。同时在椎间盘水平放置金属标记，重复 X 线检查验证预期手术节段。注意节段发育变异可以改变椎体定位及影像学分析。
- ■当使用 McCulloch 牵引器时，使用可吸收线常规方法缝合筋膜和皮肤。当使用管状牵引器时，牵引器可以简单地移除，皮肤也会自动闭合。由于肌肉筋膜层只是被撑开而不是被切断，所以当肌肉收缩时，手术切口也会自动闭合。

术后处理

术后处理与标准开放椎间盘切除术类似。通常情况下，手术可在门诊完成。手术开始时，症状侧椎旁肌内注射加入肾上腺素的 0.25% 丁哌卡因，手术结束时额外注射丁哌卡因有利于患者术后即刻活动。我们推荐用一种皮肤胶产品替代敷料做最后的皮肤切口闭合，以便患者在手术当天即可淋浴。一旦皮肤切口愈合（通常是两周），就可以开始活动。

颈椎、胸椎和腰骶椎的经椎板间或椎间孔入路硬膜外注射术

Raymond J. Gardocki • Ashley L. Park

通过颈椎、胸椎和腰骶椎硬膜外注射术所获得的信息有助于确认引起患者疼痛不适的起源部位，也有助于控制疼痛或者减少患者对口服止痛药的依赖。实施硬膜外注射术需要透视设备、抢救和监测设备，透视引导可以有效避免穿刺失误。

经椎板间入路穿刺

■患者俯卧于疼痛治疗台上。使用低衰减的碳纤维治疗台，允许 C 形臂透视机能无障碍地自由透视，以便获得更好的影像。在患者处于最佳位置并感觉舒适之后，将患者的脸置于一个颈椎俯卧位保护缓冲垫上。

■颈椎硬膜外穿刺常规使用 C7 ~ T1 间隙旁正中入路，若先前经此平面进行了颈椎后路手术，可经 C6 ~ C7 或 T1 ~ T2 水平进行注射。用异丙醇和聚维酮碘（povidone iodine）消毒皮肤，范围包括穿刺的椎板间隙的上、下各数个节段。如果患者对聚维酮碘过敏，可用葡萄糖酸洗必泰（chlorhexidine gluconate，Hibiclens）替代。

■按无菌要求铺单。

■使用前后位透视影像，确认目标椎板间隙，使用约 0.6 cm、27 号的穿刺针，抽取 1% 不含肾上腺素的利多卡因 1 ~ 2 ml，进行局部皮肤麻醉，这样在患者颈部痛点的侧方，目标间隙的部位打出一个皮丘。为了消除麻醉带来的烧灼样不适，可将 8.4% 的碳酸氢钠 3 ml 加入装有 1% 不含肾上腺素的利多卡因 30 ml 中，用于麻醉。用 18 号皮下针头标记皮肤，在透视下垂直穿入一个约 9 cm 的 22 号脊柱穿刺针，直至触及 T1 椎板上缘，旁开中线 1 ~ 2 mm 的地方。

■用 1 ~ 2 ml 不含肾上腺素的利多卡因麻醉椎板。然后在脊柱穿刺针退出的过程中，用 2 ml 不含保护剂和肾上腺素的利多卡因麻醉软组织。

■插入一个约 9 cm（3.5 in）的 18 号 Tuohy 硬膜外穿刺针，在透视下垂直穿过麻醉的软组织，直到与 T1 椎板接触。

■将 Tuohy 硬膜外穿刺针绕过椎板进入黄韧带。去除 Tuohy 硬膜外穿刺针的针芯，换 10 ml 的空针，内里一半是空气一半是无菌盐水。继续穿入 Tuohy 硬膜外穿刺针，有落空感说明已进入硬膜外间隙。回抽空针，检查是否有血液或脑脊液。如果没有，取下穿刺针后接着的空针，换上一个装有 1.5 ml 非离子造影剂的 5 ml 空针，通过将非离子造影剂注入硬膜外来确认穿刺针确实位于硬膜外间隙。

■为了进一步证实穿刺位置的正确，可调整 C 形臂透视机进行侧位透视。可摄 X 线片记录穿刺针的位置（图 31-1）。

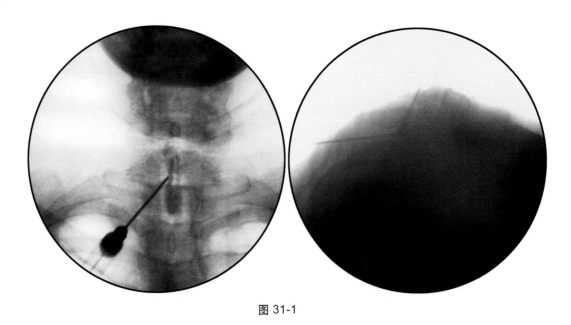

图 31-1

■注入实验剂量的 1% 不含保护剂和肾上腺素的利多卡因 1～2 ml 并等待 3 min，如果患者没有发热、烧灼、显著的感觉异常或呼吸暂停的征象，可在 Tuohy 硬膜外穿刺针后接上一个 10 ml 的空针，缓慢往硬膜外间隙注入 1% 不含保护剂和肾上腺素的利多卡因 2 ml，以及倍他米松磷酸酯钠 2 ml（6 mg/ ml）。如果没有倍他米松磷酸酯钠，可用 40 mg/ ml 的曲安西龙（triamcinolone）替代。

经胸椎椎板间入路穿刺

■由于棘突的角度的原因，穿刺多采用旁正中入路，而不是正中入路进行穿刺。

■患者俯卧于疼痛治疗台上。患者的准备和使用的设备与颈椎经椎板间隙穿刺硬膜外注射术相同。

■消毒范围包括穿刺的椎板间隙的上、下各数个节段。按无菌要求铺单。

■在透视下通过前后位影像确定目标椎板间隙，在疼痛侧目标间隙处的皮肤进行局麻。用一根约 9 cm（3.5 英寸）22 号的脊柱穿刺针进行穿刺，在透视下将穿刺针缓慢插入，直至触及目标椎板的上缘。当穿刺针回抽时，进行椎板和软组织的麻醉。

■用一根 18 号的皮针标记皮肤，然后插入一根约 9 cm 18 号的 Tuohy 硬膜外穿刺针，与脊柱轴线成 50°～60°，并与中线成 15°～30° 缓慢穿入，直至与椎板接触。为了得到更好的胸椎椎间隙影像，可调节 C 形臂透视机的方向，让射线与 Tuohy 硬膜外穿刺针保持同一方向。

■将 Tuohy 穿刺针避开椎板，进入黄韧带。在进针有落空感后，拔出针芯，继续进针入硬膜外间隙。一旦感觉进针失去阻力，即行回抽看是否有血液或脑脊液。如果两者均没有，那么注入 1.5 ml 非离子造影剂以确认穿刺针确实位于硬膜外间隙。

■为了进一步证实穿刺针的位置正确，可调节 C 形臂透视机的方向，从侧位影像上观察穿刺部位并摄 X 线片以留存确认针头位置的资料。将 1% 不含保护剂和肾上腺素的利多卡因 2 ml 和倍他米松磷酸酯钠 2 ml（6 mg/ ml）缓慢注入硬膜外间隙（图 31-2）。

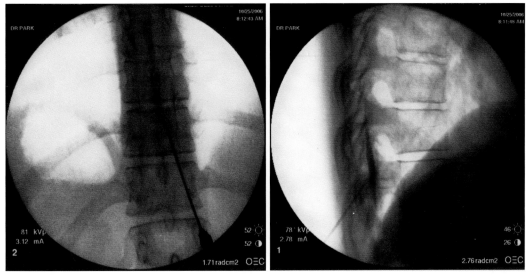

图 31-2

经椎板间入路注射

■患者俯卧于疼痛治疗台上，用异丙醇和聚维酮碘（povidone iodine）消毒皮肤，范围包括穿刺的椎板间隙的上、下各数个节段，按无菌要求铺单。透视下通过前后位影像确认目标椎板间间隙。

■用 0.25 英寸（1 英寸≈2.54 cm）的 27 号针头抽取不含保护剂和肾上腺素的利多卡因 1 ～ 2 ml，在穿刺目标间隙处的皮肤做局部麻醉。

■使用约 3.5 英寸的 22 号脊柱穿刺针垂直穿入，在透视下于下位椎体棘突尾端旁开 1 ～ 2 cm 进针，直至与目标间隙下位椎板的上缘接触。用不含保护剂和肾上腺素的利多卡因 2 ml 麻醉椎板，然后在脊柱穿刺针退回时用 1% 的利多卡因 2 ml 麻醉软组织。

■用 18 号针头刺破皮肤，然后穿入一根约 3.5 英寸的 17 号 Tuohy 硬膜外穿刺针，透视下经麻醉区域垂直穿入，直至与椎板接触，避开椎板穿入黄韧带。

■拔出针芯，接上一个 10 ml 空针，内装一半空气和一半生理盐水。通过落空感来判断针头是否进入硬膜外间隙。经外侧进针，以避免针头刺破硬膜外静脉或相邻的神经根。一旦针头有突破感就拔出针芯，回抽空针看是否有血液或脑脊液。如果没有，去除 10 ml 的空针，接上装有 2 ml 非离子造影剂的 5 ml 空针。

■造影确认针头确实位于硬膜外间隙。可摄 X 线片以留存确认针头位置的资料（图 31-3）。

■去除 5 ml 注射器，接上内装 2 ml（6 mg/ ml）倍他米松磷酸酯钠的 10 ml 注射器，缓慢注入硬膜外间隙。

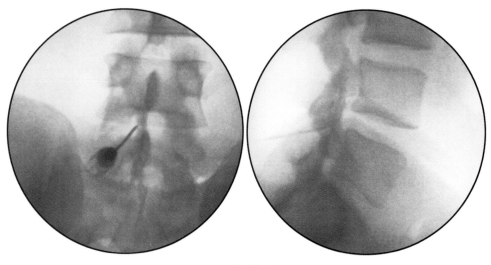

图 31-3

经腰椎椎间孔入路和骶骨硬膜外注射

■患者俯卧于疼痛治疗台上，异丙醇和聚维酮碘（povidone iodine）消毒，范围包括准备穿刺的椎板间隙的上、下各数个节段。

■按无菌要求铺单。透视下通过前后位影像确认目标间隙。在目标间隙相邻的两个横突间，进行外侧缘到中线区域软组织的阻滞麻醉。

■穿入 4.75 英寸、22 号脊柱穿刺针，透视下经麻醉区域进针直至触及上位横突的下缘，接触点位于横突与上关节突结节处的附近。

■将脊柱穿刺针退回 2 ～ 3 mm，重新调整方向，朝向适当椎弓根的基底部，在透视下缓慢进针至椎弓根 6 点钟的位置。调整 C 形臂透视机通过侧位影像来确认针头位置，然后将透视机调回前后投射位。

■拔出针芯，缓慢注入 1 ml 非离子造影剂，做一个神经根鞘周围的造影。在观察到适当的造影影像后，缓慢注入 0.75% 不含保护剂的利多卡因 1 ml 和倍他米松磷酸酯钠 1 ml（6 mg/ ml），共 2 ml 液体（图 31-4）。

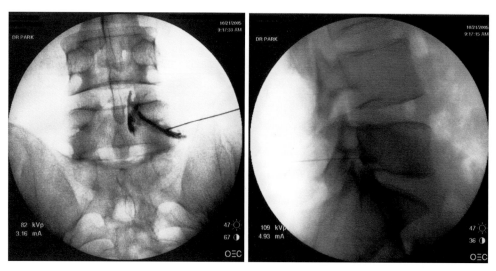

图 31-4

- 使用经椎间孔入路也可进行 S1 神经根的注射治疗。
- 患者俯卧于疼痛治疗台上。
- 消毒铺单后，调整 C 形臂透视机的方向，使射线由头向尾并由内向外投射，这样 S1 前、后椎间孔处于一条直线上。
- 用 1% 不含保护剂和肾上腺素的利多卡因 2 ～ 3 ml 进行骶骨背侧部位软组织的阻滞麻醉。穿入一根约 3.5 英寸、22 号脊柱穿刺针，并在透视下穿过麻醉的软组织继续进针，直至触及 S1 椎弓根略外下方的后侧骶骨处。让穿刺针绕开骶骨进入 S1 后侧椎间孔，进入至椎弓根内侧缘处。
- 调整 C 形臂透视机，通过侧位影像来确认针尖的位置，然后恢复前后位的透视。
- 拔出针芯，缓慢注入 1 ml 非离子造影剂，进行神经鞘旁造影。当第 1 骶神经根造影影像合适后，注入 0.75% 不含保护剂的利多卡因 1 ml 和倍他米松磷酸酯钠 1 ml（6 mg/ml），共 2 ml 液体（图31-5）。

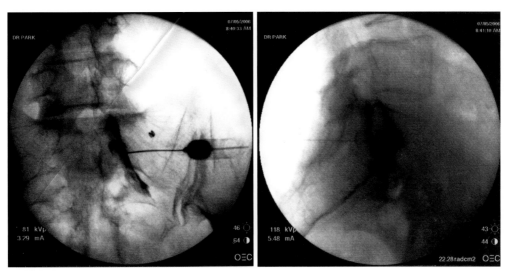

图 31-5

经尾部入路注射

- 患者俯卧于疼痛治疗台上。用异丙醇和聚维酮碘（povidone iodine）消毒皮肤，范围从骶髂关节至尾骨。
- 按无菌要求铺单。触摸辨认骶骨裂孔，它位于骶骨角的突起之间。从侧面透视可很好地观察骶骨裂孔。
- 用 1% 不含保护剂和肾上腺素的利多卡因 2 ～ 3 ml 麻醉骶骨后部和软组织。维持 C 形臂透视机的位置继续进行侧位透视。
- 在骶骨角间以 45° 插入约 9 cm、22 号的脊柱穿刺针，穿刺针的斜面朝向腹侧，直到与骶骨接触。在透视下，调整穿刺针的方向，使之更朝向头侧，更加水平并平行于操作台，继续进针穿过骶尾韧带进入骶管的硬膜外间隙（图 31-6）。
- 拔出针芯，回抽看是否有血液或脑脊液，如果没有，则注入 2 ml 非离子造影剂以确认穿刺针的位置。调解 C 形臂透视机的方向，进行前后位的透视，检查是否有造影剂在硬膜外的流注，呈现

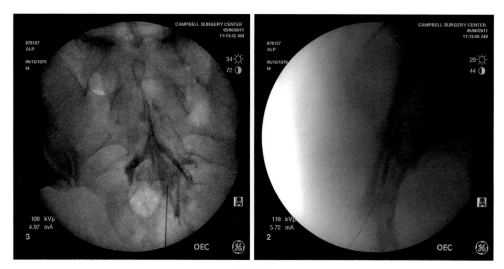

图 31-6

特征性的"圣诞树"样。如果出现血管的形态，那么重新调整穿刺针的方向，再一次用非离子造影剂造影，以确认穿刺针位于硬膜外。

- 如果见到正确的造影影像，那么缓慢注入 1% 不含保护剂和肾上腺素的利多卡因 3 ml，倍他米松磷酸酯钠 3 ml（6 mg/ ml）及 4 ml 无菌生理盐水，共 10 ml 液体。

颈椎、腰椎和骶髂关节的关节突封闭术

Raymond J. Gardocki · Ashley L. Park

透视引导下小关节突的封闭注射被认为是确认或排除关节突是脊柱或下肢疼痛原因的金标准。关节突的封闭注射治疗有助于特定脊柱阶段的针对性治疗，并能提供适当的疼痛缓解以促进治疗的进展。

颈椎内侧支的阻滞注射

- 患者俯卧于疼痛治疗台上。旋转患者的颈部，使患侧朝下，这样可使得椎动脉在关节突柱下方更远的位置，颈椎背部的影像更加清晰，防止其与下颌骨的影像重叠。消毒穿刺部并铺单。
- 通过前后位影像确认目标部位。从 C3 ~ 4 到 C7 ~ T1 的关节突关节是由关节上、下方来的内侧支支配的，此神经分支围绕着同一颈椎的关节突柱的背侧走行。例如：为了阻滞 C6 小关节突的神经支配，就必须麻醉 C6 和 C7 的内侧支。
- 后入路 C4 和 C6 内侧支阻滞麻醉的进针位置（图 32-1）。

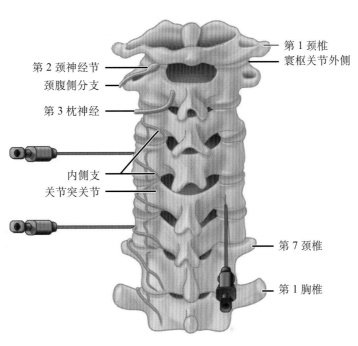

第 1 颈椎
寰枢关节外侧
第 2 颈神经节
颈腹侧分支
第 3 枕神经
内侧支
关节突关节
第 7 颈椎
第 1 胸椎

图 32-1

- 使用 9 cm 的 22 号或 25 号脊柱穿刺针，在透视下垂直于疼痛治疗操作台向腹侧和内侧穿入，直至骨膜处，将穿刺针向外进针至针尖抵达关节突柱背部的外侧缘，然后在透视下调整穿刺针的方向直至针头位于关节突柱凹侧的最深处。

- 拔出针芯，回抽确认没有血液和脑脊液后，注入 0.75% 的盐酸丁哌卡因（marcaine）0.5 ml。

腰椎关节突关节内注射

- 患者俯卧于疼痛治疗台上。消毒穿刺部位并铺单。

- 在透视下确认将要注射的目标节段。上腰椎的关节突关节为矢状位方向，在前后位影像上常可直接看到；而下腰椎的关节突，尤其是 L5 ～ S1，常为斜位的，要将 C 形臂透视机的管球在同侧转到斜位上才能看到其影像。

- 在透视下转动透视机管球，直至关节突关节的侧位影像显示出来。沿着透视射线的方向朝目标关节穿入一根约 9 cm 的 22 号或 25 号脊柱穿刺针，至与关节突接触，穿破关节囊进入数毫米即进入关节腔。穿破关节囊时穿刺针可有细微的抵抗力的变化。如果经关节中点进针困难，可重新调整穿刺针的方向，经关节间隙的上方或下方进入。

- 在透视下注入非离子造影剂 0.1 ml 来确认穿刺针位于关节腔内，注意要使用 3 ml 的注射器，使注射压力减小。一旦确认穿刺针位于关节腔内，则注入 1 ml 的药物（局部麻醉药，可用或不用皮质激素）。

腰椎内侧支的阻滞注射

- 患者俯卧于疼痛治疗台上。消毒穿刺部位并铺单。

- 由于腰椎的每个关节突关节都有来自硬膜囊内的神经支配，因此需要进行两个内侧支的阻滞。切记内侧支横过其起点下方的横突。例如：在进行 L4 ～ 5 关节突的封闭时，应阻滞经过 L4 横突的 L3 内侧支及经过 L5 横突的 L4 内侧支。在封闭 L5 ～ S1 关节突时，应阻滞经过 L5 横突的 L4 内侧支和越过骶骨翼的 L5 内侧支。

- 腰椎后视图（图 32-2）可见脊髓后根内侧支（mb）的位置，感觉神经支配腰椎的椎间关节（a）。左侧图展示 L3 和 L4 内侧支阻滞麻醉的进针位置，该方法可以麻醉 L4 ～ 5 椎间关节，右侧图展示 L3 ～ 4，L4 ～ 5 和 L5 ～ S1 椎间关节间注射位置。

- 通过前后位的影像确认目标横突（图 32-2）。

- 在进行 L1 ～ 4 内侧支的阻滞时，可使用约 9 cm 的 22 号或 25 号脊柱穿刺针，刺破皮肤进入到目标位置的外上方。

- 在透视下进针至触及横突基部背面的上内侧处，针尖与骨膜接触。为确保穿刺针的位置良好，可调整 C 形臂透视机的方向，使射线倾斜，显示出"苏格兰狗"的影像，将穿刺针的位置调整至"苏格兰狗"的"眼"中央，慢慢注入 0.75% 的盐酸丁哌卡因 0.5 ml。

- 在进行 L5 内侧支（更确切地说是 L5 的背侧支）的封闭时，让患者俯卧于疼痛治疗床上，进行前后位的透视，确认骶骨翼。

- 透视机的管球在同侧旋转 15° ～ 20°，直至骶骨翼与 S1 上关节突之间形成关节的影像最清晰。插入一根约 9 cm 的 22 号或 25 号脊柱穿刺针，透视下直接进入到骶骨翼与骶骨上关节突移行区下

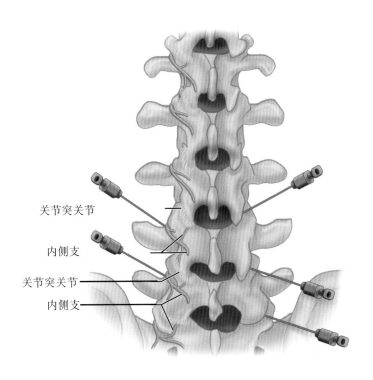

关节突关节

内侧支

关节突关节

内侧支

图 32-2

方大约 5 mm 的骨性突起处。穿刺针抵着骨膜，让穿刺针斜向内避开椎间孔，从而减少药物流入 L5 或 S1 椎间孔的可能，缓慢注入 0.5 ml 0.75% 的盐酸丁哌卡因。

骶髂关节封闭

■患者俯卧于疼痛治疗台上。消毒穿刺部位并铺单。旋转 C 形臂透视机的管球，直至透视影像上显示内侧（后侧）关节间隙。

■用一根 0.6 cm 的 27 号针头麻醉臀部皮肤至骶髂关节最低部位下方 1 ～ 3 cm。透视下穿入一根约 9 cm 的 22 号脊柱穿刺针，直至针头抵达骶髂关节后下侧最远端之上 1 cm 处（图 32-3）。少数

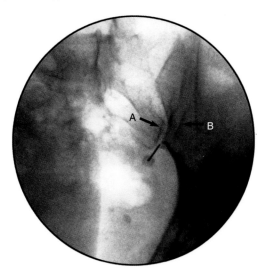

图 32-3

情况下,当患者比较肥胖时,可选用较粗的脊柱穿刺针。继续进针至骶髂关节间隙直到手中有突破感。

　　■骶髂关节注射可见内侧（A）和外侧（B）关节面（轮廓）。

　　■穿刺针穿过关节囊进入骶髂关节,透视下注入 0.5 ml 非离子造影剂确认穿刺针在关节内。可摄一张 X 线片,以留下证据。然后注入 0.75% 不含保护剂的盐酸丁哌卡因 1 ml 和倍他米松磷酸酯钠 1 ml（6 mg/ml）,共 2 ml 液体（图 32-4）。

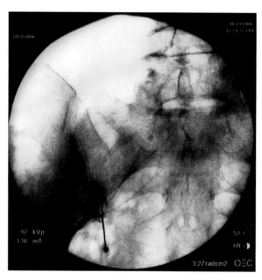

图 32-4

踝关节镜

Susan N. Ishikawa

踝关节镜最常见的适应证包括软组织损伤、骨性损伤，以及距骨骨软骨病变的治疗。另外，也可以用于治疗踝关节不稳、感染性关节炎、关节粘连和游离体等相关疾病。

▪常规踝关节镜患者取仰卧位，应用大腿支架保持髋膝关节屈曲和足部悬垂以实现重力牵引。此体位可以保持踝关节的原有活动度，便于术中操作，达到完全覆盖踝关节腔的目的（图 33-1）。

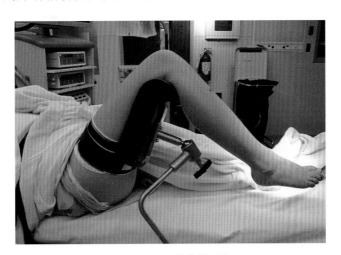

图 33-1　踝关节镜腿架

▪足部跖屈内翻可在皮下看到腓浅神经，先在体表标记其走行，再标记关节镜入口（图 33-2）。

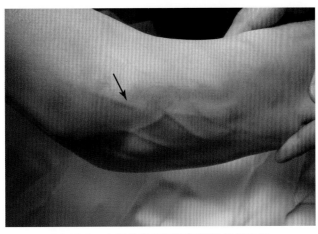

图 33-2　在踝关节表面标记腓浅神经走行

■在关节线水平可触及前内侧和外侧入路，体表标记入口，注意避开腓浅神经（图33-3）。

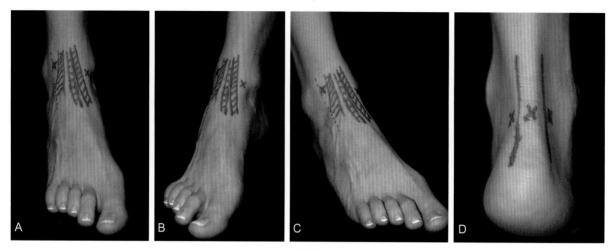

图 33-3

■患肢驱血，止血带充气，经前内侧入路以18号硬膜外穿刺针进入关节腔，注射生理盐水扩张关节腔，既可以确定关节腔的方位，也为钝性穿刺器的进入提供更大的空间。当注入生理盐水时阻力小、足部背伸时关节囊变紧、关节被牵引时生理盐水回流，才能证明关节被充分扩张。首选前内侧入路是因其周围结构损伤风险较前外侧入路低（图33-4）。

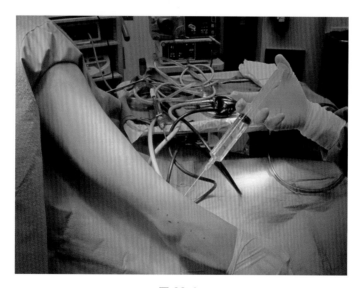

图 33-4

■用脊椎针定位前内侧入路位置后，做皮肤切口，大小以恰好能够放入关节镜鞘管为宜。切口过大会使得更多液体渗入切口周围软组织，从而使操作过程更复杂。

■以钝头直血管钳穿刺进入关节，以避免损伤此区域内的隐神经。

■经前内侧入路插入直径2.7 mm、倾角30°的关节镜，直视下经标记点以便进入硬膜外穿刺针从而建立前外侧入路。

■当在镜下观察到针头位置合适后，做前外侧入路皮肤切口，以钝性器械穿入关节，在保护腓浅神经的同时起到扩张切口的作用，然后经此入路插入刨削刀（图 33-5）。

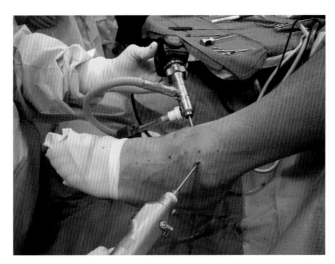

图 33-5

■当需要清创时，使用前外侧入路用的器械对踝关节的侧方进行探查（图 33-6）。

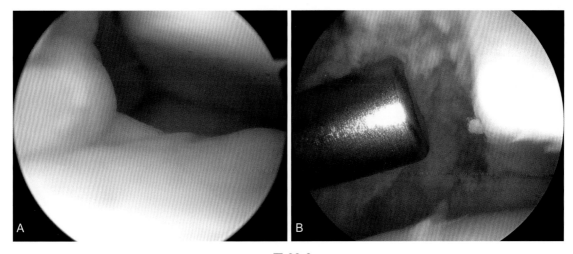

图 33-6

■用前外侧入路的器械做适当清理，以看清关节的外侧面，然后交换入路（关节镜在前外侧入路，器械在前内侧入路）处理关节的内侧面（图 33-7）。

■如果需要进入关节深部，则可以使用非侵袭性牵引扩张踝关节腔容积。有时，即使使用了牵引也不能到达踝关节后方的病变，此时需要增加后外侧入路（图 33-8）。

■手术结束后缝合切口，以避免窦道形成，据报道这是踝关节镜术后并发症的一种。

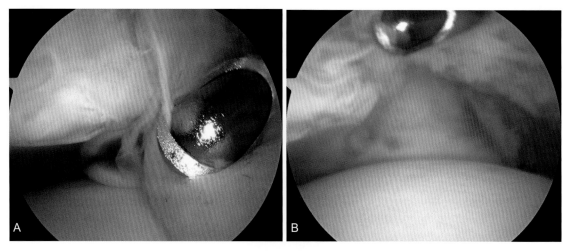

图 33-7

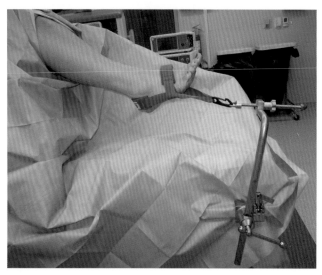

图 33-8

术后处理

患者穿行走靴，在能忍受的程度下可负重行走，但应注意不要过度活动，以避免关节炎症的发生。当切口闭合及术后疼痛减轻后，可即刻开始理疗。

股骨髁未分离病变的关节镜下钻孔

Barry B. Phillips • Marc J. Mihalko

常规关节面损伤的打孔

仅有少许关节面病变，软骨表面连续未遭受破坏的常规骨软骨缺损，可以采用在关节表面钻孔的方法进行治疗，钻孔宜穿过关节软骨，深及软骨下骨及血管骨。

- 经前外侧入口用 30° 关节镜进行全面系统检查。

- 仔细观察股骨内髁关节面，屈膝 20° ～ 90° 观察病变的后部范围。除病变缘稍有不规则隆起，关节面可以是光滑的。

- 经前内侧入口插入探针，仔细探查不规则的边缘，确定软骨下骨病灶上的关节面连续性是否完整。

- 如病变尚未分离，可用 1.6 mm 的克氏针垂直于关节面钻多个孔（图 34-1），应在针外用套筒保护软组织。常经前内侧入口对股骨内髁中下病变进行钻孔；对于中外侧病变，经前外侧入口穿入克氏针更易操作，经前内入口插入关节镜，大的病变需要经前内和前外侧两个入口钻孔。钻孔应穿透关节面、软骨下病变和 1 ～ 1.5 cm 深的骨组织，以保证血管进入病变处。如果患者骨骼未完全成熟，骨骺未闭，不要钻太深，以免损伤骨骺。

- 彻底冲洗和吸引关节，拔除器械。

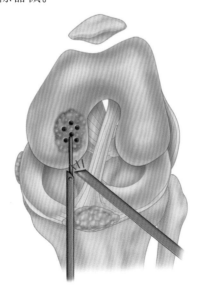

图 34-1

术后处理

　　包括应用限制活动的支具制动，控制活动的范围，防止胫骨关节面与病变接触。在 X 线片见到早期愈合征象后，再鼓励患者扶拐部分负重活动。年轻人常制动 4 ～ 6 周，病变较大的老年患者应延长制动时间，避免负重，直到 X 线显示已明确愈合为止。活动范围训练应每天进行 2 ～ 3 次，每次 15 ～ 20 min。

骨软骨缺损移植术

　　■骨软骨缺损移植术适用于年龄 45 岁以下的年轻患者，要求患者缺损软骨边缘清晰且缺损边缘外包被着常规出现的透明软骨。损伤应当为单极性，且通常不应超过 2.0 ～ 2.5 cm。患者下肢机械力线正常和膝关节的稳定性是远期疗效保障的必需条件。

　　■关节镜下检查骨软骨缺损，测量病变大小。用一套骨自体软骨移植专用测量 / 打压器（OATS）确定缺损的准确直径，该器械头的大小为 5 ～ 10 mm。其中打压器带有彩色编号，其直径与相对应的取材管内径相同（图 34-2）。

　　■安装取材管的打拔器。

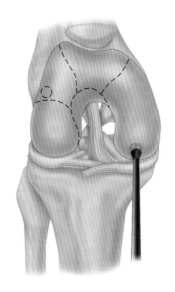

图 34-2

　　■将带一有垫圈的针的供区取材管安到打入器的基底部，拧紧夹头。在打入器后部拧入一软骨保护帽。当器械触及关节面时，带垫圈的针会突出于取材管锐利切割头以外几毫米，保护软骨面（图 34-3）。

　　■选好位置，用小锤击打取材管的打入器，使取材管进至软骨下骨，或约 15 mm 深，打入时注意不要旋转取材管。

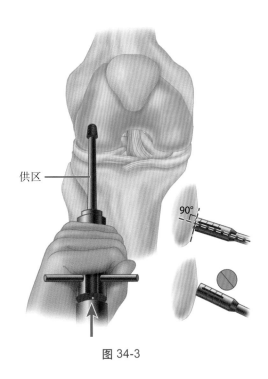

图 34-3

■沿轴向拉取材管，同时顺时针旋转 90°，然后再逆时针旋转 90°，取出取材管及其内骨芯（图 34-4）。

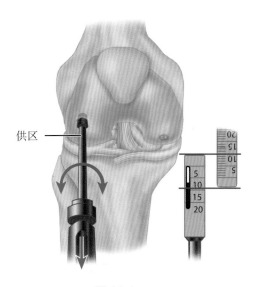

图 34-4

■用同样的方法将受区取材管装到打入器上，安装软骨保护帽。在制备骨槽时，应保持垂直于关节面，以使移植区平整。旋转取材管，看清标记深度的刻度。操作时注意将膝关节保持在一恒定的屈曲角度（图 34-5）。

■用小锤将取材管打入软骨下骨，深约 13 mm，用同样的方法取出受区的骨芯，测量并记录其深度（图 34-6）。

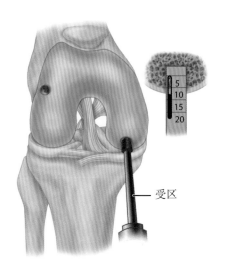

图 34-5

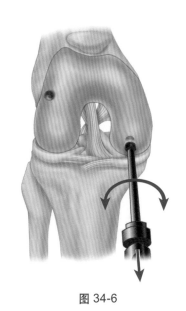

图 34-6

■用相应直径的 OATS 标准对线杆测量骨槽深度，并校正关节镜入口位置与骨槽之间的对线角度（图 34-7）。

■重新把供区取材管、带垫圈的针和自体骨芯装到打入器上，卸下保护帽，将 T 形柄中部分开，露出套圈针的尾部，用针将植骨块推入骨槽内。

■在针尾安上一个针定位器，将定位器塞入打入器后面的开口内（图 34-8A）。将供区取材管呈斜面的边缘完全插入受区骨槽内，在打入植骨块时稳定取材管。用小锤轻敲垫圈针的尾部，将植骨块打入骨槽（图 34-8B）。

■维持屈膝角度和打入器位置不变。小心打入垫圈针，直至针尾与打拔器尾部的定位器平齐，这样能精确控制植骨块插入的深度。预先定好打入垫圈针的长度，使针尾与定位器平齐后，植骨块突出骨槽外约 1 mm。打入过程中，可通过取材管前端的边槽观察，能看到骨块与垫圈针的前进。

■也可不用锤击而用挤芯器将移植物压入受区骨槽。将供区取材管插入装好的打拔器夹头内。

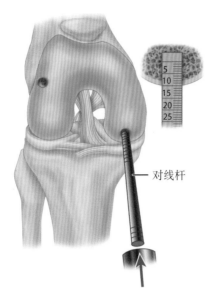

对线杆

图 34-7

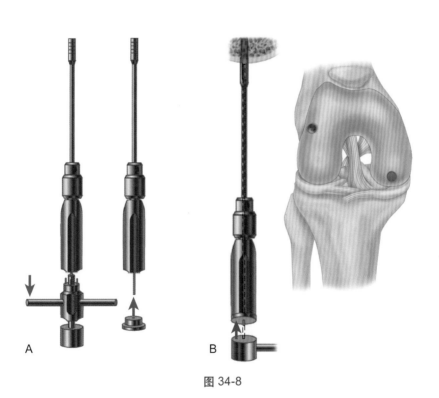

A　　　　　B

图 34-8

如上所述，将供区取材管呈斜面的边缘插入受区骨槽内，把好取材管的位置，在打拔器尾部缓慢拧入挤芯器，顺时针方向拧挤芯器，将植骨块从取材管中挤入受区骨槽。当挤芯器完全到位后，移植块应仍稍高于关节面。

■移去供区取材管，选择比骨软骨块直径至少大 1 mm 的测量／打压器放在移植块上，用小锤轻击打压器，使移植块与周围关节面平齐（图 34-9）。

■当需要将不同直径的多个植骨块分别移植到缺损的特定部位时，在制作下一个受区骨槽时，应完成前一个骨槽的植入，以防止受区骨槽壁发生骨折，而且能使下一个植骨块更加靠近其前植入的骨软骨块（图 34-10）。

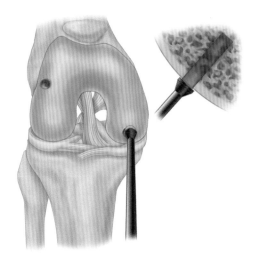

图 34-9

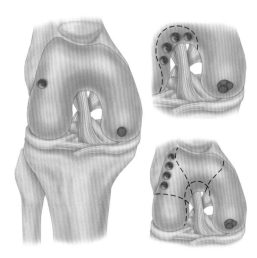

图 34-10

内髌股韧带重建术治疗髌股关节不稳

Barry B. Phillips

涉及内髌股韧带（MPFL）重建术的手术技术大多使用自体双半腱肌 - 绳肌移植并固定于生理位置，其固定位置通过触诊位置标记、拍片以及等位测量来确认。此术式复发率低，造成髌股关节炎或因固定过紧影响膝关节活动等并发症发生率也都较低。

- 患者仰卧位，大腿根部扎止血带。手术台放置侧支架以辅助关节镜检查。

- 常规消毒铺单，采用标准前、侧入路行常规膝关节镜探查，检查髌骨活动路径并寻找关节内和髌骨软骨的损伤。这些检查是确定适当治疗的重要依据。

- 在髌骨结节下方切口内侧 3 cm 位置处做一 3 cm 的切口，自此处按标准操作取半腱肌腱。测量所取肌腱的大小，以确定稍后所打骨道的直径。

- 根据患者体型和疾病状况选择切口：在股骨内上髁与髌骨之间切一个 4 cm 纵向切口；或切两个短切口，一个紧贴先前髌骨入路位置下方，另一个连接收肌结节与股骨内上髁末端，暴露髌股韧带。

- 分离皮下组织，以内侧韧带进入髌骨的近端位置暴露其近端，在韧带上做一个 1.5 cm 的切口。

- 在韧带的第 2 层和第 3 层之间做钝性分离(MPFL 与包膜层之间)，以弯钳朝向内上髁进行分离，在两层间形成一个软组织通道。

- 如果使用 2 个切口，需保证第二个 3 cm 切口位于弯钳尖端，此位置是内收肌结节与内上髁之间的鞍状区域。

- 用咬骨钳在髌骨近半部内侧做一条浅沟，浅沟应走行于髌骨骨皮质与软骨面的中间（图 35-1）。

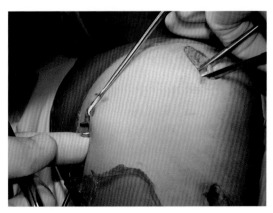

图 35-1

■将两个双线锚钉放置于浅沟内，此时应屈膝 45°，以辅助在锚钉时稳定膝关节。其中一个锚钉应置于很靠近髌骨中间，另一枚置于髌骨上极的尖端，应确保两枚锚钉均成角铆入，牢固地铆定于坚韧的松质骨中。

■选取股骨通道的位置，大约位于内收肌结节远端 1 cm 靠后 5 mm 稍靠近内上髁。应在 X 线片上确认通道的正确位置（图 35-2）。

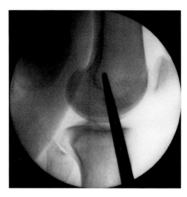

图 35-2

■Schöttle 等报道了用于确定内髌股韧带重建术确认股骨通道位置的影像学标志点。以内侧髁与后皮质交点（1 点）与 1 线做垂线（2 线），以股骨髁间窝顶线（Blumensaat line）最后方点（2 点）与 1 线做垂线（3 线）。而垂直位置的确定则需测量 2 线与铅垂线之间的距离以及 2 线与 3 线之间的距离。

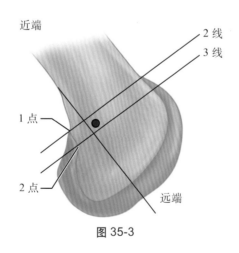

图 35-3

■将 Beath-tip 导丝置于选定的位置，将上述锚钉的尾线沿软组织浅沟穿至导丝区域。标注锚钉位置，此时通过观察膝关节活动的范围即可知道锚钉是否松动。

■活动膝关节并观察锚钉的位置，通常膝关节活动范围在 0° ～ 70° 时锚钉应该几乎不动，当膝关节活动大于 70° 时锚钉会出现些许松动。若随着膝关节弯曲，锚钉张力加大，说明股骨通道位置过于靠上（近端）（多数情况下）或太靠前；若在伸膝过程中锚钉过紧，则说明骨道位置过于靠下（远端）或过于靠后。必要情况下应矫正导丝位置并再次进行检验。

■剪取前述所取半腱肌,保证长度至少16 cm并剪去多余部分;在肌腱的两端均行编织缝扎(whip stitch),备用(图35-4)。

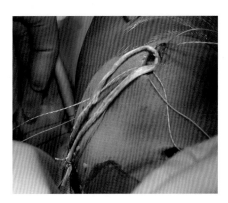

图35-4

■半腱肌折叠成圈放置于髌骨浅槽内,用每个双线锚钉中的一根线将肌腱固定于髌骨上部,两个锚钉的另一根线留用,进行支持带的修复。

■在上述选好的股骨通道位点钻一个22 mm的骨道,内径为肌腱直径的2倍。

■将肌腱通过软组织通道送至股骨骨道平面处,拉紧肌腱并给髌骨加压以使肌腱后半部分的1/4到一半的部分能够滑动。继续拉紧肌腱直到生理最大张力时在肌腱上做一标记,应与股骨骨道孔径相吻合(图35-5)。

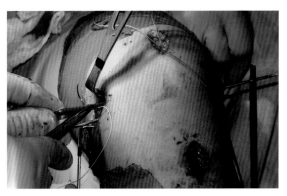

图35-5

■在距离标记20 mm处切断肌腱,使得能将17~20 mm的肌腱塞入股骨骨道中。

■在肌腱末端以可吸收缝线编织缝扎,将缝线置于Beath针尖,塞入股骨骨道,自另一侧将线拉出。

■在使用生物复合材料螺钉固定肌腱之前,要在可动范围内活动膝关节,再次确认肌腱在屈膝过程中没有张力,同时在屈膝达到30°时肌腱有1/4到一半的部分能够滑动,以确保髌骨不会过度紧张。

■选择直径比骨道内镜小1 mm的生物复合螺钉固定肌腱,在此过程中应保持肌腱长度不发生变化。再次活动膝关节,确保关节活动不会受限。

■以两个双线锚钉的另一根缝线在重建的髌股韧带上方修复支持带。以2-0缝线缝皮下,单丝缝线关皮。辅料包裹后加用膝关节支具(图35-6)。

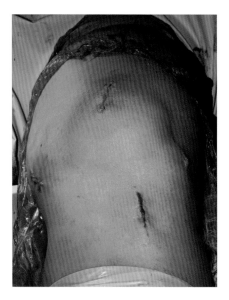

图 35-6

术后处理

术后以单膝支具将膝关节固定于伸直位 3 天，之后可开始进行循序渐进的活动范围康复和扶双拐负重行走训练。术后即可负重（以患者承受能力为限），术后 2 ～ 3 周即可进行全负重行走。术后 6 周内，行走时须以支具将膝关节固定于伸直位。术后 3 周内应当能够康复至膝关节可弯曲至少 90°。根据患者自身情况，术后 3 个月可进行慢跑，术后 6 个月即可参加日常运动。

远端重排术治疗髌股关节不稳

Barry B. Phillips

远端重排术的适应证包括：继发于韧带排列紊乱（以 Q 角 > 20° 为标志）、胫骨前端结节 - 滑车间沟距离大于 25 mm 的髌股关节不稳，以及伴有下端或后部软骨软化的髌股关节不稳。

改进的 Elmslie–Trillat 术

- 在髌腱旁大约 1 cm 处开一个 6 cm 的侧方髌骨旁切口。
- 自胫骨结节处至髌骨近端股外侧肌腱止点平面做后侧松解。松解充分的标志是髌骨软骨面可以向后侧外翻 90°。
- 自该切口探查至胫骨结节，找到髌腱止点。用 2.5 cm 宽的骨刀在胫骨结节处削一个 6 cm 长、7 mm 厚的带骨膜骨瓣，该骨瓣需连有骨膜且越到前端越变细。操作需轻柔。
- 自中部旋转皮瓣，破坏其远端皮质，用克氏针将其放置到位，此时应被动全程活动膝关节，以评估髌骨运动轨迹。
- 如果活动轨迹满意，且转位的结节能够很好地匹配下方的胫骨，则用 1 ~ 2 个 4 mm 的 AO 网状骨拉力螺钉加以固定。用一个 2.7 mm 的钻头在结节和胫骨上打孔，钻孔过程要调整角度朝向关节，且一直向前钻直到感觉触碰到后侧皮质。钻孔时向近端调整角度，要使得螺钉能够打入到胫骨近端松质骨内。注意不要使用双皮质螺钉，且螺钉长度要足够（一般要 40 ~ 50 mm），需尽量靠近但是不穿透对侧皮质。

术后处理

术后 6 周以内行走时使用直腿支具保护，可以负重。术后 1 周开始闭链肌肉力量训练（即肢体远端固定而近端活动的运动），目标是在术后 6 周时达到 70% 肌力的恢复。术后 8 ~ 12 周开始进行不受体育运动限制的恢复性训练。

Fulkerson 截骨术

- 自髌骨远端内侧极做一个 9 cm 的髌骨旁切口。暴露方法类似 Elmslie-Trillat 术，只是胫骨结节的斜行截骨术有所差异。

■向远端延长切口大约 6 cm，切口的中间尖端应更加表浅。

■向胫骨皮质远端打孔用以铰接植骨块。

■以骨刀进行截骨并将之放置在靠近髌腱止点，并将胫骨结节平均撬开以矫正 Q 角至 10° ～ 15°，这一操作通常需要将胫骨结节前移 8 ～ 10 mm。

■以钻头穿过结节与胫骨固定转位的胫骨结节，此时膝关节应屈曲 90° 以减少神经血管损伤的风险。

■全程活动膝关节，以评估髌骨运动轨迹。

■若髌骨运动轨迹满意，则以两个埋头低断面的松质螺钉固定转位的胫骨结节（图 36-1，A. 术前侧位片；B. 术后侧位片；C. 前后位片）。

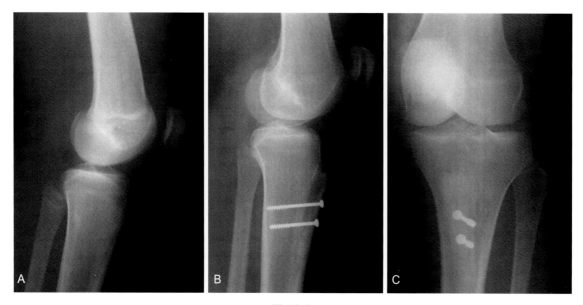

图 36-1

■通过"下压上（类似裤子压背心）"的方法关闭中央支持带，使支持带中部有褶皱。不要缝合侧方支持带。

术后处理

术后即可负重。术后需固定 4 ～ 6 周，期间进行关节活动和下肢肌力训练。术后 6 ～ 9 个月可以进行常规运动。以作者经验，此术后骨折风险会长期存在。

前交叉韧带重建术：运用骨－髌腱－骨移植的关节镜下单束解剖重建术

Barry B. Phillips • Marc J. Mihalko

现今大多数前交叉韧带（ACL）重建术均在关节镜下进行，因为与传统手术相比，该术式具有诸多优势：皮肤和关节囊切口小、伸肌创伤少、用以确认骨隧道和附着位点的髁间窝视野佳、术后疼痛小、固定时间短、活动开始早、术后康复早等。

■ 患者仰卧手术台上，气管插管全麻后，检查健侧膝关节，以获得韧带松弛度的参考标准。

■ 然后检查患膝，记录 Lachman 和轴移不稳的情况。

■ 大腿上部扎止血带，充分垫厚外侧支柱，将 5 L 生理盐水输液袋固定在台上维持屈膝 90° 位（图37-1）。

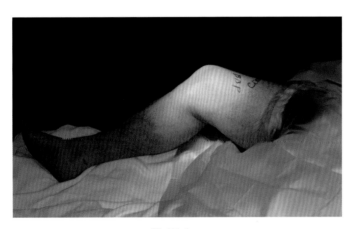

图 37-1

■ 用标准的关节镜铺单法包好肢体，Esmarch 驱血带驱血，止血带充气高于患者收缩压 100 mmHg。

■ 如术前检查发现韧带明显松弛，可以先切取髌腱。

■ 然后用该皮肤切口作为关节镜的入口。如对韧带松弛有疑问，或估计使用止血带完成此操作的时间会超过 90 min，应在止血带充气和切开皮肤获取髌腱之前，先做标准的关节镜入口检查关节和清理髁间窝。

■ 维持低压麻醉，将利多卡因和肾上腺素注射入口都有助于控制出血。关节镜泵可用于维持合适的关节扩张度，减少骨出血。

■ 如果没有禁忌，在止血带充气前使用抗生素和酮咯酸（一种消炎镇痛药）（65 岁以下患者静脉给予 30 mg，65 岁以上或体重低于 50 kg 患者 15 mg）。术后可以再次给予两剂药物，分别不超过 120 mg 或 60 mg。

移植物的获取

- 膝关节维持屈曲 90° 位，从髌骨下极开始，向胫骨结节的内侧做 4～6 cm 长髌旁内侧切口，切口长度根据患者体型大小做相应调整。

- 分离皮下，显露髌骨和肌腱。

- 经髌周组织做一正中直切口，将髌腱和髌周组织分开，皮瓣向两侧分开。

- 屈曲膝关节使髌腱保持一定张力，测量髌腱的宽度。

- 从髌腱的中部取 10 mm 宽或肌腱 1/3 宽（两者中选小的）的移植物，从髌骨下极向远侧延伸。切口应直，始终在纤维间的界面内切取。移植物的尺寸依个人情况不同而不同。对于体格强壮的足球运动员，可能需要 11 mm 的移植物或双束重建。对于体型较小的患者，可能需要 9 mm 或 8 mm 的移植物及骨道。

- 使用 1 cm 宽锯片的摆动锯，与髌骨前侧皮质的垂线成 15° 角进锯，切取髌骨块，切入骨内 8 mm，外留锯片 2 mm，所取的髌骨块从髌骨尖端算起宽约 10 mm，约长 20 mm。

- 用弧形骨刀在远端切割并游离 25 mm 长的胫骨块。

- 掀起骨块，再放回取材部位。距骨块末端 3 mm 处钻一 2 mm 的孔，穿过 1 根 5 号 Tevdek 线，由助手始终拿着骨块防止其污染。

- 用锯或骨刀在髌骨下极处切下髌骨块，平行于前侧的皮质，深 7～8 mm。

移植物的准备

- 把移植物放入已准备好的手术台无菌单上。台上有测量骨块大小是否合适的标准试模、咬骨钳、一个 2 mm 钻头、一个硅胶块、一支皮肤记号笔、穿有 5 号 Tevdek 线的 Keith 针和一根 18 号钢丝。

- 用市售的移植物准备板可以更容易地预张和准备移植物。

- 用咬骨钳修整移植物使其能通过 10 mm 的试模孔，确保整个移植物都可通过试模孔。

- 在髌骨块上离末端约 3 mm 处钻一孔。

- 把骨块顶端修圆，以便于通过通道。

- 在胫骨块上钻一个孔。骨栓应为 20 mm。

- 用一根 5 号不可吸收缝线穿过相对好的骨块，这个骨块用于固定在股骨隧道内。将 18 号钢丝穿过另一骨块，这个骨块将放在胫骨隧道内。用钢丝的目的是为了防止在骨块牢固固定前拉断缝线。

- 用亚甲蓝笔在移植物两端骨松质侧标出骨-肌腱连接处，测量移植物的全长。使用盐水纱布包裹并将其放置在安全的位置。

- 用电刀在胫骨骨膜上做一个反 L 形瓣，在关节线以远 2.5 cm 处开始，于胫骨结节内侧 1 cm 向远端延伸。

- 用骨膜剥离器向内侧剥离骨膜瓣，显露近侧胫骨，准备下一步做胫骨隧道。

- 做标准的前内和前外侧关节镜入口，小心不要损伤髌腱的剩余部分。如果关节镜泵正在使用一个入水口，可在髌骨下极的内侧再做一个入口，以便套管正好放在髁间窝的上方，不影响水流。

- 全面检查膝关节，判断和治疗关节内的其他病变。

- 固定前交叉韧带移植物前先做半月板缝合。

- 但要等前交叉韧带重建完成后再结扎半月板的缝线。

■关节镜用前外侧入口，前内侧入口进入 5.5 mm 全方位切除器，松解黏膜韧带，部分切除脂肪垫，以便在操作中充分显露关节。

■在前交叉韧带残端和后交叉韧带间移动切除器，切除髁间窝的软组织和胫骨的韧带残端。刀口应始终向上或向外，以免损伤后交叉韧带。

■保留交叉韧带于胫骨和股骨的附着点完整，以作为重建的参考（图 37-2，A. 通过后髌骨旁入口看到的前交叉韧带止点；B. 通过正中髌骨旁入口看到的前交叉韧带止点）。直视外侧髁间嵴、外侧分叉嵴及覆盖髁间窝骨壁下 1/3 的附着点范围。使用尖锥在附着点中心略偏后处钻孔，使骨道后方骨壁厚度为 3 mm，前方距离关节软骨 3 mm（C）。经前内侧入路直视完成附着点准备后，自前外侧入路进镜，进行适当的内侧髁间窝成形，以协助放置移植物。

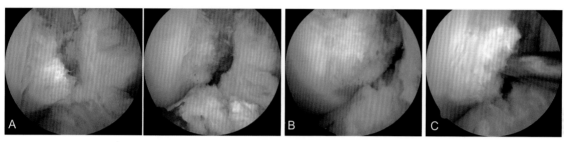

图 37-2

■屈膝 30° 显露髁间窝的开口，观察后交叉韧带和外侧壁间可利用的间隙和顶部的结构。用 5.5 mm 磨钻扩大髁间窝，打开的髁间窝应是倒 U 字形。注意髁间窝扩大成形时不要过分向内或向上，否则会影响髌股关节。开口常仅需向上和向外扩大 2 ～ 3 mm，将磨钻反转去除关节边缘，磨光已成形的窝。

■当继续向后成形时，从 45° ～ 60° 逐渐屈膝，当髁间窝成形完成时，应屈膝到 90°。用磨钻从后向前磨削，在后方打开髁间窝后应足以容纳 10 mm 的关节镜钻，用磨钻反转或用关节镜锉磨光隧道边缘。

胫骨隧道准备和确定合适长度

■如果计划进行股骨骨道经骨钻孔，胫骨骨道需要在矢状面呈 45° 准备，起自内侧副韧带外侧。角度过于倾斜会导致胫骨关节面缝线下切，造成倾斜的非解剖钻孔。这种方法能够获得更长的胫骨骨道，且在 60% 的情况下，经过胫骨骨道进行股骨钻孔能够获得解剖位置重建。低位内侧入路可以单独用于股骨钻孔，这样胫骨骨道即可垂直制备，这种方法在后面会有描述。

■放置胫骨导向器时，注意设计的隧道长度和方向，以便使移植物处于生理功能状态且无卡压的位置。欲使隧道长度和方向合适，开口在鹅足近侧约 1 cm 和胫骨结节内侧 1.5 cm 处，与相对胫骨干形成 30° ～ 40°。应朝向股骨定位孔（图 37-3）。

■从两维图像上审视针尖的位置时，在前后平面导针应靠近从外侧半月板内缘向内延伸的参考线。此点应在后交叉韧带前约 7 mm、内侧嵴顶点前方 2 ～ 3 mm 处，前交叉韧带足迹残端中心的后部。在内、外平面，导针应进入内侧嵴基底部、前交叉韧带止点中心或稍内侧、髁间窝开口的中心（图 37-4）。

■正常情况下，髁间窝不变的顶部和股骨干长轴形成一个 35° ～ 40° 的角。为防止移植肌腱的卡压及合适的设置隧道，前述的髁间窝内成形是必要的。选用上述的股骨和胫骨的骨性标志，与胫

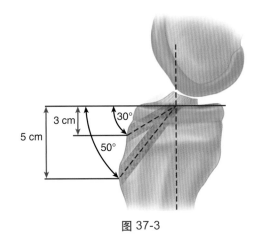

图 37-3

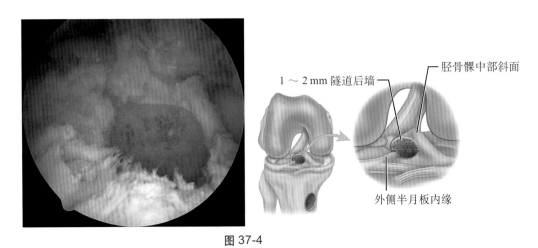

1～2 mm 隧道后墙

胫骨髁中部斜面

外侧半月板内缘

图 37-4

骨平台呈 55°～60° 放置导向器,获得足够的隧道长度和角度,使移植物的角度接近原有韧带的角度。胫骨的隧道长度可直接由导向器的刻度测得,应当与移植物腱性部分的长度相接近。胫骨隧道长度至少应足够 2 cm 的骨块稳定固定在其内(图 37-5)。

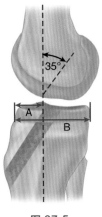

图 37-5

■如果移植物的腱性部分长度不超过 50 mm,可增加导向器的角度,这样可加长胫骨隧道。隧道可很容易增加到 45～50 mm,以适应较长的移植物。移植物在股骨骨道内如果未能达到顶端会导致移植肌腱更为松弛。需要将移植肌腱放置于股骨骨道内，使用足够长的螺钉固定移植肌腱和骨道口，牢固固定骨栓。

- 使用导向器，在关节镜观察下将导针穿入膝关节约 10 mm。
- 在克氏针关节尖处放一把刮匙，阻止其前进。在针上用比预期隧道小 2 mm 的空芯钻钻出隧道。
- 钻的突出端留在隧道内，在膝关节全角度活动时，检查隧道部位有无卡压。
- 用 8 mm 钻做必要的调整。
- 在胫骨隧道和后交叉韧带之间保留 2 mm 的后壁，防止移植的前交叉韧带呈弓弦样压在后交叉韧带上。将隧道直接开口在后交叉韧带外侧，移植物就会位于后交叉韧带上，而不会呈弓弦样骑跨在其周围撞击后交叉韧带。
- 用符合韧带大小的钻扩大隧道，用全方位切削器修整隧道边缘并切除所有可能妨碍伸膝的残留软组织。
- 经隧道放入骨锉修整隧道，确认在隧道的外侧部分无软组织。

股骨隧道的准备

- 使用腰穿针确定低位内侧入路的最佳位置，通常位于髌腱内侧 2.5 cm，恰好在半月板平面之上。使用导向器确认隧道刚好位于前内侧束前方，以及后皮质厚度为 3 mm，距股骨关节面 3 mm。120°屈曲膝关节，使用半球钻制备骨道，避免损伤关节。将钻头钻入 1 mm，再次检查隧道位置。如果位置满意，在可能的情况下将隧道深度钻取 30 mm（图 37-6）。

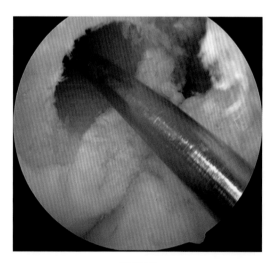

图 37-6

- 小心退回钻并从关节内取出钻头，要确保不扩大隧道，且不钻出股骨后壁。
- 用全方位切削器修整股骨隧道边缘，使之平滑。
- 用隧道开槽器做一个约 25 mm 长的槽。

移植物通过

- 用带小孔的导针穿入髌骨块的引导线，经股骨隧道从大腿外侧穿出。线圈穿过股骨隧道。使用线圈穿过移植肌腱，向上通过胫骨隧道，之后使用导针将其引导入股骨隧道。股骨骨栓的骨松质表面面向前方放置。

■当移植物进入隧道约一半时，经内入口放入软导针。将此导针放到移植物前，与移植物平行，一起向上进入隧道。为以后的固定，至少保留 2 cm 的骨块在胫骨隧道内；如果需要，将移植物置入股骨隧道，使用较长的界面螺钉在股骨隧道口固定移植肌腱。

移植物的固定

■使用保护鞘通过低位内侧入路，界面螺钉固定移植肌腱，使其与隧道位于同一直线。螺钉应当紧贴骨壁，与股骨隧道口平齐。通过将镜头放置于髁间窝顶端向下观察隧道并确认（图 37-7）。

■向移植物的远端施加张力时，活动膝关节，以确定没有移植物卡压和活塞样运动。如果屈膝时移植物拉紧大于 2 mm，应取出移植物，用关节镜凸锉将股骨隧道（或股骨和胫骨隧道）稍向后移动。在伸膝时稍有拉紧是正常的。

■逆时针旋转胫骨骨栓（右膝），使骨松质面向外侧，重建前交叉韧带的纤维方向。

■如果没有移植物活塞样移动或卡压，保持移植物张力约 3 min，同时反复屈伸膝关节，释放胶原纤维的应力。如果移植物在一个方向受卡压，可用螺丝把骨块挤向对侧。

■用 3.6 ～ 4.5 kg 的拉力拉紧移植物。移植物过紧可使关节活动受限或移植物坏死，导致手术失败。

■使用大于间隙 5 mm 的螺钉固定移植物。

■如果骨块完全在胫骨隧道外，使用较隧道直径小 1 mm 的生物合成或无切割螺钉进行髌腱和骨结构的软组织固定。

■全范围活动膝关节，确定无关节活动障碍，用关节镜探查移植物确定是否紧张。移植物应比正常前交叉韧带略紧，还要确定无卡压，无骨块和螺丝钉从胫骨或股骨隧道凸入关节内。

■通过 Lachman 和轴移试验检查膝关节的稳定性，术后膝应比正常膝稍紧。

■如已牢固固定，去除 18 号线和肌腱缝线。

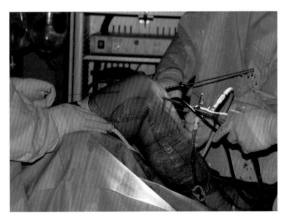
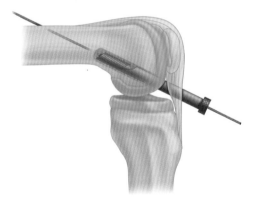

图 37-7

关闭

■经过胫骨的前部纤维用可吸收线将髌腱间断松散缝合。

■把修剪骨块留下的骨组织植入髌骨的缺损并关闭髌周组织。

■抽出股骨和胫骨骨块的缝线。

■保持远端骨表面光滑，去除所有骨突起。

- 对合隧道上的骨膜瓣。
- 用 2-0 号 Vicryl 线间断缝合皮下组织，用 4-0 号 Monocryl 线进行连续皮下缝合。
- 用粘条松松地封闭切口，无菌敷料和弹力绷带包扎，冰袋冷敷。

术后处理

对于前交叉韧带康复的处理，见框 37-1。

框 37-1　前交叉韧带重建康复方案

第一阶段：0 ～ 2 周
- 活动髌骨（强调上、下滑动）
- MCB 0°～ 90°
- 股四头肌装置 /SLR（注意持续伸直）
- 俯卧或站立位腘绳肌收缩
- 被动伸膝（强调完全伸直）
- 俯卧位时悬膝
- 足跟下垫枕
- 被动、主动、辅助主动的 ROM 锻炼
- 靠墙滑动
- 坐位滑动
- 俯卧牵拉毛巾
- 加压泵控制水肿
- QS 肌力弱时进行电刺激
- 扶拐时可 PWB50%～ 70%，如果 MCB 锁在完全伸直位时，可弃拐 WBTT
- 睡觉时活动控制支架锁在伸直位

目标
- ROM 正常
- 屈膝 ROM 达 90°
- 股四头肌功能正常
- 步态正常

第二阶段：2 ～ 4 周
- 在 MCB 上进行全 ROM 活动
- 第 4 周 ROM 达 120°
- 渐进的 SLR 及俯卧位 / 站立位腘绳肌负重收缩
- ROM 足够时，开始进行自行车低阻力 ROM 练习
- 下蹲快走
- 扶拐完全 FWB，无跛行时弃拐
- 开始双腿 BAPS 训练，逐渐转为单腿
- 开始轻重量双侧压腿
- 胫骨垂直于 45°斜坡上，时间逐渐增加
- 能单腿弯曲 1/4 侧上台阶
- 负 4.5 kg 重物能 SLR 时应用髋、膝活动机
- 在跑台（前后向）上锻炼，重点是正常步态
- 对抗理疗师的手法阻力下在 60°～ 90°范围内（次大范围）伸膝

目标
- ROM 达 0°～ 120°
- 弃拐 FWB，无跛行

第二阶段：4 ～ 6 周
- 第 6 周逐渐增加至全 ROM
- 开始 Kin-Com 腘绳肌练习（等张 / 等力）
- 使用抗剪力垫开始 Kin-Com 40°～ 90°股四头肌等张活动练习
- 前后上下楼梯
- 渐进的闭链练习
- 第 6 周开始股四头肌的 Kin-Com 40°～ 90°等张练习活动（起始速度要快且持久）
- 水中练习

第二阶段：8 ～ 10 周
- 加强上述练习
- 戴运动带向前、后慢跑
- 不同速度进行股四头肌等力练习
- 开始进行突然起动练习
- 第 10 周开始 Fitter 和滑板运动

第三阶段：12 ～ 16 周
- 全范围等张 Kin-Com 练习（开始将抗剪力垫下移）
- 使用低负重高频伸膝机
- 侧方运动带训练（慢而有控制地进行）
- Kin-Com 练习检测腘绳肌，肌力达 90% 则停止腘绳肌练习
- 16 周时进一步进行等力股四头肌练习至膝关节完全伸直

第四阶段：16 ～ 18 周
- Kin-Com 练习检测股四头肌，必要时重新检测腘绳肌
- 如股四头肌肌力达 65%，无渗出，可 ROM 活动，膝关节稳定，则可开始折返跑和跳绳活动
- 如股四头肌肌力达 65%，可开始长距离慢跑

第五阶段：5 ～ 6 个月
- 灵活性训练
- 特殊运动技巧训练，如跳克力欧卡舞（45°侧蹬和走 8 字）
- 如必要再测股四头肌肌力

第六阶段：6 个月
- 如果活动范围大于 130°，腘绳肌肌力大于 90%，股四头肌肌力大于 85%，完成了特殊运动灵活性训练，可恢复正常体育活动
- 每周继续训练 2 ～ 3 次

BAPS，踝关节平台机械系统；FWB，完全负重；MCB，运动控制支架；PWB，部分负重；QS，股四头肌装置；ROM，关节活动度；SLR，直腿抬高；WBTT，最大负重限度

前交叉韧带重建术：关节镜下四股腘绳肌腱移植

Barry B. Phillips • Marc J. Mihalkoi

前交叉韧带（ACL）重建术所用移植腱的选择基于术者的偏好和组织可行性。目前，使用最多的自体移植物是髌韧带中 1/3，四股腘绳肌腱；不太常见的还有使用股四头肌腱。有研究表明，与使用腘绳肌腱相比，使用髌腱做移植物术后稳定性稍好，但术后出现跪姿疼痛的概率较高。

移植物的获取

■ 在关节线以远约 4 cm 和胫骨结节内侧 3 cm 处开始做 4 cm 长的胫骨前内侧切口（图 38-1）。

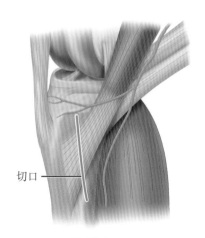

切口

图 38-1

■ 经皮下分离显露鹅足止点。
■ 触探缝匠肌上下缘，在肌腱止点内侧 3～4 cm 找到股薄肌和半腱肌腱（图 38-2）。
■ 沿股薄肌腱上缘切一个短切口，正好切透第一层，注意不要损伤深面的内侧副韧带。
■ 用 Metzenbaum 剪向大腿近侧分离。用适当放置的牵开器，在相应平面充分显露。必须仔细观察，防止分离平面偏移损伤隐静脉和神经。
■ 用弯止血钳，在胫骨的股薄肌和半腱肌腱止点内侧约 3 cm 处与周围软组织分离。
■ 仔细确定各肌腱后，使用右向血管钳在股薄肌腱周围放一个烟卷式引流，将其松解到腓肠肌和半膜肌的纤维延伸部（图 38-3A）。这些纤维延伸部在其远端止点近侧 6～7 cm 处离开腘肌腱。

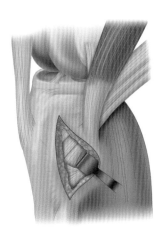

图 38-2

于骨膜下向内侧分离肌腱至其止点，锐性松解。不要破坏或松解缝匠肌肌腱。使用 Krackow 缝线缝合标记肌腱末端，不同肌腱使用不同颜色的缝线加以区分（图 38-3B）。使用管型肌腱直径测量器精确测量四股肌腱的直径。

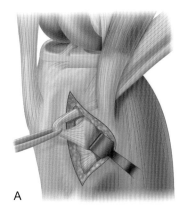
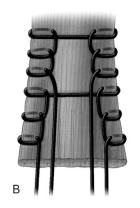

图 38-3

- 在用开口的肌腱剥离器分离前，触探肌腱全程，确定无纤维分支。如果有很大的阻力，可用骨膜剥离器和 Metzenbaum 剪刀重新分离肌腱周围。向近侧剥离松解肌腱时，控制肌腱的张力。当剥离器向近端推进时，肌肉应脱离肌腱。

- 采用同样的操作松解半腱肌腱。

- 在另一操作台上，用 10 号刀片分离肌腱上的肌肉。

- 每个肌腱的两端用 2-0 号不可吸收缝线做双重 Krackow 型缝合。对折两根肌腱成四股。

- 髁间窝成形和钻隧道同骨 - 肌腱 - 骨前交叉韧带重建术。

- 以朝向胫骨关节面 50° 方向钻胫骨隧道，隧道直径较移植物小 2 mm 并继续扩大隧道，以使隧道与移植物紧密匹配。Cain、Phillips 和 Azar 发现扩大胫骨隧道能显著增加拉出强度。隧道长度应为 30 ～ 35 mm，以便在关节表面附近进行固定。

- 使用低位前内侧入路做股骨隧道钻孔。使用 EndoButton 或类似器械将肌腱固定，保留股骨隧道内的肌腱长度为 20 ～ 25 cm。通过反复屈伸膝关节预张 3 min 后，使用较胫骨隧道直径小 1 mm

的生物相容螺钉进行胫骨端固定，缝合肌腱末端进行二次固定。可以使用螺钉鞘、软组织固定设备固定移植肌腱的胫骨端。

术后处理

- 与手术技术 37，前交叉韧带重建术的术后康复相同。如果使用腘绳肌腱移植，笔者通常建议更为缓慢地进行康复训练。患者通常在术后约 9 个月可以恢复完全活动。

前交叉韧带重建术：双束解剖重建

Barry B. Phillips • Marc J. Mihalko

前交叉韧带（ACL）双束解剖重建是将股骨端移植物直接移植在原前交叉韧带股骨附着点，这种术式与经典的等长股骨移植位点术式相比更接近生理膝关节动力学。此术式使用三通道技术外加一个辅助内侧入路来创建股骨通道。

- 三通道入路，使用标准前外侧和中央内侧入路，附加前内侧入路，能够完全直视前交叉韧带及其股骨和胫骨止点。

- 经外侧入路监视下使用腰穿针建立中央入路。腰穿针应当自近端至远端方向位于髁间窝中央。

- 内侧关节线上方取附加前内侧入路，位于髌腱内侧缘内侧约 2 cm。通过中央内侧入路来确定钻取附加内侧入路的位置。

- 定位理想的前交叉韧带止点位置，依照解剖定位股骨隧道。前交叉韧带残端可用于定位。于股骨侧寻找骨性标志，如外侧髁间隆起、外侧束间隆起以及软骨后缘可以作为定位标志。在膝关节屈曲 90° 位置，股骨止点位置包绕了髁间窝骨壁的下 30% ～ 35%（图 39-1）。

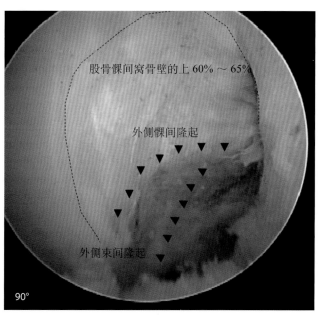

图 39-1

■标记前交叉韧带的胫骨和股骨止点位置，测量隧道位置和直径。如果止点位置直径小于 14 mm，双束重建可能具有挑战性。髁间窝入口宽度及其形状将决定是否能够应用双束重建技术，但是应用该技术，髁间窝宽度通常应不小于 12 mm。

■首先通过附加前内侧入路建立股骨后外侧隧道，接下来建立胫骨前内侧和后外侧隧道。将前内侧和后外侧隧道定位于正常胫骨和股骨前内侧及后外侧止点位置。

■通过附加内侧入路钻取股骨前内侧隧道，如果经胫骨前内侧或后外侧隧道能够到达正常股骨止点位置，也可以通过这两个隧道制备股骨隧道。

■确认隧道直径，旨在尽可能重建更多的正常止点，同时在两束移植肌腱之间保留约 2 mm 的骨桥。

■钻取骨隧道之后，制备移植物。移植物尺寸应当等同于骨隧道直径。对前内侧和后外侧移植肌腱分别预张，前内侧束于膝关节屈曲约 45° 位预张，而后外侧束于膝关节完全伸直位预张。

■于股骨侧选择悬吊固定，因为界面螺钉固定会导致插入点的损伤。于胫骨皮质端使用界面螺钉固定。

前交叉韧带重建术：穿骨骺，生长能力保留

Barry B. Phillips • Marc J. Mihalko

四重腘绳肌腱移植跨骨骺前交叉韧带重建术

Anderson 描述了经骨骺四股腘绳肌腱移植重建前交叉韧带技术，其指征是 Tanner 分期 I 期、Ⅱ 期 或Ⅲ期患者。Tanner 分期Ⅳ期是手术的禁忌证，这些患者可采用传统的前交叉韧带重建技术。该技术可能遇到的问题有：移植物放置位置达不到最佳，跨骨骺钻孔直径不正确，固定失败，以及固定后移植物在缝合时滑移。

框 40-1 骨骼未成熟患者行经骨骺前交叉韧带重建术可能出现的问题

移植物放置欠佳
- 避免将股骨或胫骨钻孔前置，纠正钻孔位置对于预防移植物撞击至关重要
- 如果 C 形臂正侧位透视下未能清晰辨认骺板位置，则不应进行手术
- 插入导针的过程应当在实时 C 形臂监视下进行
- 关节镜下确认导针位于前交叉韧带股骨止点中心和胫骨止点前方

经骨骺钻孔直径不正确
- 选择肌腱能够顺利通过的最小尺寸钻头进行经骨骺钻孔
- 小直径钻头对骺板损伤可能性更低，紧密匹配有利于促进腱骨愈合
- 通过打磨股骨内口、经前内侧入路牵拉 Endo Button 上的 5 号线同时使用钝的器械推挤肌腱能够使移植肌腱更容易通过骨道

固定失效
- 导致这一技术失效的负荷超过正常前交叉韧带张力负荷
- 在愈合早期，失效会导致膝关节不稳
- 使用 C 形臂透视确认 EndoButton 垫片紧贴股骨外侧髁

缝合固定相关的移植物滑动
- 通过在肌腱末端仔细锁边缝合、紧密打结使滑动最小化
- 使用 Graftmaster（Smith & Nephew Endoscopy，Andover，MA）预张肌腱
- 当肌腱探出胫骨外口，将肌腱与骨膜缝合加强胫骨端固定

（引自：Anderson AF: Transepiphyseal replacement of the anterior cruciate ligament using quadruple hamsting grafts in skeletally immature patients，J Bone Joint Surg 86A:201，2004.）

- 将患肢置于关节镜体位架，髋关节屈曲 20°，以便行膝关节侧位 C 形臂透视。
- 将 C 形臂放置于手术台患肢对侧，显示器放置于手术台头端。在消毒铺巾前，正侧位透视胫

骨和股骨髌板位置。当透视股骨远端时，调整 C 形臂的位置，使内侧和外侧在侧位完全重合。旋转 C 形臂，于胫骨侧位检查胫骨髌板向胫骨结节延伸处。

- 于半腱肌和股薄肌表面取 4 cm 斜行切口。游离肌腱，剥离远端使用标准取腱器于腱腹交界处横断肌腱。

- 对折肌腱，使用 5 号 FiberWire 缝线（Arthrex、Naples、FL）锁边缝合肌腱末端。

- 在器械台上使用 Graftmaster 装置（Acufex-Smith Nephew、Andover、MA），向双束肌腱施加 4.5 kg（10 lb）张力进行预张。

- 自前外侧入路置入关节镜，经前内侧入路置入探钩。

- 常规进行关节内探查。

- 去除髁间窝碎屑，行髁间窝成形，显露前交叉韧带股骨端解剖止点。

- 修复所有实质性半月板撕裂伤。

- 在 C 形臂侧位透视监视下，调整肢体角度，获得完美侧位像。

- 将导针尖端放置于股骨外上髁上，与前交叉韧带股骨止点向对应。该点的位置约为髁间窝顶线（Blumensaat 线）自后向前 1/4、下方 1/4 距离。于该点做一 2 cm 外侧切口（图 40-1）。

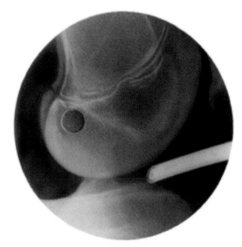

图 40-1

- 纵行切开髂胫束，自外侧股骨髁表面小面积剥离骨膜。

- 使用 C 臂透视观察导针于前后位及侧位的进针点。在 C 形臂侧位监视下，徒手将导针打入股骨骨髌 2 ～ 3 mm。不要使导针向前或向后成角，而是使其垂直于股骨冠状面。旋转 C 形臂至前后位投照，确保导针未向上或向下成角。

- 导针穿过股骨骨髌，垂直于股骨位于髌板远端。通过关节镜检查导针位于髁间窝的进针点。导针应当位于前交叉韧带股骨止点后上方 1 mm 处。

- 留置导针，于胫骨前内侧插入第 2 根导针，在胫骨钻孔导向器的辅助下穿过骨髌。自侧位位置外旋 C 形臂约 30°，清晰显示髌板向胫骨结节延伸处。在实时透视下将导针钻入胫骨骨髌。必须提起电钻把手，使导针避开胫骨髌板的前部。导针应当于外侧半月板游离缘、前交叉韧带的胫骨后方止点处进入关节腔（图 40-2）。

- 关节镜下证实 2 枚导针位于良好位置。

- 使用肌腱直径测量器测量四股移植肌腱的直径（通常为 6 ～ 8 mm）。紧密匹配十分重要；接

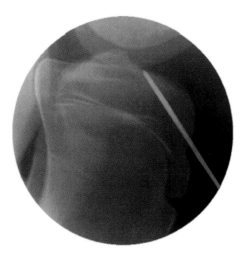

图 40-2

下来，使用最小的钻头沿导针钻取隧道。

■于关节内打磨股骨隧道内口边缘，测量股骨外侧髁宽度。选择合适的 EndoButton 襻钢板（Acufex-Smith Nephew、Memphis、TN）（2 ～ 3 cm），使约 2 cm 的四股腘绳肌腱保留于股骨外侧髁内。

■将 EndoButton 襻钢板穿过两束肌腱中央，钢板内的襻于近端固定肌腱（图 40-3）。或者可以在缝合肌腱末端前将肌腱穿过襻。但是这样就要求在制备移植肌腱前对股骨隧道进行钻孔和测量。否则，将难以确定襻的合适长度，还需要在股骨外侧髁内保留 2 cm 的移植肌腱。

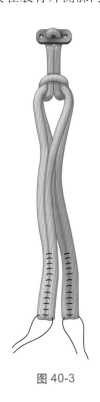

图 40-3

■于 EndoButton 一端放置 5 号 FiberWire 缝线，自前向后通过胫骨及股骨外侧髁穿过引线器。使用 5 号缝线将 EndoButton 及肌腱经由拉出胫骨，再向外经过股骨隧道拉出（图 40-4）。

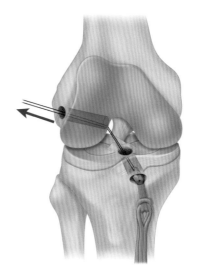

图 40-4

■在 EndoButton 上放置 EndoButton 垫圈（Smith & Nephew、Memphis、TN），直径较股骨孔道大 3 ～ 4 cm。于远端向肌腱施加张力，将 EndoButton 和垫圈拉向外侧股骨髁表面。由于股骨髁上的孔道较 Endobutton 大，因此有必要使用垫圈将移植肌腱于近端锚定（图 40-5）。

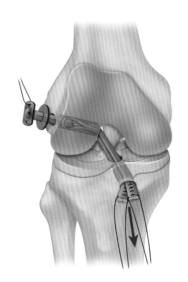

图 40-5

■将移植肌腱置于张力下，关节镜监视下伸展膝关节，确认移植肌腱和髁间窝之间是否存在撞击。

■使用这一技术通常不需要进行前方髁间窝成形；然而，如果髁间窝前缘在伸膝终末接触或切割移植物，去除前缘的一小部分。

■膝关节屈曲 10°，于四股腘绳肌腱远端使用 5 号 FiberWire 在胫骨螺钉上缝合固定，螺钉置于胫骨结节骨突内侧，位于胫骨骺板近端（图 40-6）。

■如果移植肌腱经胫骨隧道探出，使用 1 号 Ethibond 缝线将其与胫骨前方骨膜行多针 8 字缝合。使用常规方法闭合皮下组织和皮肤，应用铰链支具保护。

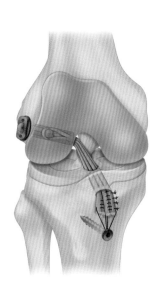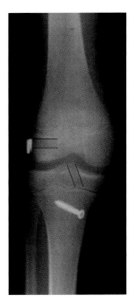

图 40-6

避开骺板的前交叉韧带重建术

Kocher、Garg 和 Micheli 的方法是一种关节镜辅助下避开骨骺、关节内和节外结合的前交叉韧带重建手术，使用自体髂胫束移植。这是一种 Macintosh 和 Darby 介绍的重建方法的改良（图 40-7）。改良包括对骨骺未成熟患者的应用、关节镜辅助、移植物固定及加快康复计划。康复计划必须要根据患者的年龄进行适当的调整。

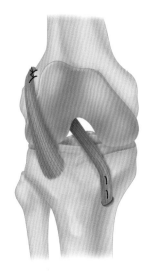

图 40-7

- 该手术在全麻下施行，需要通宵观察。
- 患儿仰卧于手术台上，大腿近端使用气动止血带。
- 麻醉后检查，确认前交叉韧带损伤。

- 自外侧关节线向髂胫束上缘做一斜行切口，长约 6 cm。在大腿外侧部皮肤下方使用骨膜剥离器向近端皮下分离髂胫束。

- 切开髂胫束前缘和后缘，在皮下使用弯半月板剪刀向近端切开。

- 在皮下使用弯半月板剪刀或开口取腱器向近端分离髂胫束。

- 保留髂胫束远端与 Gerdy 结节附着点。

- 自关节囊和外侧髌骨支持带向远端分离髂胫束。

- 使用 5 号 Ethibond 缝线（Ethicon、Johnson & Johnson、Somerville、NJ）锁边缝合髂胫束近端游离缘，使其呈管状。

- 经标准前外侧和前内侧入路使用关节镜检查膝关节，治疗半月板或软骨损伤，切除前交叉韧带残端。

- 确认股骨的顶端位置和半月板韧带的前方位置。

- 施行小范围的髁间窝成形，避免接近于顶端位置股骨远端骺板软骨周围环的医源性损伤。

- 使用全长止血钳将髂胫束移植肌腱的游离端置于顶端位置，或采用双切口、后进式导向器经前内侧入路完成。

- 于鹅足区、胫骨内侧面近端约 4.5 cm 处做第二处切口。皮下游离至骨膜。

- 自该切口在半月板韧带下方置入弯钳。

- 在半月板韧带下方，使用鼠尾锉在胫骨近端骺前内侧面打磨出一条小的沟槽，这样能够使胫骨移植肌腱放置在更偏后的位置。

- 于半月板韧带下方，经过前内侧骨骺沟，将移植肌腱的游离端穿入关节，并经内侧胫骨切口穿出。

- 使膝关节屈曲 90° 并外旋 15°。如果行关节外重建，使用褥式缝合，将移植肌腱在股骨侧经外侧切口固定于外侧肌间隔在外侧股骨髁的止点上。

- 在膝关节屈曲 20° 并对移植肌腱施加张力的情况下，将胫骨侧经内侧切口固定。

- 透视下在胫骨近端骺板的远端做骨膜切口。

- 在胫骨近端内侧干骺端皮质表面打磨出一处骨槽，将移植肌腱与骨膜粗糙边缘褥式缝合。

术后处理

- 术后 6 周内，患者允许进行足尖点地的负重。术后前 2 周允许进行 0° ～ 90° 的活动，之后逐步增加至全程活动。术后前 2 周进行 0° ～ 90° 的持续被动活动度练习，在开始活动的同时，克服年幼儿童术后活动相关的焦虑心态。术后 6 周内使用保护性铰链式膝关节支具，在术后前 2 周将活动范围限制在 0° ～ 90°。逐步康复包括术后前 3 个月内的活动度练习、髌骨活动、电刺激、泳池内治疗（如果可行）、本体感觉练习及闭合链式力量训练，之后可以进行直线慢跑、增强式训练、跳绳练习及体育专业训练。通常在术后 6 个月之后可以恢复全量活动，包括含急停动作的体育活动。在恢复体育活动的前 2 年内，进行急停和旋转活动时应常规使用定制的膝关节支具。

利用髌腱移植切开重建后交叉韧带

Robert H. Miller III · Frederick M. Azar

克兰西技术

任何一种商用钻导引架或系统都可以用来确定隧道的位置。大多数外科医生首选在股骨和胫骨隧道内用界面螺钉固定骨栓，尽管这些可能比前交叉韧带重建更困难。特别是用于后交叉韧带重建的胫骨隧道长度大于用于前交叉韧带重建的胫骨隧道长度；因此，远端骨栓在隧道内进行干涉螺钉固定时较难看到。建议从胫骨结节处取一根较长的骨栓。然而，在移植体近端有一长段骨碎片会使其更难进入股骨隧道。建议以胫骨前外侧而不是前内侧隧道为起点，以避免移植物从胫骨中出现"致命转折"。这一位置被发现与改善的客观结果相关，但临床结果与特定的移植物位置没有显著相关。

如果股骨间不存在等距点供参考，等距区域位朝向髁窝顶部，距髁间窝与滑车沟联结处平均距离 11 mm。这个等距附件区域由顶部向后稍远的方向延伸大约 1 cm。应在选定的胫骨和股骨髁上钻洞，并将牢固的缝合线或钢丝连接到等距仪上。长度的变化为 2 mm 或更少是可以接受的；如果更多，应调整股骨钻孔位置。如果等距测试时长度随屈曲增加，则所选位置在最等距区域的远端；如果长度随着屈曲而减小则相反。

- 腿部按照标准方式铺巾，为止血带充气。
- 做一个标准的髌旁内侧切口，后弯，上方与股骨内上髁近端大约两宽一致。用同样的方法切开皮下组织。
- 在髌腱内侧进行内侧关节切开术。检查膝关节并切除修复半月板损伤，必要时切除半月板。如果后交叉韧带撕裂是急性的，在较大残端留置缝线。
- 在一个孤立的后交叉韧带损伤中，Humphry 韧带（膝关节第三韧带）通常是完整的，可能被误认为是完整的后交叉韧带。然而，精细的解剖显示，它的大部分前纤维沿着外侧的路线到达外侧半月板的后角。
- Wrisberg 韧带也称半月板外侧韧带；它由连接在后交叉韧带的纤维组成，也向外侧半月板后角的外侧方向走行。
- 如果这两种韧带中的任何一种都完好无损，当胫骨保持在标记的位置时，它只会稍微向后移动进行内旋和后抽屉动作。这些韧带减少了胫骨预期的过度内旋和后平移，并可能导致单纯后外侧旋转不稳定的错误诊断。如果两个韧带都不完整，胫骨相对股骨会有明显的向后及内旋的偏移。
- 现在直接注意膝盖的后内侧。
- 当膝关节弯曲到 90° 时，仔细解剖皮下组织和覆盖的皮肤，暴露内侧腓肠肌和半膜肌腱的前内侧。

　　■在腓肠肌内侧肌腱的前面做一个关节囊后切口。将滑膜及后关节囊切开，从内侧半月板后内方切开，如果半月板完好，可以保留半月板。

　　■如果需要暴露，将腓肠肌内侧肌腱的内侧 1/3 松解到股骨远端止点。

　　■当膝关节弯曲到 90° 时，使用弯曲牵引器拉开后关节囊和滑膜，暴露胫骨端后交叉韧带原有的止点。

　　■将钻头导向器或戴手套的手指放置于股骨后交叉韧带附着点解剖中心的后外侧（图 41-1）。

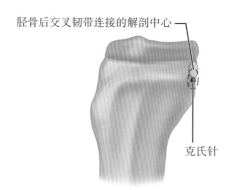

图 41-1

　　■将钻头导向器的前部或克氏针的远端放置于髌腱胫骨止点内侧（图 41-2）。

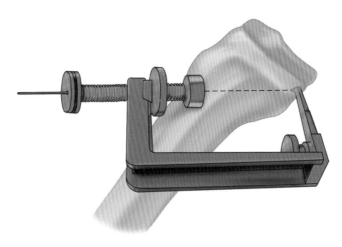

图 41-2

　　■以大约 45° 的角度从胫骨远端到近端钻一个隧道（图 41-3）。

　　■将克氏针放置在前点，带或不带钻头导向器，使其从后外侧进入后交叉韧带止点的解剖中心。然后用 10 mm 钻头钻过克氏针。

　　■使用钻头导向器将克氏针插入股骨内侧髁，使其位于原后交叉韧带附着中心的前上方，通常位于骨软骨连接的边缘（图 41-4）。

　　■钻入股骨上髁后上方，然后用 10 mm 铰刀钻过导针。

　　■向下剥离股内侧肌下方并牵开以暴露出口隧道。

　　■取移植物。将髌腱内侧 1/3（保留 5 mm 完整的边界）从剩余的髌腱中分离出来。

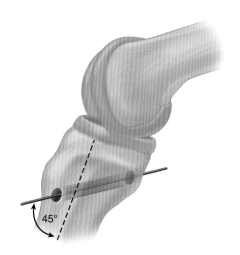

图 41-3

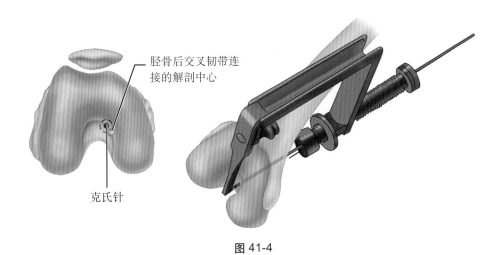

胫骨后交叉韧带连接的解剖中心

克氏针

图 41-4

■ 使用电力工具取出一个髌骨块，10 mm 宽，4 mm 深，和 25 mm 长；骨块不要带股四头肌腱。
■ 用 0.062 英寸(≈0.16cm)的克氏针在骨块上钻三个孔，并在每个孔中穿一条 5 号不可吸收缝线。
■ 从髌腱胫骨结节止点取出大小与髌骨块相同的骨块（图 41-5）。

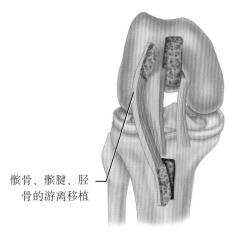

髌骨、髌腱、胫骨的游离移植

图 41-5

■钻三个孔穿过这个骨块，每个孔穿一条 5 号不可吸收缝线（图 41-6）。

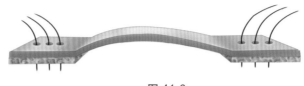

图 41-6

■将髌骨块放置在股骨隧道内，使其完全位于股骨内侧髁（图 41-7）。

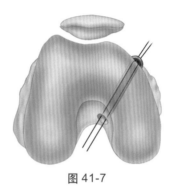

图 41-7

■将股骨缝线松散地绑在股骨隧道出口的一个按钮上（图 41-8）。

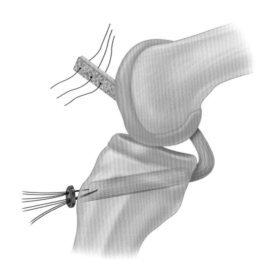

图 41-8

■将缝线穿过后内侧关节囊切口，然后进入髁间窝。

■将过线器置入胫骨移植物内，通过后内侧关节囊切口取出，轻轻地将胫骨移植物穿过髁间窝。

■将过线器穿入胫骨前隧道，经后内侧关节囊切口弯曲穿出胫骨隧道。

■将胫骨移植物缝合线穿过过线器并向前取出。倾斜胫骨移植物，使其下尖向前倾斜并容易进入胫骨后隧道。

■如果移植物难以放置在隧道内，可能是软组织堵塞了隧道入口，或者胫骨移植物可能过长，角度不足以进入隧道，或者隧道过低。如果隧道过低，可以用铰刀轻柔地施以前上方压力扩孔。

■插入 AO 足踝螺钉和垫圈 5 mm 长于深度计测量的下边缘的胫骨隧道。

■在股骨隧道，将髌骨缝合线绑在一个按钮上。

■然后，将膝盖弯曲 90°，向前拉胫骨，将胫骨骨块缝绑在 AO 螺钉和垫圈上。

■在膝关节弯曲 90° 时收紧一根缝线；将膝关节伸直至 30°，在保持前抽屉的同时重新收紧缝线。

■固定剩余的线结并拧紧螺丝。

■进行后抽屉试验，检查膝关节内侧和外侧股骨髁的正常塌陷（step-off test）情况。将膝关节置于一个完整的运动范围内，并进行后抽屉试验。

■按照标准方式关闭关节囊，并在内侧放置引流管。

■按樯准方式关闭皮下组织和皮肤。

如果选择中 1/3 自体髌腱作为移植物源，可以在髌腱前方做一个有限切口进行移植物获取。手术的关节内部分可以在关节镜下进行，也可以在取移植物后通过髌腱缺损暴露半月板和髁间窝。

Sallay 和 Mccarroll 技术

■仔细确定受伤的后交叉韧带和前交叉韧带之间的平面，以防止前交叉韧带受到损伤，同时切除残余的后交叉韧带。在股骨附着部位保留少量组织，以确定解剖止点或足印区。

■第二做切口确定胫骨后交叉韧带的止点位置，安全钻通胫骨隧道，便于移植物的通过。无论后交叉韧带重建（包括关节镜下重建）的基本技术是什么，许多外科医生都选择在后内侧切口做一个与内侧半月板修复相同的小切口，以保护神经血管结构并方便移植物的通道。Sallay 和 McCarroll 根据他们的切口位置需要治疗相关的内侧或外侧损伤。在无外侧损伤的情况下，标准入路为 4 cm 的后内侧切口。

■从股骨内上髁下方和后方开始切口的近端，垂直向下延伸，平行于皮纹（图 41-9）。

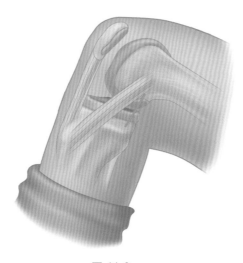

图 41-9

■切开深筋膜（第 I 层），使其与缝匠肌前缘上方的皮肤切口一致。在伤口的下侧面保护隐神经的髌下支。

■将鹅足肌腱向后牵开，暴露内侧副韧带和后斜韧带。

■在后斜韧带和腓肠肌内侧头之间行垂直关节切开术。

■将关节囊从胫骨附着体上剥离，保留完整的半月板韧带。在慢性撕裂中，这个平面可能被后关节囊到后交叉韧带的瘢痕所掩盖。为了防止腘窝内容物的损伤，通过钝性剥离小心地移动瘢痕组织，以反射后交叉韧带胫骨止点处的关节囊。

■现在通过触诊和观察确定胫骨后沟。

■如果后外侧角有相关损伤，最好采用外侧入路。做一个长 6 cm 的短斜切口，就在外侧副韧带后方（图 41-10）。

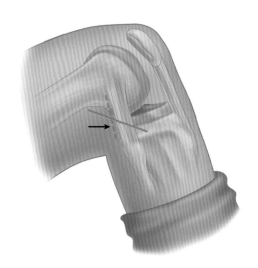

图 41-10

■切开髂胫束（第 I 层），使其与纤维一致。

■外侧副韧带位于浅层（第 II 层）下，将该层切开并拉向外侧副韧带后方切口，露出深部关节囊层（第 III 层）。

■切开关节囊，与外侧副韧带的后部一致，暴露后外侧关节间隙。保护切口下方的腘肌腱。

■按照内侧入路的描述，松解关节囊及其与腘肌和半月板韧带的连接。急性后交叉韧带和后外侧角损伤的患者，大部分暴露和剥离都是由断裂造成的。

■创建胫骨隧道，做一个"L"型骨膜瓣，距胫骨结节远端内侧 1 cm 和鹅足腱止点近端。

■使用商用导向钻，从该位置向后外侧和近侧方向推进导针，自胫后向下方及外侧象限钻出。

■用术中 X 线片确认和记录导针的正确位置。

■骨导杆允许计算胫骨隧道的距离，导杆可以"向下推"到合适的长度，以防止过穿；手指通过后内侧切口触诊胫骨中央窝也可以保护神经血管结构不被过度穿透。一些外科医生更喜欢在影像学指导下进行这一步，以确保导丝的正确放置。

■用 10 mm 铰刀，再次用手指保护神经血管结构。有些外科医生移开电源，用手完成扩孔的最后一部分，因为某些铰刀在沿着导丝前进时，会将组织拉向铰刀。Paulos 等使用振荡铰刀和钻头定程器（也叫铝头停止器）来防止血管并发症。Sallay McCarroll 用标准的弓形铰刀在预计出口下方 2 cm 切开胫后皮质。

- 注意不要在腘窝处施加对抗压力，因为这会在扩孔过程中压迫腘窝结构到胫骨后部。
- 当铰刀仍在隧道内时，使用带角度的刮匙或锋利的解剖器在铰刀顶端清除隧道边缘的残余软组织，以避免稍后移植物通过时截留骨塞。
- 用锉刀对隧道边缘进行打磨。
- 股骨隧道可以用两种方法制备。标准的方法是从暴露股骨前内侧皮质开始，使用内侧切口的上部。
- 近端抬高股内侧肌，以便进入股骨远端前内测。
- 使用钻头导向器将导针从股骨内上髁近端插入髁间窝。导针应在髁间窝前中 1/3 交界处（关节面近端 10 mm）和右膝 2 点钟位置（左膝 10 点钟的位置），对应于前外侧韧带止点的解剖中心。
- 用 10 mm 铰刀将穿过导针，用锉刀对隧道边缘进行打磨。
- 第二种股骨隧道制备技术不需要解剖股骨内侧皮质。
- 将一根 Beath Pin（钻头种类）从关节囊外测穿至髌腱，以获得合适的隧道轨迹。进入点应与前纤维的解剖止点相对应。
- 将针穿过股内侧肌和皮肤。
- 用 10 mm 铰刀套过导针，自髁间侧钻入股骨内侧皮质少许后停止（图 41-11）。

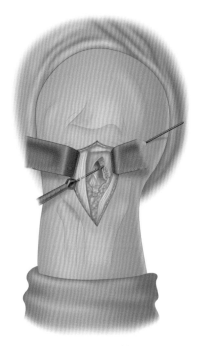

图 41-11

- 取下铰刀，将 Beath Pin（钻头种类）固定好。这就形成了一个从内到外的盲端隧道。
- 移植物可以通过两种方式传递，这取决于外科医生的喜好。
- 第一种方法是将较小的子弹状骨塞从胫骨前向后穿过胫骨隧道。
- 使用过线器将牵引缝线收回后内侧（外侧）切口。

■沿胫骨隧道方向施加持续张力，将骨栓送入后隐窝。避免以一定角度斜拉，因为这会导致骨塞在后隧道开口处弯曲（图41-12）。

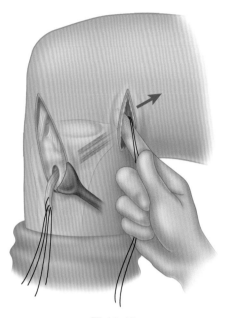

图 41-12

■使用过线器将骨塞收回髁间窝。

■用牵引缝线引导移植物进入股骨隧道。

■第二种方法是使用 Beath Pin（钻头种类）辅助股骨骨栓的通过。

■将骨塞的牵引缝线穿过导针末端的小孔。

■将针从膝关节内侧取出，使牵扯引缝线留在隧道内，离开内侧软组织。

■将骨栓推进隧道，肌腱部分面向关节面，直到骨栓末端与髁间窝壁齐平。由于肌腱不接触股骨隧道的边缘，移植体的磨损被最小化。

■将另一根骨栓的缝合线穿过过线器。将移植物的游离端穿过髌腱缺损和切口进入后隐窝。在缝线上施加温和的张力，使骨塞的末端牢牢地固定在移植物过线器的支架上。

■用关节镜钳将移植物的游离端从后向前穿过胫骨隧道。

■在移植物过线器的末端放置一个沉重的夹子，防止过线器和移植物之间的相对运动。向移植物过线器施加稳定张力，使移植物通过缺口进入胫骨隧道。维持胫骨向前拉力也有助于移植物进入隧道。

■固定可以通过将缝合线绑在韧带钮扣、界面螺钉上来实现，或两者都用。

■先固定股骨骨栓。

■将膝关节进行全范围运动，评估胫骨骨栓相对于胫骨隧道的相对运动。若适当放置移植物，应只有不超过 2 mm 的相对运动。

■膝关节弯曲 90°，对固定胫骨强加向前拉力，重建正常的股骨胫骨关系。用 9 mm × 20 mm 空心界面螺钉固定骨塞。如果植骨端难以看到，则将关节镜置入胫骨隧道内，以便更精确地固定螺钉。另一种选择是把缝合线绑在韧带钮扣上。

■进行后抽屉测试，确保足够的稳定性。残留松弛程度应为Ⅰ级或以下。

■按常规方式关闭切口，留置引流。

术后处理

第一周，优先恢复活动，减轻肿胀，鼓励患者主动进行一定范围的关节活动，股四头肌训练，以及延长支具保护下的全负重训练，以上训练应在术后早期即刻进行。行内侧或外侧关节囊韧带修复的患者需要继续伸直固定 3 周。逐步进行力量及功能训练。

关节镜辅助单、双隧道后交叉韧带重建术

Barry B. Phillips・Marc J. Mihalko

对于大多数高能量冲击性膝关节损伤，我们采用 8 字肌腱重建技术进行后外侧角修复或重建。股骨可采用单隧道或双隧道；双隧道技术在实际和生物力学上都具有较好的稳定性。单隧道技术主要应用于膝关节脱位多发膝关节韧带的重建；双隧道技术主要用于单发的 PCL 重建。

单隧道后交叉韧带重建术

■患者取仰卧位，大腿近端使用止血带。于外侧使用体位垫协助外翻。在铺单前将 3L 盐水袋固定于手术台，作为足部支撑物，协助在手术过程中维持膝关节 80°～90° 屈曲。

■行常规膝关节镜系统检查，按需要修复相关的关节内病变。如果进行了半月板修复，应当在韧带重建完成后系紧缝线。

■使用标准前外侧和前内侧入路，清理髁间窝的软组织和交叉韧带残端。

■按需要行髁间窝骨性成形。

■经前外侧入路使用 70° 视角关节镜或经后内侧入路使用 30° 视角关节镜能够改善后交叉韧带胫骨附着区的视角。

■使用全半径刨刀，清理后交叉韧带残端。特殊设计的后向剪刀、刮匙和锉刀同样有助于清除残端。

■自后关节囊与胫骨后方附着部分经髁间窝或后内侧入路使用弯刮匙或骨膜剥离器将其抬高。

■修整异体跟腱，骨栓宽度 11 mm，长度 20 mm。

■对移植物的腱性部分施加张力，使用连续 Vicryl 缝线缠绕肌腱。于远端 5 cm 使用 5 号张力缝线连续锁边缝合。将移植肌腱置于移植肌腱张力板，维持 4.5 kg 张力 15 min。

■如果选择自体髌腱作为移植物，自髌骨下方做 7 cm 切口，向远端至胫骨结节。

■取髌腱中间 1/3，宽度 10～11 mm，长度 25 mm，骨栓厚度 8 mm。

■修整肌腱，使其穿过 10 mm 或 11 mm 测试孔。固定于股骨隧道的骨栓应当缩短至 20 mm，以利于其在关节内通过。

■笔者倾向于使用 Arthrex 钻孔导向系统制备胫骨隧道。经前外侧入路，置入 70° 关节镜，经前内侧入路插入导向器，穿过髁间窝。

■将导向器尖端置于后交叉韧带侧关节线下方 10～12 mm。

■使钻孔导向器与胫骨关节面成约 60° 角，钻孔位置起自胫骨结节下内侧。如果角度更为垂直，则胫骨后方角度过于尖锐，可能磨损移植肌腱。如果胫骨隧道起点过远，则可能磨穿胫骨后壁。同

时使用透视和关节镜有助于在钻孔前和钻孔过程中更好地定位钻孔导向器。胫骨导向器上的刻度精确测量了胫骨前皮质到导向器尖端的距离（图 42-1）。

■调节导向针，使其自尖端突出长度较导向系统测量长度短 1 cm，这样能够避免钻孔过深。导针出口应位于髁板闭合区域后方。

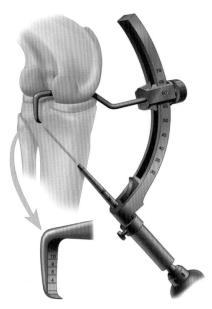

图 42-1

■在最后 1 cm 敲击导针，避免穿出。敲击导针进入时，经后内侧入路使用刮匙保护神经血管结构，避免导针上升和打磨时穿出皮质造成这些结构损伤。如果已经施行了足够的软组织清理，关节镜下能够观察到导针穿出胫骨的出口。透视确认导针位置良好。

■股骨定位点位于关节软骨近端 8 mm 处（右膝 1 点钟、左膝 11 点钟位置）。将后交叉韧带股骨导向器经前内侧入路置入，关节镜自前外侧入路置入监视（图 42-2）。

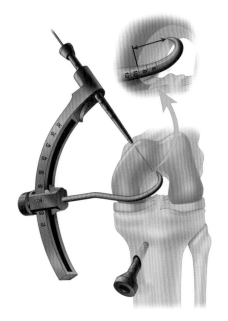

图 42-2

■经 3 cm 纵行切口，向上抬起股内侧肌显露股骨皮质。

■在股骨内侧髁和内侧髁上关节边缘中线插入导针。

■使用合适尺寸的扩孔钻，依照移植肌腱尺寸扩孔，保留关节边缘 1 ～ 2 mm 远端骨。

■经胫骨隧道穿入平滑器，经中央脂肪垫入路穿出。平滑器的作用是打磨和去除后方残留的软组织。不要过度扩大胫骨隧道（图 42-3）。

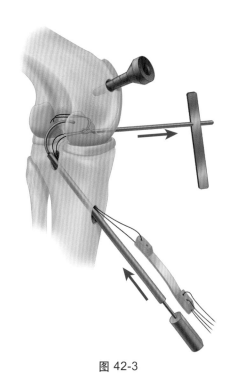

图 42-3

■当平滑器能够无过度阻力通过时，将移植肌腱连接至平滑器末端，将移植物缝线和骨栓拉进关节。

■极度屈曲膝关节有时有助于髌骨骨栓自胫骨后方开口进入关节。经后内侧入路置入交换棒能引导牵引线，有助于移植物通过。

■使用抓钳经股骨隧道抓住牵引线。使用探钩或 Allis 钳协助移植物进入股骨隧道。

■将骨栓的骨松质部分向后，减少移植物磨损。

■胫骨固定前，确认股骨骨栓与股骨隧道内口匹配。

■全程活动膝关节，确保在 0° ～ 100° 关节活动度内移植物活塞运动不超过 3 mm。如果发生过度的活塞运动，锉薄股骨隧道近端骨壁。

■使用金属界面螺钉固定股骨骨栓。

■维持移植物张力，全程活动膝关节 20 次，释放移植物的应力。

■使用界面螺钉固定移植物。如果使用软组织移植，需要在固定桩上进一步固定。

术后处理

康复计划取决于所选的移植物材料、患者身材及是否进行了其他手术。单隧道后交叉韧带重建术后，使用可去除的膝关节制动装置伸直位固定 4 周。鼓励进行早期活动度和股四头肌训练，但在术后前 4 周，膝关节屈曲限制在 90° 以内。 腘绳肌力量训练开始于术后 3 个月。在活动和力量治疗过程中，注意避免胫骨后方的应力。术后 9 个月允许恢复体育活动。

双隧道后交叉韧带重建术

■自髌骨至胫骨结节取髌腱骨栓，宽度 10 mm，长度 10 ～ 20 mm，或经髌骨上方独立小切口取股四头肌腱（宽度 8 mm，长度 10 ～ 20 mm）。

■在移植物末端置 3 根 5 号 Ethibond 风险，做进一步固定用。

■或者通过下方切口取半腱肌腱，对折形成双倍强度移植肌腱。

■清理后交叉韧带股骨残端和胫骨止点后，钻取胫骨隧道。

■完全确认后交叉韧带止点位置后，自胫骨前方（自胫骨结节取腱位置远端 12 ～ 15 mm）置入导针，到达后交叉韧带止点中心。导针在胫骨上的进针点十分重要，因为这样能够建立垂直骨道（易于移植物通过胫骨，便于对移植物施加张力）同时避免建立出口位于小凹处的斜行骨道。钻孔位置偏向胫骨结节内侧或外侧会在胫骨小凹处建立斜行出口，导致移植肌腱位置过度偏内或偏外。

■沿导针置入 10 mm 扩孔钻，之后置入 12 mm 扩孔钻。经后内侧入路置入关节镜，确保导针或扩孔钻在扩孔过程中未穿出膝关节。

■建立胫骨隧道后，清理小凹位置的残余组织。

■将 5 号 Ethibond 缝线穿过胫骨钻孔，自中央脂肪垫入路穿出。在移植物穿过胫骨隧道过程中将用到这根缝线。

■以股骨内侧髁残余的后交叉韧带纤维作为标记，建立股骨隧道。

■钻取 10 mm 的前方近端隧道和 8 mm 的后方远端隧道，隧道中间保留 3 ～ 4 mm 骨桥。

■使用小的刮匙在股骨内侧髁预订的隧道位置做标记。前方近端隧道导针应当于左膝 10:30 方向（右膝 1:30 方向）进入髁间窝，约在内侧股骨髁关节面后方 6 mm（图 42-4）。

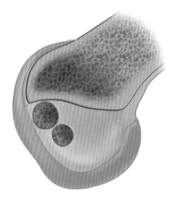

图 42-4

■后方远端隧道位置大约位于前方近端隧道后方 5 mm、远端 5 mm，需探查隧道位置仍然位于后交叉韧带起点的解剖位置范围内，且两条隧道都位于内侧股骨髁隆起的前方。Noyes 建议采用 1 点和 3 点位置，分别距离关节面 6 mm 和 8 mm。他采用两束股四头肌移植。

■于股内侧肌上方在收肌结节水平做切口，向前抬起股内侧肌纤维。

■使用导向器将导针自收肌结节区域穿入前方近端隧道的预订位置，沿导向器使用 10 mm 扩孔钻扩孔。

■自股骨内侧髁的另一区域向后方远端隧道植入第二根导针，沿导针使用 8 mm 扩孔钻扩孔。保证两条隧道中间留有足够的骨桥。

■穿入两根 5 号 Ethibond 缝线，以备后续肌腱通过使用，缝线经过隧道，自中央脂肪垫入路穿出。

■如果采用内镜技术，使用特殊设计的定制导向器、可弯曲导针及扩孔器于髁间窝内部钻取股骨隧道。

■每条隧道使用相应尺寸的扩孔器扩孔，钻孔深度 25 ～ 30 mm，使用 4.5 mm 钻头穿出内侧股骨皮质。

■使用 EndoButton 固定移植肌腱，完全在内镜下进行重建。

■使用先前留置的缝线通过中央脂肪垫入路和股骨隧道穿入移植肌腱。

■首先放置股四头肌或半腱肌移植肌腱，使用单纯纽扣（开放技术）或 EndoButton（内镜技术）将其与内侧股骨髁固定。

■完成该移植肌腱的固定后，使用类似方法穿入髌腱并固定。

■当两条移植肌腱均固定于内侧股骨髁，将其经中央脂肪垫入路先前留置的缝线穿入胫骨隧道。使用特殊的移植肌腱引导器便于完成这一步骤，引导器包绕移植肌腱，并提供光滑表面，易于穿过胫骨隧道。在移植肌腱穿入胫骨隧道的过程中使用前抽屉手法有助于移植肌腱拐过胫骨隧道的近端部分。

■该手术的最后一步是将移植肌腱与胫骨固定。

■首先固定髌腱，于膝关节屈曲 90° 在前抽屉手法下对其施加张力。

■将髌骨骨栓上的缝线系在螺钉和垫片上，手术最后打紧。

■膝关节屈曲 30° 时张紧股四头肌或腘绳肌移植肌腱，将缝线系在髌腱固定的螺钉上。冲洗并常规闭合各切口。

术后处理

术后第 1 天即应开始进行康复。在术后急性期，鼓励患者在可耐受情况下 50% 负重，使用双拐进行踝关节和髋关节练习，并进行膝关节 0° ～ 60° 伸展训练。

术后 2 ～ 6 周允许完全负重；进行 60°、40° 和 20° 的多角度股四头肌和等长肌肉训练。引入压腿和 0° ～ 60° 下蹲动作，并进行健侧肢体自行车训练。在第 4 周末，膝关节活动度应达到 90°，可以鼓励患者在自行车上进行活动度和耐力训练。术后第 5 周开始在水池中训练。

游泳、闭合动力链式康复及拉伸项目在术后 6 ～ 12 周开始，以增加股四头肌力量。在第 12 周末，患者可以开始侧方上台阶、骑自行车进行耐力训练（30 min）、低负重下缝匠肌卷曲 10° ～ 60° 及步行训练。这些训练应当持续进行到第 16 周。在术后第 5 ～ 6 个月，患者应当进行增强式训练和灵活性及平衡性训练。患者可以在 KT-2000、等速测试及功能测试获得满意结果后恢复体育活动。

跟腱断裂切开修复术

Frederick M. Azar

切开修复仍然是手术治疗跟腱断裂的"金标准"，由于切开修复再断裂率低、重返运动率高、与新技术相比有较低的并发症率，因此尤其适用于运动员。切开修复的支持者认为通常跟腱损伤的形式复杂、不规则，因此经皮或微创技术不能很好地对位和修复。

跟腱断裂切开修复术（Krackow 等）

- 患者俯卧位，在距跟腱内侧 1 cm 处做 10 cm 长的纵行后内侧切口，远端止于足跟的鞋帮接触位置的近侧。
- 锐性切开皮肤、皮下组织及腱鞘，将腱鞘及皮下组织一道翻开，以减少皮下组织的分离。
- 用 2-0 号不吸收缝线将腱的两断端对接缝合（图 43-1）。
- 缝线结扎后，检查修补处是否牢固。

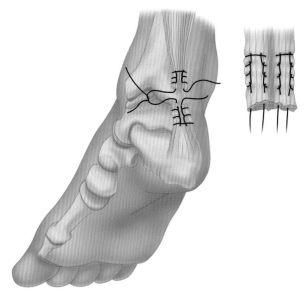

图 43-1

- 用 4-0 可吸收线缝合腱鞘及皮下组织。
- 缝合皮肤，无菌纱布包扎，用后托夹板或短腿石膏管型固定足于重力下垂位。

跟腱断裂切开修复术（Lindholm 等）

- 患者俯卧，从小腿中部至跟骨做后侧弧形切口。
- 在跟腱中线切开深筋膜，显露跟腱断裂处。
- 修整参差不齐的断端，将断端对合，用粗的不吸收缝线或钢丝做框式褥式缝合，并用细线做间断缝合（图 43-2）。

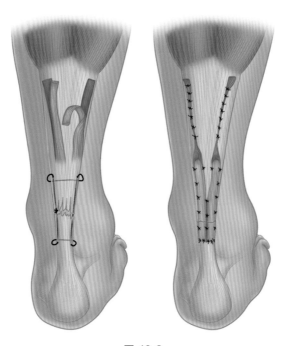

图 43-2

- 从近侧跟腱及腓肠肌腱膜上切出两个筋膜瓣，每片宽约 1 cm，长 7 ～ 8 cm，将它们分离至断端近侧 3 cm 处。
- 将这两个瓣翻转 180°，再拉向远侧盖在肌腱断裂处，使其光滑的外表面与皮下组织相接触。
- 将两瓣分别与跟腱的远侧断端缝合，并互相缝合以使它们完全覆盖断裂处。
- 在修补处仔细地将腱鞘对合，闭合伤口。

跟腱断裂切开修复术（Lynn）

Lynn 设计了一个修补跟腱断裂的方法：取跖肌腱并将其扇形打开，使之形成一个 2.5 cm 宽或更宽的扇形膜片，用以加强断端修复处。此法适用于损伤后 10 d 内的患者，超过 10 d 跖肌腱会被埋在瘢痕组织内而很难找到。

- 做与跟腱内缘平行的长 12.5 ～ 17.5 cm 的纵行切口，沿中线切开腱鞘。
- 将足保持在 20° 跖屈位，不切除不规则边缘，用 2 - 0 号可吸收线缝合断端。
- 如跖肌腱完整，在跟骨上将其止点切断，用镊子自远侧开始扇形打开以形成一膜片。然后将它覆盖在跟腱修复处并做间断缝合（图 43-3）。

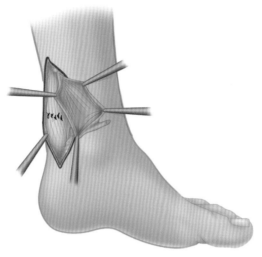

图 43-3

- 如有可能，应覆盖跟腱修补处上下 2.5 cm 范围（图 43-4）。

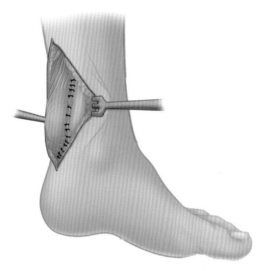

图 43-4

- 若跖肌腱也已断裂，将它与跟腱分离数厘米并在近端用取腱器将它切断。
- 然后将其拉向远侧到切口内，将其扇形展开作为游离移植物，按前所述方法覆盖在修复处。
- 在无张力的情况下将跟腱腱鞘缝合，尽可能达到远侧。缝合创面。

跟腱断裂切开修复术（Teuffer）

- 在小腿后外侧做纵行切口显露跟腱及跟骨结节。
- 在切口近侧找到并牵开腓肠神经。
- 在第 5 跖骨基底部做小切口，将腓骨短肌腱止点切断。
- 切开分隔外侧间室和后间室的肌间隔，把游离的腓骨短肌腱拉到第 1 个切口内。
- 剥离跟骨结节并横向钻孔，其大小使肌腱能够穿过。将腓骨短肌穿过骨孔，再在跟腱旁向上反折，以加强断裂处。

■将腓骨短肌腱与其自身缝合，这样就形成了一个动力环（图 43-5）。

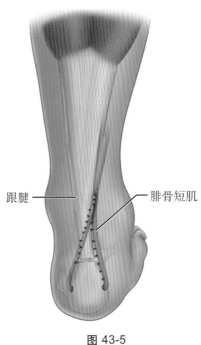

跟腱　　　　　　　腓骨短肌

图 43-5

■Turco、Spinella 改进了此手术方法，将腓骨短肌腱穿过跟腱远侧残端上冠状面方向上的中线裂隙，并在跟腱远、近侧残端的内侧和外侧用间断缝合将其缝在跟腱上，以防止肌腱远侧残端裂开（图 43-6）。此改进法对于远侧残端较长者更为适用。

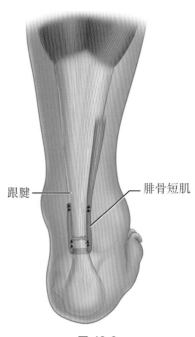

跟腱　　　　　　　腓骨短肌

图 43-6

术后处理

　　2周后去除管型石膏，检查伤口并去除皮钉，皮下缝合无需进行特殊处理。有时，在拆线之前可能需要额外的1周，以保证伤口愈合。垂足位以短腿石膏管型再固定2周。4周时再次更换管型石膏，在接下来的2周内足逐渐减少跖屈。2周内扶拐并逐渐开始部分负重。6～8周，可将跖屈位石膏更换为中立位短腿可行走石膏，并允许完全负重。或在术后4～6周使用只能进行跖屈的支具固定。每天进行两次各20 min轻柔的主动关节活动度锻炼。开始膝髋肌力、踝关节等长锻炼。第3期康复包括抬趾、抗阻锻炼、本体觉锻炼及肌力训练。如果组织愈合良好且在医师有效监控下，可以加速康复，早期使用防背屈的矫正支具并开始主动活动度锻炼。完全恢复至无限制的活动通常需要至少6个月，甚至更长的时间。

跟腱断裂的微创修补

Frederick M. Azar

一些新的技术允许在跟腱断裂小切口下进行修复,可以加速康复过程、减少并发症,尤其是对于感染和腓肠神经损伤。为了避免非直视下缝合肌腱损伤腓肠神经,部分新技术需要多个切口(如三切口技术)、内镜或特殊设计的器械。

微创或经皮修复技术的功能结果与切开修复相当,但其并发症少,并不明显增加再断裂率,而且更加美观。微创技术的不足包括有损伤腓肠神经的风险、肌腱末端不能对齐或排列错乱、修复强度低。在一项 211 例微创修复的患者中,41 例(19%)发生腓肠神经损伤,17 例(8%)发生再断裂。

■ 可采用局部麻醉、区域麻醉或全身麻醉。同开放手术一样做肢体皮肤准备。触摸到肌腱断裂的凹陷处,在断端近侧 2.5 cm 处,于跟腱两侧各做一个小穿刺切口。

■ 用小止血钳将皮下组织与其下的腱鞘分离;用带有 0 号或 1 号不吸收缝线的直针从外侧切口横行穿入肌腱并由内侧切口穿出(图 44-1)。

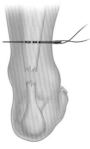

图 44-1

■ 在横穿线的两侧各穿一枚直针,将直针向下斜形交叉穿过肌腱,在断裂处远侧穿出皮肤,用手术刀扩大针孔(图 44-2),从两侧孔中拉出缝线,将断裂肌腱近端的缝线拉紧。

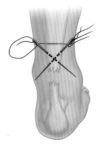

图 44-2

■在缝线外侧端穿弯角针，经扩大的刺孔将缝线回穿入远端肌腱，在远侧断裂部中段的侧方穿出皮肤（图 44-3），在拉出缝线之前，先用手术刀扩大针孔。

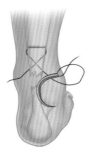

图 44-3

■再同样用止血钳将皮下组织与其下的腱鞘分开（图 44-4）。

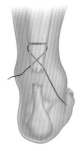

图 44-4

■在外侧缝线上穿一枚直针，横穿过肌腱远侧残端，穿出内侧皮肤，与上述同样地扩大针孔（图 44-5）。

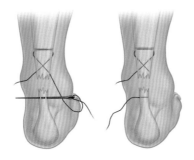

图 44-5

■用弯角针带缝线由内侧最远端的切口穿入，在内侧断裂处的中间切口穿出（图 44-6）。

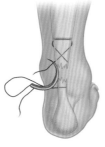

图 44-6

■将踝维持在马蹄位，十字交叉拉紧缝线，使肌腱两端靠拢，牢牢对合，将缝线打结，用小止血钳线结埋入伤口深部（图44-7）。

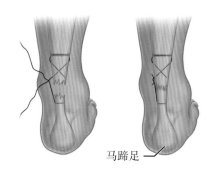

马蹄足

图 44-7

■皮肤切口无需缝合，用无菌纱布覆盖切口，短腿管型石膏固定于足下垂位置。

术后处理

用短腿管型石膏固定足于重力下垂位4周，4周内不能负重。然后更换为带低跟的马蹄位短腿负重管型石膏，再固定4周。8周后撤去石膏，开始行足尖 - 足跟提升练习及腓肠肌、比目鱼肌锻炼，并使足在4周内逐渐恢复到中立位。此后再做4周跟腱拉伸练习。

肩关节不稳的治疗：Bankart 修复，切开手术与关节镜

Barry B. Phillips

　　盂唇关节囊与盂缘分离或关节囊较薄时，可行 Bankart 手术治疗，然而，此手术操作较难。成功实施这一手术的关键包括：①打磨肩胛颈以获得最大的愈合潜力；②恢复关节盂的凹面；③在肩胛盂关节面的边缘固定关节囊；④通过对上方和下方关节囊进行拉提和紧缩，重建关节囊和肌腱的功能；监督下的目标导向的康复也是很必要的。

切开 Bankart 修复

- 沿 Langer 线切开，自喙突外侧远端 2 cm 处开始，向下至腋前皱襞。
- 分离三角肌与胸大肌间隙，向外侧牵开三角肌及头静脉，向内侧牵开胸大肌，保留联合肌腱的完整性并将其向内侧牵开。
- 在肩胛下肌腱的上 2/3 与下 1/3 的交界部顺其纤维方向横向切开。仔细将其从深层的前关节囊游离开。用改良的 Gelpi 拉钩（Anspach Inc. Lakc Park，FL）分开肩胛下肌腱的间隙，并在关节盂颈部的内侧置放一把三齿拉钩。
- 沿肩胛下肌腱的分开方向水平切开前关节囊，外侧从肱骨的肌腱附着部开始向内侧直全前关节盂颈部（图 45-1）。在盂窝边缘处，上下关节囊瓣留置缝线。

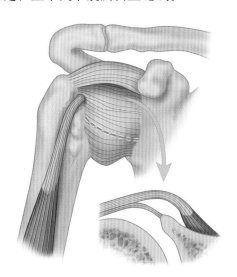

图 45-1

■插入一个窄的肱骨头拉钩,将肱骨头牵向外侧,骨膜下撬起前颈部的关节囊。如盂唇仍附着,要保留其完整性。用咬骨钳咬去前颈部的骨皮质直至渗血为止。

■在近关节盂边缘的约3点、4点及5点半位置钻孔,钻头平行于关节面(图45-2)。

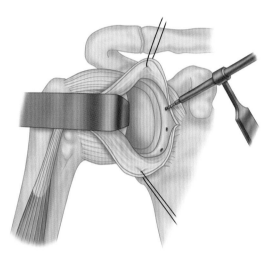

图 45-2

■在每一个骨隧道中打入带线锚钉,并检查其安全性。在这一步骤中,对于投掷运动员,应在关节维持在约90°外展、60°外旋位固定锚钉。对非投掷项目的运动员或其他患者,应在肩60°外展、30°~40°外旋位固定(图45-3)。

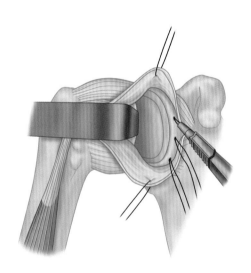

图 45-3

■褥式缝合,下瓣在深层,将关节囊上移,而不要内移(图45-4A)。悬吊牵拉线有助于防止关节囊向内侧移位。将上瓣向下移位,覆盖并加强下瓣(图45-4B)。

■松弛缝合关节囊的残余缝隙。这种重建使关节外具有两层加强的关节囊(图45-5)。

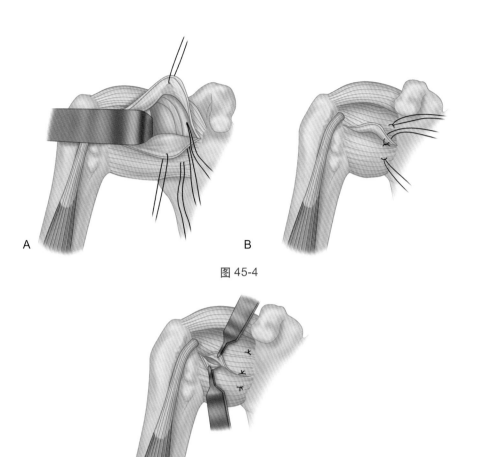

图 45-4

图 45-5

术后处理

术后康复步骤见框 45-1。

框 45-1	前关节囊盂唇重建术后康复计划

术后阶段（0～3周）
- 外展枕
- 被动和（或）主动关节活动度（ROM）锻炼：外展（90°），前屈（90°）并外旋（45°）；无后伸
- 等长外展，水平内收和外旋
- 肘关节 ROM 锻炼
- 挤球
- 冰敷

Ⅰ期（3～6周）
- 间断使用肩带和（或）肩枕
- 必要时使用药物
- 渐进性主动与被动 ROM 锻炼，保护前关节囊
- 手握铁管无重量主动内旋（全幅度）与外旋（中立位）
- 俯卧位后伸（不要超过躯干后方）
- 耸肩并主动外展
- 冈上肌肌力锻炼
- 冰敷

Ⅱ期（6周至3个月）
- 持续 ROM 锻炼，逐渐增加外旋（目的是 2 个月时达到全幅度的 ROM）
- 持续肌力增强练习，尤其是肩袖与肩胛旁肌
- 添加肩关节屈曲与水平内收锻炼
- 活动关节
- 开始低阻力下的上肢肌力测量
- 冰敷

Ⅲ期（3～6个月）
- 持续进行关节囊伸展并肌力增强锻炼，同时测量肌力
- 可包括内旋与外旋的等张性肌肉力量和耐力锻炼
- 添加推墙练习（开始推墙时，身体总是要位于肘后）
- 4～5 个月时开始引体向上运动
- 全身锻炼
- 可耐受时，进行投掷或特殊技能训练
- 冰敷

ROM，关节活动度

（引自：Montgomery WH, Jobe: Functional outcomes in athletes after modified anterior capsulolabral reconstruction, Am J Sports Med 22:352，1994.）

关节镜 Bankart 修复

■患者取侧卧位于手术台上，用沙袋和肾垫保护。仔细保护所有骨突部位和腋部。使用热毯，并在下肢周围使用固定装置。准备及铺巾，肩关节前方、后方和上方充分暴露。上肢外展 45°、前屈 20°，10 ～ 14 磅牵引。

■画出骨性标志，在皮肤上标记出需要的入路。

■在肩峰后外侧缘下 2 cm 处做后侧入路。

■在建立其他入路前，通过后侧入路全面检查肩关节，以确定前方入路的最合适的位置，必要时，建立另外一个后方入路。仔细观察整个盂唇，360° 观察肩关节以及盂肱韧带在肱骨从前往后的附着点。全面评估盂肱关节是否有关节盂或肱骨头骨缺损。肱骨头缺损深度大于 6 mm 的需要填充手术以保证稳定。超过 6 mm 的关节盂骨缺损采用开放性 Laterjet 手术方法恢复。术前适当规划可以降低并发症发生率。

■辨认盂唇象限或损伤的象限后，采用腰穿针定位，根据象限方法，建立计划好的入路（Seroyer et al.；图 45-6）。A. 在上象限，在 2 ～ 10 点位间的 SLAP 损伤，可以通过前方人口（AP）、前上外侧入口（ASL）和 Wilmington 入口（PW）到达；B. 在前象限，盂唇前下撕裂可通过前入口（AP）和 5 点位入口站到；C. 在前下象限，前下关节囊撕裂可通过 5 点或 7 点位入口到达；D. 在后下象限，后盂唇撕裂可通过 7 点位入口到达。

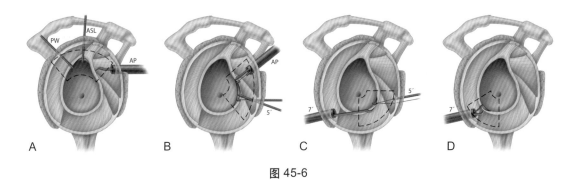

图 45-6

■使用套管建立前上方入路，在肱二头肌腱后方和冈上肌腱前缘进入肩关节（图 45-7）。这是最大范围观察关节囊韧带损伤的入路，最易于辨别软组织（A）和骨（B）的特殊损伤。

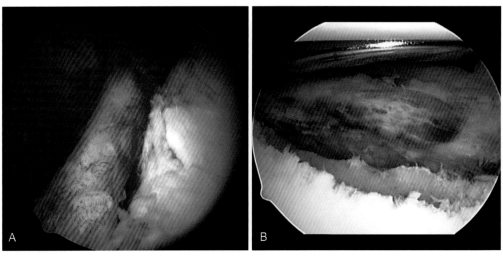

图 45-7

▪建立一个前正中入路，置入一个 8.25 mm 的清晰套管，在肩胛下肌腱上缘，以约 45° 角进入关节盂的关节面。这个入路用于置入锚钉和使用特殊的过线器。

▪如果损伤向后方延伸，使用腰穿针穿位在后方建立一个 7 点入路。以合适的角度进入关节内，如果需要，在关节盂下方部分，置入缝合锚钉，或沿着关节囊韧带复合体置入过线器。

▪通过前上方入路观察，使用剥离器从上方的关节囊向肩胛下肌松解。磨削关节盂颈，以促进愈合（图 45-8）。

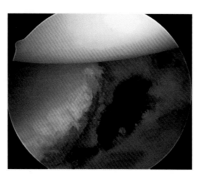

图 45-8

▪如果需要，从前上方入路观察，进行后方关节囊皱缩术，延长至下盂肱韧带后束止点。使用磨挫，磨除软组织至新鲜创面，旨在刺激皱缩区域炎症反应，但不损伤组织。

▪使用过线器，穿过 PSS 缝线，在约 6 点位置进丢约 1 cm 关节囊皱缩术。务必确保针从关节囊处穿出，在合适的位置通过盂唇下方。当缝线穿过后，即可打结，但也可先将多根缝线穿过后保留在套管外，最后打结。总体来说，盂肱下韧带后束止点上方可穿过 3 根缝线。

▪现在进行 Bankart 损伤的前半部分手术。磨削关节盂颈前部，松解关节囊和盂唇复合体，以方便从上方进入。计划植入缝合锚钉位置，应尝试着在 3 点钟位置下方植入 3 或 4 枚锚钉（图 45-9）。

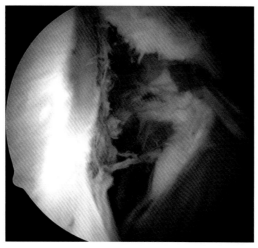

图 45-9

▪在腰穿针定位下，经皮在 5 点位置的最下方植入锚钉，这是最佳的位置。腰穿针与关节面成 45° 角置入。穿刺导针在颈部 5 点半位置置入，在关节表面磨 1 ～ 2 mm，最后植入带线锚钉。为了在低水平位钻取最佳骨区域，可经皮使用带角度钻头和锚钉插入器，如 JuggerKnot（Bioment，Warsaw，IN）。在这个位置可以进行极好的内固定（图 45-10）。

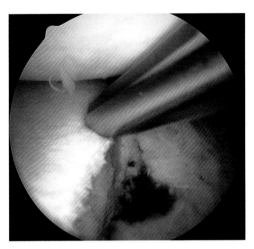

图 45-10

■第 2 颗和第 3 颗锚钉可以使用单股或者双股的锚钉，通常使用生物复合材料的双股锚钉。应用这种技术，用过线器从后下方通道里将下方的缝线引出，在锚钉的远端有效缝合关节囊和盂唇，将 PDS 线从后下方通道牵出后，将其可靠固定在下盂唇锚钉的缝线上，再次从前侧通道引出，用抓线器将两股缝线（不包括第一个线结）从后方通道内引出，最后打结，镜下收紧线结（图 45-11）。

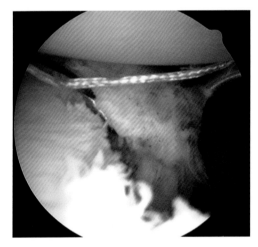

图 45-11

■将穿过盂唇、关节囊的第一个结打牢，使盂唇在关节盂边缘形成隆起，造成前方"隆突"(bumper)。自前方套管将上方 2 根缝线从后方套管抽回。使用过线器将 1 号 PDS 缝线穿过关节囊和盂唇，从后方套管拉出，牵引第 2 根缝线穿过关节囊，从前方套管拉出，将关节囊在盂唇处牢固打结，再次获得关节囊良好的固定（图 45-12）。

■以同样的方法置入第 3 枚单线或双线锚钉。有时依据撕裂的类型和累及的组织，低位的锚钉可采用单纯缝合修补或褥式缝合，根据术中具体情况决定。置入 3 或 4 枚锚钉，锚钉间间隔为5 ~ 7mm。将结打牢，再次形成一个软组织"隆突"。此时，如果皱褶缝合还没打结，应从后方套管打牢结。我们的经验是，在锚钉置入后，在手术中先把结打牢，但有些学者喜欢过后再打结（图45-13）。

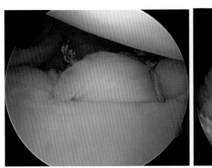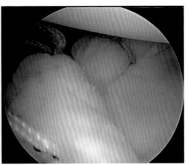

图 45-12

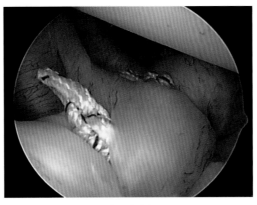

图 45-13

■如果患肩过度松弛或 Bankart 损伤伴有明显沟槽征 (sulcus)，将前正中入路套管退出至关节囊外，进行肩袖间隙闭合术。将 1 根新月形过线针自下盂肱韧带下部几毫米处穿入，从关节内穿出。线的一端留在关节腔外，从前正中套管使用穿刺装置，将线的另一端从关节腔内拉出。在上盂肱韧带水平抓住缝线的关节腔内端，从套管拉出，采用 SMC (Samsung Medical Center) 打结技术在关节囊外打结。通常，如果考虑轻度外旋缺失被这些辅助缝合的稳定性抵消，可在肩袖间隙穿过两条缝线（图 45-14）。

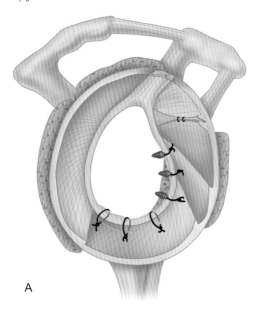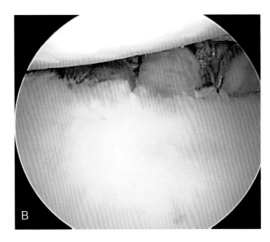

图 45-14

■手术完成后，采用 poliglecaprone 25 缝线（Monocryl）进行皮下缝合，关闭入路。用无菌敷料包扎，UltraSling 吊带固定（DJD，Vista，CA）。

术后处理

术后悬吊带固定 4 ～ 6 周。术后 2 ～ 3 周进行物理治疗。术后 2 ～ 8 周进行主动辅助活动，术后 8 ～ 12 周进行等长力量练习。术后 12 周，运动员可恢复伤前训练和负重训练。术后 6 个月，根据患者活动度和肌力恢复情况（与健侧比较），可参加接触性运动（表 45-1）。

表 45-1　Bankert 修复的康复计划	
术前目标	
1. 独立完成术后训练计划	
2. 在无痛情况下，在独立稳定活动范围内进行等长等强力量练习	
第一阶段	
术后 1 ～ 2 周	如果患者已经达到术前要求，则不需要物理治疗
1. 钟摆练习	
2. 肘、前臂、腕主动辅助活动	
3. 腕等张和抓握练习	
4. 全天使用吊带	
术后 3 ～ 4 周（物理治疗，每周 3 ～ 4 次）	**目标（第 4 周结束时）**
1. 术后约 15d，开始物理治疗	1. 个体化的家庭锻炼计划，每日 2 次
2. 下列范围内被动活动	2. 被动活动最大屈曲 150°
屈曲＜ 160°	3. 被动肩胛活动最大 150°
肩胛活动＜ 150	4. 被动活动外旋最大 40°
3 周时中立位外旋 30°，4 周时 40°	5. 45° 肩胛位被动内旋最大 60°
45° 肩胛位内旋＜ 60°	6. 腕、肘主动活动
3. 支具保护下轻度主动辅动活动	注意：
屈曲＜ 160°	1. 除物理治疗期间，均以吊带保护
如上中立位外旋	2. 不能被动外展
4. 屈曲时进行滑板运动	3. 上臂外展时不能内旋
5. 肩胛活动锻炼	
前伸 / 回位	
上举 / 回位	
术后 5 ～ 6 周（物理治疗，每周 3 ～ 4 次）	**目标（第 6 周结束时）**
1. 下列范围内被动活动	1. 个体化的家庭锻炼计划，每日 2 次
屈曲＜ 170°	2. 被动活动最大屈曲 170°
肩胛活动＜ 160°	3. 被动活动肩胛最大 160°
外旋 45° 肩胛活动＜ 60°	4. 45° 肩胛位被动外旋最大 60°
内旋 45° 肩胛活动至 60°	5. 45° 肩胛位被动内旋最大 60°
在家中，正常范围内内收	6. 在家中，正常范围内内收
2. 主动辅助活动——手杖、推车、助行器	注意：
3. 在体侧接近最大（25%）的等长内、外旋及外展	1. 睡觉时或在拥挤的地方，用吊带保护
4. 肩胛接近最大的抗阻力前伸 / 回位和上举 / 回落	2. 不能被动外展
5. 主动活动——侧卧位伸展、划动、仰卧位前伸和反 Codman 运动	3. 上臂外展时不能内旋＞ 45°

表 45-1　（续）

第二阶段——逐渐进行主动活动和力量练习

术后 7 ～ 8 周（物理治疗，每周 2 次）

1. 按照下列限制性被动 ROM 练习
   正常范围内的屈曲练习
   正常范围内的肩胛活动
   第 7 周末达到外旋 70°，肩胛活动达 70°
   第 8 周末达到外旋 90°，肩胛骨活动 70°
   正常范围内的内旋活动
2. 必要时行持续性主动或辅助下的 ROM 练习
3. 主动活动，90° 的屈曲和肩胛骨活动
4. 允许的情况下行等张力量练习
   负重 1 ～ 2 lb 时的屈曲和肩胛骨活动
   负重 1 ～ 2 lb 时的内、外旋转活动（包括侧卧）或橡皮带
   练习（站立）
   俯卧位时的伸展和划船运动，水平位外展＜ 90°
   二头肌收缩和三头肌的伸展运动
5. 上半身的耐久性练习
6. 本体感觉训练（对着墙壁的拍球练习，负重的反 Codma
   练习，接近最大的人为抵抗的神经肌肉本体练习）

目标（第 8 周结束时）

1. 独立完成家庭锻炼计划，每日 4 次
2. 无痛情况下间断性佩戴吊带
3. 被动屈曲达到正常范围
4. 被动肩胛骨活动达到正常范围
5. 在肩胛骨达到 90° 时，被动外旋达到 70°
6. 被动内旋达到正常范围
7. 在正常的肩胛机制下，主动屈曲和肩胛骨活动
   达 90°
8. 可将 2 lb 的重物举至眼水平高度
9. 正常的肩胛带机制下，独立完成洗漱和穿衣动作
10. 能伸手到背后拿钱包
注意：
1. 避免极度外旋和外展
2. 轻负重的或频繁的等张力量练习

术后 9 ～ 10 周（物理治疗，每周 2 次）

1. 被动外旋达到 90°，肩胛活动达正常范围
2. 逐步达到正常范围的主动活动
3. 逐步进行等张力量练习：Jobe 肩袖计划
4. 开始下列等张力量练习：外侧下推、夹壁向上推墙、加
   速练习、投刺练习
5. 更进一步的本体感觉恢复包括在不稳定表面上午行渐进
   性负重练习
6. 进一步的耐力练习包括上肢和全身

目标（第 10 周结束时）

1. 全方向上的正常范围被动活动
2. 全方向上的正常范围主动活动
3. 屈曲时达 4/5 级的手动肌肉测试
4. 肩胛活动达 4/5 级的手动肌肉测试
5. 4/5 级外旋肌力
6. 4+/5 或以上内旋肌力
7. 5/5 级伸直肌力
8. 能将 1 加仑（1 加仑 =3.78 L）奶放入冰箱
9. 能将 5 lb 重物上举至眼水平
10. 能上举 2 lb 重物超过头顶
注意：
评估后关节囊的紧张度，必要时伸展练习

术后 11 ～ 14 周（物理治疗，每周 2 次）

1. 进一步等张力量练习：增加对抗的力量
2. 进一步 90° 外展位的内外旋等张力量训练（橡胶带，负重）
3. 适当时进行皮球（Plyoball）练习
   过胸练习
   侧向投掷练习
   过顶投掷练习
4. 必要时增加等张力量练习

目标（第 14 周结束时）

1. 独立完成家庭等张力量锻炼计划
2. 屈曲肌力 5/5 级
3. 肩胛活动肌力 5/5 级
4. 外旋肌力 5/5 级
5. 内旋肌力 5/5 级
6. 能上举 10 lb 重物至眼水平
7. 能上举 5 lb 重物过头
8. 恢复正常的工作状态
注意：
术后 6 个月以内不能做坐位双手向两侧按压座椅或是
双手向下按压文件夹等动作

　　Bankart 损伤的修复，主要是对因反复损伤或急性外伤所导致的前方关节囊破损进行稳定。在早期康复阶段，首要目的就是保护前关节囊的组织愈合。在这一阶段，避免极度外展 / 内旋是非常关键的。本建议只是一个指南，具体实施时尚需要根据临床情况和在医师的指导下进行

肩关节不稳的治疗：关节囊移位、后囊移位、关节镜下囊移位

Barry B.Phillips

关节囊移位术用于肩关节多向不稳定。不仅精简了手术方法，也减少了关节囊松弛。根据最大不稳定性的方向，该入路可以是前路或后路。

关节囊移位

■ 术前对患者进行仔细检查和询问，以确定最不稳定的可能方向。在全身麻醉后，再次评估肩膀的不稳定性。前路不稳定的测试是在手臂外旋和伸展在不同水平的外展。下不稳定性测试在 0° 和 45° 外展的手臂。后侧不稳定的测试是在不同水平的前仰角上，手臂在内部旋转。如果这个检查和术前评估与前下不稳定相关，则使用前路。

■ 将患者置于一个倾斜的位置，使肩部的前背部暴露在外。松开手臂。在桌子的一侧安装一个扶手板。

■ 在腋窝前缘至喙突的皮肤皱褶处切开 9 cm 的切口。

■ 在头静脉内侧形成三角肌间隙，并向外侧收回三角肌。将锁胸筋膜分开，并将附着在喙突内侧的肌肉收回。

■ 外部旋转手臂，把表面的一半肩胛下肌肌腱的厚度变为肱二头肌横向内侧 1 cm。让肩胛下肌腱的下半部分附着在关节囊的前部，并在肌腱的上半部分用缝线固定并在内侧缩回。重要的是肩胛下肌的这个表面部分是自由的，这样肩胛下肌的活动就不会受到束缚（图 46-1）。

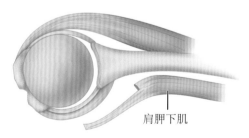

肩胛下肌

图 46-1

■ 用不可吸收缝合线缝合肱骨中部和上部韧带之间的缝隙。

■ 切开肱骨中、下盂韧带，形成 T 形开口（图 46-2）。

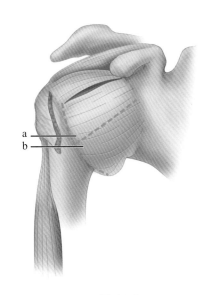

图 46-2

■保护腋窝神经和外部旋转手臂，开发一种关节囊分离器（图 46-3）。

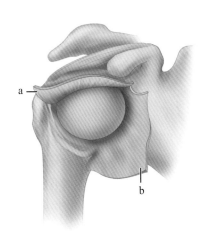

图 46-3

■检查关节内部，去除任何骨软骨体或唇状骨。

■对后囊下皮瓣进行前后牵引后不稳定性试验，评估皮瓣的新位置。

■使用刮刀和一个小凿，在肱骨颈前沟和下沟的骨头上开一个浅槽，如图所示。将包膜瓣缝合于肩胛下肌腱残端及保留于肱骨上的包膜部分，使包膜瓣紧贴生骨槽。可以用缝线锚来固定关节囊，一般这是首选的。

■所选择的关节囊皮瓣必须减少后部张力。先缝合下皮瓣，将上皮瓣向下拉至上皮瓣上方缝合，使肱骨中段韧带向前加固被膜，起到反下半脱位的吊带作用（图 46-4）。

■手臂轻微弯曲，手臂外侧旋转 10° 左右，关节囊前部用不可吸收的缝线重新连接。Biglianial 建议将手臂保持约 25° 外旋和 20° 外展来修复关节囊。对于投掷运动员，他们建议相对较多的外展和外旋，以确保全范围的关节活动度。

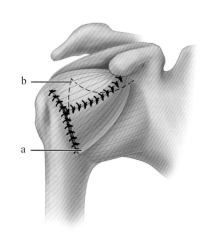

图 46-4

- 将肩胛下肌腱置于二次连接的前部分，并在正常位置重新连接肌腱。
- 用可吸收缝线缝合三角肌间隙和用皮肤缝合器缝合皮肤后，用轻塑料夹板保持手臂在一侧保持中度屈伸和大约 20° 的内旋。

术后处理

- 手术后，肢体放置在一个合适的肩膀固定器，肩膀进行 30° ～ 40° 的外展和轻微的外部旋转。术后第 3 天，立即开始肘关节、手腕和手的活动范围训练，并增加 Codman 肩部训练。外旋至 10°，前仰至 90°，等距练习于 10 d 后开始。在 2 ～ 4 周内，等距强化继续进行，外部旋转增加到 30°，向前提升到 140°。在 4 ～ 6 周时开始进行阻力练习，外旋增加到 40°，前仰到 160°。6 周时，外旋增加到 50°，前仰增加到 180°。在 3 个月时可以进行外部轮换。在投掷者的主要使用侧肩部，外旋应进展得更快，但进展太快可能导致复发性不稳定，特别是在青春期后期的患者。
- 内外旋转器抑制前后移位，在冈上肌和三角肌中部抑制移位。完全恢复肌肉功能是必要的，以保护修复的完成，因为正常情况下，关节囊和韧带的功能只是作为一个制约。提升超过 9 kg，禁止参与体育 9 个月，直到肌力正常。韧带愈合在 1 年后更加成熟，建议患者不要以仰泳或蝶泳的姿势游泳，不要过度使用所涉及的手臂，不要在术后第一年参加接触性运动。

经后路的下关节囊移位

- Neer 和 Foster 描述了一种通过后入路进行下关节囊移位的手术。在这个过程中，后囊纵向分裂，沿着肱骨颈的囊附着体尽可能向前和向下释放。上囊为下向进囊，下囊为上向进囊。冈下肌被切断，使其重叠和缩短，为后囊增加进一步的支撑。这个手术消除了腋窝和赘肉。后半脱位综合征是指非创伤性后脱位复发的后囊膜移位手术。
- 后路手术时，将患者置于手术台上，侧卧位，受累的肩部朝上。患者被固定在原地。
- 在肩峰后部和肩胛骨上垂直切开 10 cm（图 46-5）。

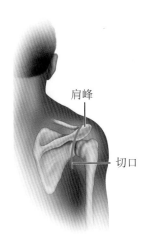

图 46-5

■切开皮下组织，暴露三角肌。从分裂的三角肌区内侧 2 ～ 3 cm 的后外侧向肩峰扩展 5 ～ 6 cm。为了保护腋窝神经，三角肌不应在小圆肌以外远端分开。在肌肉个体中，三角肌可以经肩胛骨或肩峰反射（图 46-6）。

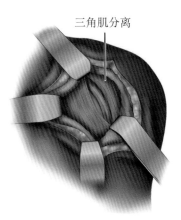

图 46-6

■暴露小圆肌和冈下肌，扩展这些肌肉之间的间隔（图 46-7）。

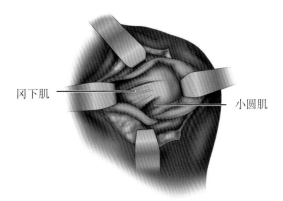

图 46-7

■斜切冈下肌腱，使浅表肌腱稍后用于加固关节囊后部（图 46-8）。

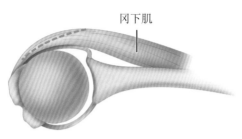

冈下肌

图 46-8

■在关节囊后部的后囊处开一个 T 形口（图 46-9）。

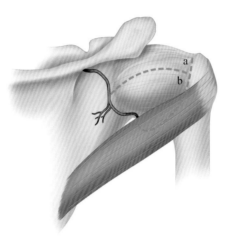

图 46-9

■在最初的关节囊纵向切口上方形成一个合适的 1.5 cm 皮瓣形成一个囊膜。

■保护腋窝神经，使手臂逐步内旋，将囊膜从肱骨颈部周围分离到胼胝体前部，形成下囊袋皮瓣。

■将小圆肌从关节囊中取出并保持完整。

■分离关节（必要时添加肌肉松弛剂），以便可以提前检查肩胛盂唇。如果肩胛盂唇的前部分已被分离，再向前做第二个入路，通过这个入路将肩胛盂缝合到肩胛盂骨上（Bankart 修复术）。如果唇前部分完好，将囊膜后部分向后拉，以消除下囊，减少前囊松弛（图 46-10）。

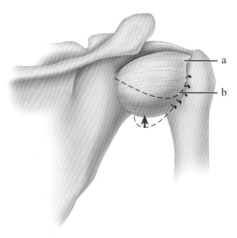

图 46-10

■用刮除器和一个小凿在肱骨颈沟处开一个浅槽，使囊膜瓣接近骨质。当关节囊被重新附着时，保持手臂轻微伸展和适度的外旋。

■在皮瓣张力调整的过程中，Bigliani 建议保持肢体 5°～10° 的外旋、10°～15° 的外展以及中立的弯曲和伸展。先重新接上上皮瓣，同时向下拉，以消除后囊。然后，画出较长的下皮瓣，并把多余的部分关节囊后方加固。使用冈下肌腱表面部分进一步加固关节囊的后部（图 46-11）。

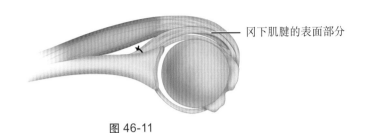

冈下肌腱的表面部分

图 46-11

■将冈下肌表面深层重新连接，保持主动的外部旋转，如果三角肌已经脱落，则小心地重新连接。

■闭合切口，通过从手腕到手臂中部和腰部周围的一个轻石膏夹板，弯曲 90°，使手臂保持中立的屈伸的 10° 的外旋，固定在一边的手臂。需要刚性的外部固定，以保持 10° 的外部旋转。

术后处理

■术后 6 周，肩部固定，手臂在一侧，轻微外展，中立旋转。一个塑料支架可以保持这个位置，支撑手臂的重量，防止修复过程中的下压。手术后 6 周，取下支架后，进行肩胛平面仰角、外旋和等距关节活动度训练。在接下来的 3 个月里，这些训练将会发展成一个完整的强化计划。超过 150° 的仰卧起坐可能会对修复造成压力，避免在 3 个月内避免练习。术后 9 个月至 1 年内禁止游泳、投掷等体育活动。

关节镜下囊移位

■关节镜下关节囊体积缩小与切开技术相比，复发率更低。

■在对麻醉患者进行检查并确定其过度松弛的程度后，将患者置于侧卧位，并保持这个姿势。小心垫着骨突起。在下肢使用加热毯和压缩装置。把手臂放在 45° 弯曲的架子上并附加 10 磅的牵引。在手术过程中，如果需要轻微的牵引力，需要一个助手来调整肩膀的位置以获得最有利的视野，并在前方或后方施加轻微的压力，这是很有帮助的。

■勾勒出皮肤上的骨性标志和潜在的入口位置。在肩峰后外侧缘约 3 cm 远和略向内侧的一个后入口定位肩部。前入口是前上的横向位置和前中央区，通常在喙突内侧 1 cm。在手术后期，将 8.25 mm 的套管放置在后中央和前中央入口。前上入口可直观显示。

■在关节镜下用小锉刀打磨待修复部位周围的关节囊和盂唇。通常从肩胛盂韧带附着点开始，在 9 点位置向前延伸到 3 点位置。修复软组织。

■从肩部最不稳定的一侧开始，根据大小和关节囊松弛的程度，用 1 cm 的褶皱状咬钳将关节囊折叠起来。从下往上开始，每一次都向上推进，并通过缝合穿梭装置穿过盂唇。可使用 45° 光谱缝合穿梭装置普通 1 号 PDS 缝线通过之并用滑动结打结，确保结系在关节面边缘。

■如果要通过不可吸收的缝线，则使用缝线穿梭机夹紧缝线。拿 1 cm 针穿过关节囊，退出侧上唇。将针在唇上和唇下进行穿刺，同时向上向关节囊施加张力，向上推进关节囊。将缝线从后套管中取出，将不可吸收缝线向前穿过工作套管。

■如果要放置缝线，使用同样的技术，用缝线穿梭机将关节囊从唇上掐起，然后将缝线取出。从后套管取出缝合线的第二段，并将其带至前套管。把线缝好。也可以使用 8 字形缝合。将同一条缝线的前侧至后侧穿过关节囊和唇瓣两次，再将其前侧取出绑紧。

■将关节囊皱襞向下移动，注意不要太深或离唇太远，以免影响腋窝神经。把这个位置延长到 9 点钟位置附近。

■关闭旋转器间隔。对于含有明显的多向不稳定性，将前套管取出到关节囊前方后，使用频谱缝合来完成。将一条 PDS 穿过肱骨中韧带的上部，然后用一个穿通器在肱骨上韧带的上部夹住它。先用两根缝线缝合间隙，然后用同样方法关闭后关节囊，方法是在关节囊两侧缝合，然后在关节囊外用套管关闭后囊膜。这些技术最易从后入口可视化地完成，然后将关节镜移到前上方入口，关闭关节囊。

■用角质层下单晶缝合线关闭关节镜入口，放置无菌敷料。

术后处理

■中度旋转的手臂可用超声检查。手术后，将手臂吊在吊带中 6 周。

切开修复肩袖撕裂

Robert H. Miller III • Frederick M. Azar • Thomas W. Throckmorton

肩袖修复的主要目的是减轻疼痛，这可以通过切开手术或关节镜技术来完成。功能的改善取决于患者的年龄、撕裂的大小和术后康复计划。外科手术适用于急性肩袖损伤的患者手臂突然受到极限的旋转暴力。手术禁忌：肩袖撕裂合并僵硬的患者；注意在修复前必须校正僵硬。

切开修复肩袖撕裂

- 将患者置于半直立的位置，头部抬高 30°～35°(沙滩椅位置)。在肩胛骨内侧放置毛巾或静脉注射袋以使其稳定。这种高度通常使肩峰上表面垂直于地面，使肩峰截骨术操作方向垂直于地面。将手臂悬垂，允许肩膀转动。
- 勾勒肩胛骨的骨轮廓，包括肩峰外侧缘、喙突和肩锁关节。
- 沿着标准规定的皮肤切口线 4、6、10 cm，注射 10 ml 的 1∶500 000 肾上腺素减少出血。
- 从肩峰外侧到肩峰前侧向喙突方向切开，并在喙状骨外侧切开（图 47-1）。

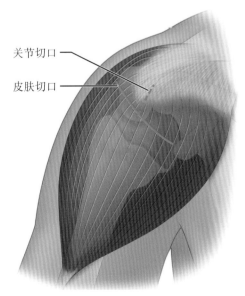

关节切口

皮肤切口

图 47-1

▪皮下组织松解后，确定三角肌前束和中束之间的缝，从肩峰远端的边界（避免腋神经损伤）朝肩峰前外侧移动扩展（图47-2）。

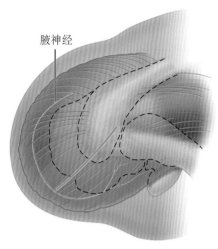

腋神经

图47-2

▪三角肌可以是附着的，也可以是与肩峰分离的，这取决于外科医生的选择。我们倾向于先把三角肌留下，如果情况允许，以后再把它分离出来。

▪使用此方法，将带骨膜的三角肌瓣的骨膜抬高2 cm至肩峰上表面（图47-3）。

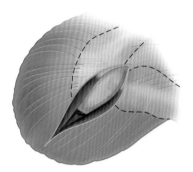

图47-3

▪向内侧移动，直至肩锁关节（前关节囊通常包含在皮瓣内）及肩峰外侧方1 cm。有时这些骨膜附着体在抬高后会变得很脆弱，三角肌必须分离，然后通过钻孔固定到肩峰。我们发现，使用电灼烧与Bovie针通常可确保更厚的皮瓣。

▪正确的三角肌分离的重要性怎么强调也不过分。必须保留一个安全的组织袖套，以便缺损闭合或将三角肌重新附着到肩峰。如果没有安全的三角肌附着，肩峰成形术的效果会因三角肌功能的缺乏而打折扣。

▪抬高前臂后，切除喙肩韧带。也可用灼烧法，因为喙肩动脉的肩峰支包含在韧带中，电灼烧法可以暴露整个肩峰下间隙。

▪暴露肩峰下间隙后，从肩峰下表面切除关节囊、粘连和软组织。关节囊很厚，很容易被误认为是肩袖。滑囊可以通过它与肩峰下表面的连续性和它的单侧外观来识别，而不是旋转肌袖的多层外观。

▪关节囊切除后，使用摆锯或咬骨钳切除锁骨前缘突出的肩峰部分。这将移除部分累及肩峰的组织，并将其固定在离体表面，使用摆锯或骨刀可更容易地完成肩峰成形术。我们更喜欢在这部分手术中使用摆锯，因为它比骨刀更易掌控，骨块可以将骨折线延伸到肩峰后侧（图 47-4）。

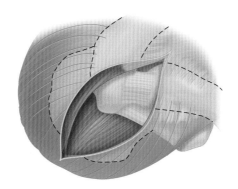

图 47-4

■从肩峰的前上侧面开始截骨，并通过肩峰的前 1/3 和中 1/3 的连接处继续截骨，包括从内侧到外侧的整个前肩峰。

■在手术过程中，使用弯曲的、钝的 Hohmann 牵引器或可塑牵引器下压肱骨头并保护袖带。

■用锉刀打磨粗糙的表面。

■触诊肩锁关节下表面，切除所有骨刺。

■如果有严重的退行性变，切除远端 1.0 ～ 1.5 cm 锁骨。根据术前的 X 线片和症状评估这一额外切除的必要性，不应常规进行。

■如果锁骨被切除，保持锁骨上囊完整，使三角肌修复更容易。不延长或削减锁骨超过 1.5 cm，以免影响喙锁韧带，使锁骨远端不稳定。

■标准肩峰成形术后，仔细评估肩袖撕裂。

■撕裂通常从冈上肌止点开始，并在肩锁关节下缩回到窝中。大多数不仅是横向的，而且有一个纵向撕裂共同组成，使他们成椭圆形或三角形。除了最小的撕裂，所有的撕裂都需要向前和向外侧推进，而不仅仅是向外侧，以恢复解剖位置和正确的肌肉肌腱单位长度。超过 2 ～ 3 cm 的撕裂提示可能合并有冈下肌腱的损伤。

■当缺损被确定并接近其大小时，注意力转向修复本身。通常，某种程度的松解是必要的。

■从冈下肌后部开始松解，使用钝性探针或手指松开关节内外的粘连。不要在小圆肌水平以下解剖，以免在冈上窝上缘附近的肩盂陷窝区域的四角空间腋神经或肩胛上神经受到损伤。冈上肌和肩胛下肌通过喙肱韧带与喙突基底部有筋膜连接。通过释放这些附件，可以方便地侧移回缩袖套（图 47-5）。

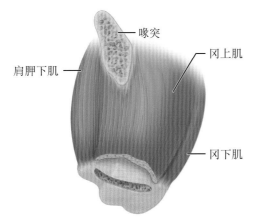
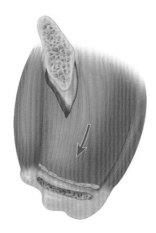

喙突

冈上肌

肩胛下肌

冈下肌

图 47-5

■继续向冈上肌前方移动。如果需要获得更多的空间，可到达远端 1.0 ～ 1.5 cm 的肩锁关节，但不应这样做，除非肩锁关节以下缺损存在。这个区域的喙肱韧带松解允许冈上肌进一步向外侧移动。

■如果冈上肌和冈下肌的肌腱被缩回到足够的长度，不能通过肌腱的活动来获得足够的长度，可在关节盂唇处切开关节囊。如果必要，将切口从后 8 点位置移至后 4 点位置（图 47-6）。

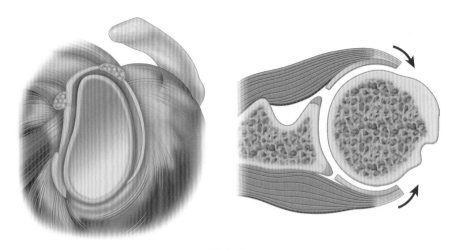

图 47-6

■在肩胛骨上使用第二个后切口来增加松解已经被描述过，但是我们没有这种技术的经验。

■移除活动肌腱的末端以获得原始边缘，注意不要将肌腱与上覆的关节囊混淆。松解的目的是获得足够强度的组织，在不损伤神经支配和不损害三角肌功能的情况下解剖定位修复组织，并减压肩峰下间隙，以防止修复后的肩袖组织进一步受到机械撞击。当这些目标完成时，就可以进行实际的修复。我们认为双排技术的效果最好，肌腱与骨在松质槽内缝合，并结合缝线锚定固定。这减少了主槽修复时的张力，增加了肌腱到骨愈合的表面积。

■没有不可吸收缝线，采用双环技术，上下均采用水平垫方式。这有助于将肌腱推入槽中。

■使用咬骨器或球头磨钻在大结节外露骨的长度上创建一个浅槽，以适应冈上和冈下肌腱的厚度。用球头磨钻或锉削削近端边缘（图 47-7）。

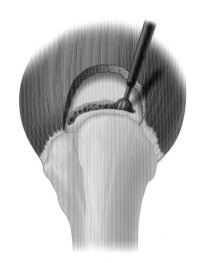

图 47-7

■以 45°角将两个或三个旋转缝合固定器放置在内侧槽，在肌腱自由端通过肩袖肌腱在内侧缝合 3 ～ 5 mm（图 47-8）。

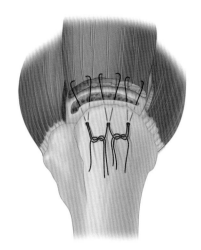

图 47-8

■钻孔缝合 2 ～ 3 cm 远的槽，将它们连接到梅奥针、毛巾夹或专业仪器（Concept, Largo, FL）上。注意在这个区域没有骨折或薄皮质骨，此处可能骨质疏松。空间内洞深至少 5 mm（最好 1 cm），在肱骨表面皮质分开并打一个适当的表面的固定结（图 47-9）。

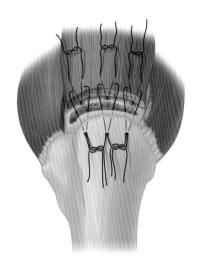

图 47-9

■用 4 ～ 5 个结将锚钉的缝合线固定在肌腱顶部，以防止缝合线材料受到撞击。在缝合时使用强力缝合线而不是 Kocher 钳或止血剂来拉动肌腱，以避免肌腱受到挤压损伤。我们偶尔会在游离肌腱边缘的两端做纵向切口，以便将肌腱置入槽中。这些可以缝合之前关闭。

■下一步从肌腱上的缝合锚钉上固定缝合线，完成双排修复。

■如果肱骨外侧皮质在缝合器绑紧或缝合隧道操作过程中发生骨折，可以使用锚栓进行抢救。锚栓在松质骨中似乎有足够的支撑力，在有问题的情况下是合理的选择。使用这些缝合线作为额外的杠杆，当绑下槽缝合线，并将它们绑在肌腱顶部与四个节，以防止冲击缝合材料。

■将三角骨膜从一侧缝合到另一侧，如有必要，用不可吸收缝线通过钻孔插入肩峰，确保再附着的安全。按常规方式逐层缝合伤口。

术后处理

■在标准的修复后，应戴一个外展枕头、低位的枕头吊带或肩膀固定器 6 周。为了避免粘连、废用性萎缩和修复的中断，在屈曲和外旋的辅助练习中可以摘除。术后 3 周修复效果最差，术后前 3 个月肌腱强度低于术中情况。根据经验，我们在 6 周时进行外旋等距练习，12 周时允许主动运动。患者需要注意的是，过度使用肢体可能会导致修复中断 6 ～ 12 个月，这取决于修复的大小、组织和修复的质量。

关节镜修复肩袖撕裂

Barry B. Phillips

关节镜修复肩袖撕裂

■将患者送往手术室之前，先行肌间沟（臂丛）阻滞麻醉。将患者置于侧卧位，用塑形垫和腰垫进行固定，以确保腋窝和所有骨性凸起不被压迫。维持肢体 30° 外展位和 10° 前屈位，用无菌平衡吊带牵引固定。对下肢应用加压设备，防止深静脉血栓形成。采用低压麻醉控制出血，使收缩压在 100 mmHg 左右，关节镜的进水压与收缩压差在 30 mmHg 以内。

■大范围铺单非常必要，确保手术单不影响手术。患者的头部到肩的距离至关重要。保持患者头部和躯干成一条线，注意不要影响手术位置。麻醉设施摆放成与胸部 90° 角位置，远离术野。

■在皮肤上仔细将骨骼解剖标志和入口位置画出。对于体型大、肌肉发达的患者或大的撕裂，可能需要另外的辅助后外侧入口。后外侧入口对于较小的撕裂和瘦小的患者不作为常规。前方入口为一经皮的通道，用于取线、放置缝线。使用腰穿针在肩峰的外侧缘经皮定位，并经皮置入缝合锚钉（图 48-1）。

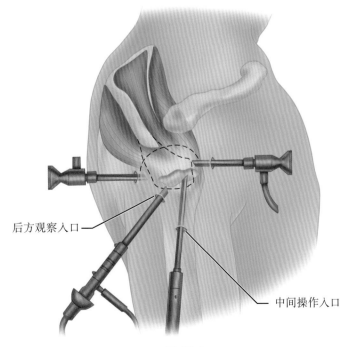

后方观察入口

中间操作入口

图 48-1

■距肩峰后外侧 2 cm 处做一后路入口以完整评估关节内结构。将镜鞘放入肩峰下间隙。鉴别撕裂的位置和形状。直接在撕裂中心上方做一外侧手术入口，通常位于距肩峰外侧缘 3 cm、肩峰前缘后方 2～3 cm 处。助手侧方牵引可以临时增大空间，便于观察和修复缝合（图 48-2）。

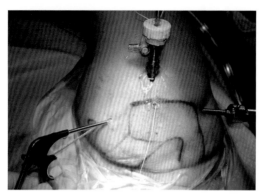

图 48-2

■彻底切除滑液囊，保证良好的视野和便于取线，有合适的适应证时实施肩峰下减压。仔细辨明撕裂的深度和类型（新月形、U 形或 L 形）。确定肌腱缩回的程度和活动度，并确保肌腱能够拉回覆盖区，如果不行，就无法在修复时以最小的张力复原并获得最佳固定。

■磨钻准备覆盖区骨床，不要去除过多骨质。磨削可增加出血，置入锚钉时会释放骨髓内物质，两者都有益于愈合。

■确定锚钉位置，分隔 1.2～1.5 cm 插入以预防结节骨折。确定双重负荷或三重负荷锚钉的位置，获得恰当的缝合肌腱的数量。准备单排修复、双排修复，或经骨对等修复。使用缝合锚钉双排修复可引起锚钉拥挤，经骨对等修复外侧一排置于结节下方可避免拥挤。

■对于＜ 1.5 cm 的小撕裂，通常使用双重负荷或者三重负荷锚钉。而对于＞ 1.5 cm 的撕裂，通常使用两个锚钉，分隔起始点 1.2～1.5 cm。如果撕裂达到 3 cm 或者更大，通常使用经骨对等修复，此时内排锚钉在离关节缝合 5 mm 处，外排锚钉在大结节外侧 5 mm 处，这样两排锚钉间隔 1.2～1.5 cm。

■在观察确定远排锚钉的位置后，电灼清除软组织，暴露其后插入旋转锁定装置的位置。

■手术修复中应注意应用边缘聚合及松解方法减少张力。尤其对于 U 形撕裂，边缘聚合技术常可以减小撕裂的大小，并使其容易修复到大结节上（图 48-3）。

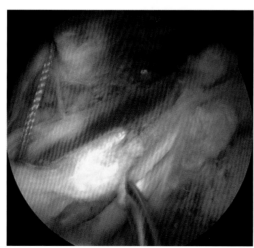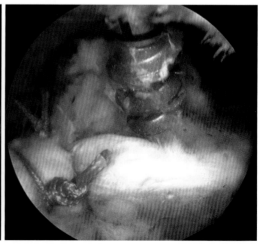

图 48-3

■对于 U 形撕裂的边缘聚合或 L 形撕裂的向内延伸，使用大的新月形缝合过线器，贯穿两侧的瓣叶，并回穿 2 号不可吸收缝合线通过两侧瓣叶，把它们预留用于之后打结。

■在撕裂的尖端处开始打结，从内到外。在可视条件下确定线性对齐撕裂恢复到正常解剖位置（图 48-4）。

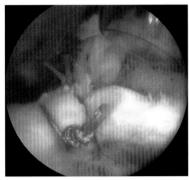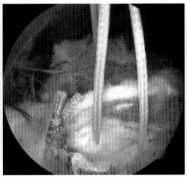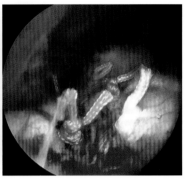

图 48-4

■对于更大的撕裂，使用经骨对等修复，在无过大张力下使其修复到解剖区域，将缝合锚钉逐步放入，首先是前面的锚钉，其次是后方的锚钉，通过经皮的小戳口，紧贴肩峰边缘以保证与骨干方向成 45°。包埋锚钉，确保其边缘完全进入骨质。前方的锚钉位于旋转弓的位置（图 48-5）。

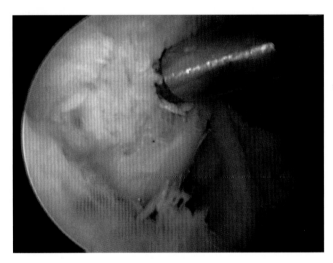

图 48-5

■使用蝎形缝合器（scorpion）褥式缝合肌腱，在腱腹交界以远 4 mm 处缝合，两线分开 7 mm（近似于 scorpion 的宽度）。夹住缝线，通过前面戳口带出，将其拉紧，止血钳钳夹线头固定。当通过缝线时，首先拉出前方的缝线，其次拖出后方（图 48-6）。

■最后，通过前方一个单独的戳口或者之前供锚钉通过的戳口，将所有缝线拉出、备用。先系紧后方的缝线，再系前方的缝线，前方通常是最后系紧，以确保肩袖前缘达到其解剖位置。当每根缝线打完结后，要么保留在套管外面，要么通过任一戳口拉回。

■在内排缝线系紧后，实施经骨对等修复。距内排远侧约 1.5 cm 处或足印远侧 6 mm 放置外排固定装置。使用旋转锁定保证肩袖的组织贴紧足印，但是注意不要张力过大，因为这可能引起锚钉拔出或对肩袖产生过大压力，影响血供（图 48-7）。

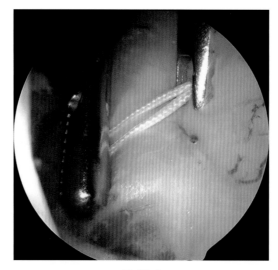

图 48-6

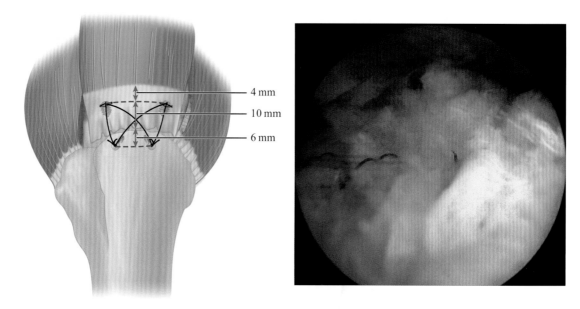

图 48-7

■完成后，活动肩部仔细检查，确保修复后肩袖与骨床间没有间隙，也没有肩袖肩峰撞击存在。

术后处理

术后恢复对于预后十分重要。对于大多数修复患者，主张吊带固定 6 周。10 周以后开始力量恢复锻炼，以免肩袖在早期康复阶段受到过度的牵拉。

II 型 SLAP 损伤的关节镜下固定术

Barry B. Phillips

II 型 SLAP（superior labrm anterior and posterior）损伤为盂唇和二头肌腱从肩胛盂的上部病理性分离。II 型损伤应行修复术，防止进一步发生肩关节不稳。50 岁以上的患者愈合能力差，发生关节僵硬和持续疼痛的可能性较大。一般来说，这些患者最好行肱二头肌腱固定术。

■患者侧卧位、上肢外展 30° ～ 45° 前屈 20°，5 ～ 10 lb 重量牵引。采用全身麻醉、盖上保温毯以防止低体温。采用关节镜泵以维持关节内压力 60 mmHg。在下肢采用一系列加压装置。

■在肩峰后外侧下 2 cm 建立一观察入口，前正中建立操作入口，进行常规关节镜检查。上盂唇间沟深度超过 5 mm、肱二头肌腱根部移位、通过（drive-through）征阳性和牵拉（peel-back）征阳性，均提示 SLAP 损伤（图 49-1）。

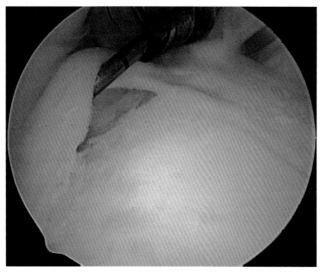

图 49-1

■使用带角度的关节镜探钩检查二头肌腱盂唇上方止点的稳定性。可以看到覆盖有关节软骨的正常的盂唇下间沟位于上盂唇下方内侧 5 mm。如果盂唇下间沟深度超过 5 mm，或在间沟内侧的盂唇止点很稀薄，可能存在 SLAP 损伤。

■使用探钩评估二头肌腱根部是否容易脱位。不稳的二头肌腱根部和上盂唇容易向肩胛颈内侧移位。有的时候，探钩探及二头肌肌腱根部不稳，同时上盂唇止点稀薄。这些病例表明内侧止点撕裂，需要去除撕裂、准备骨床、进行修复。

■在关节盂和肱骨头间上、下移动关节镜,观察是否关节镜容易滑过。尽管通过征(drive-through)是关节不稳的阳性体征,SLAP 损伤引起的"假性不稳"也可引起此征。

■牵拉征(peel-back)阳性可诊断为后方 SLAP 损伤,然而,单纯的前 SLAP 损伤通常 peel-back 试验阴性,但前述的其他关节镜下征象常为阳性。进行 peel-back 试验时,去除牵引,助手将患肢外展 90°、外旋 90°,关节镜下观察上盂唇。后方 SLAP 损伤时,在肩关节内行动态 peel-back 试验,会引起整个肱二头肌上盂唇复合体向内滑过关节盂缘(图 49-2)。

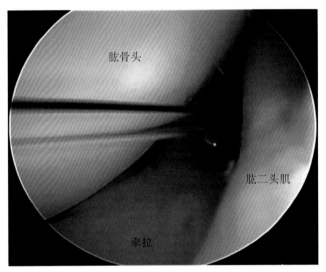

肱骨头

肱二头肌

牵拉

图 49-2

■当确诊为 SLAP 损伤,应立即修复,因为去除上盂唇隐窝后,可能发生肿胀而导致视野不清。对于 SLAP 损伤的修复,建立 3 个入口:标准的后方观察入口、前方入口正好位于肩胛下肌腱外侧缘上方、前上入口。前上入口正好位于肩峰前外侧角外侧 1 cm 处(图 49-3)。使用腰穿针准确定位此入口,以 45° 角进入盂唇前上角,从而利于准确置入锚钉。

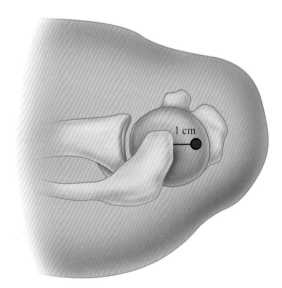

1 cm

图 49-3

■通过前方入口采用刨刀,在盂唇撕裂下方、关节盂颈上部准备骨床。仔细清理软组织至骨床渗血,但不去除骨质(图 49-4)。

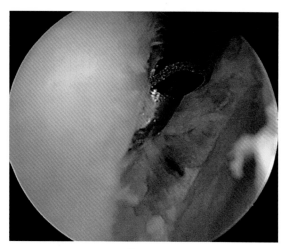

图 49-4

■采用小的缝合锚钉和简便的横穿盂唇缝合环，固定 SLAP 损伤（图 49-5A）。有效对抗 peel-back 机制的关键因素是在二头肌腱根部后方将缝合环的结打紧，此缝合环线连接于二头肌腱根部下方的锚钉（图 49-5B）。

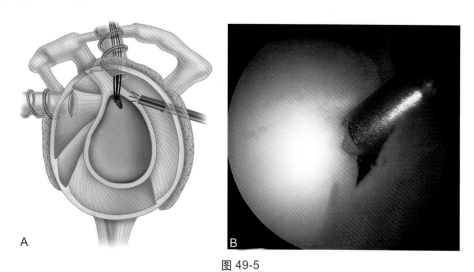

A

B

图 49-5

■为了防止缝线及缝合结撞击，在有些病例中，通过盂唇垂直缝合或二头肌腱后方水平缝合可起作用。实验研究表明不同的缝合方法的力量是相似的。无结缝合锚钉也可以防止缝合结撞击（图 49-6）。

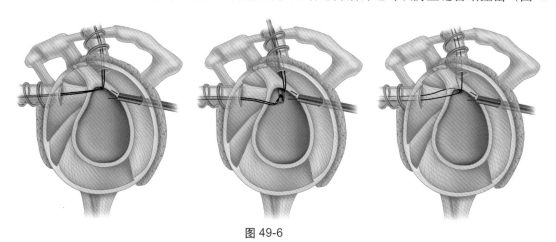

图 49-6

■对于向后方延伸至后上象限的上盂唇撕裂，应通过肩峰后外侧角外侧 1 cm 和前侧 1 cm 入口置入第二枚锚钉（图 49-7）。

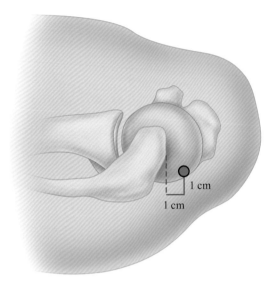

1 cm

1 cm

图 49-7

■通过这个入口置入导向器，使其直接穿过冈下肌腱的腱、腹交界处附近的肩袖。因为导向器的直径仅 3.5 mm，虽然通过后外侧入口，经标准的 7 mm 关节镜套管置入缝合锚钉更容易。但为了减少损伤入口处的肩袖，通过后外侧入口直接置入直径仅 3.5 mm 的导向器，仅用于置入锚钉，缝合过线和打结可通过前上入口完成。

■使用鸟嘴（Birdbeak）缝线器（Arthrex，Naples，FL）将缝合线穿过盂唇。45° 的鸟嘴缝线器是通过前上套管从后方向二头肌腱缝合的理想器械，22° 的鸟嘴缝线器最好用于通过前方套管从前向二头肌腱缝合（图 49-8A）。使用 Birdbeak 从上向下穿过盂唇后抓线；从前上方套管退出 Birdbeak，拉出缝合线。如果 SLAP 损伤向前方延伸超过 1 点位置，在该位置置入一单独的缝合锚钉，用以固定那部分盂唇。也可使用缝合过线装置，可以更准确地选择缝合位置，减少软组织损伤（图 49-8B）。

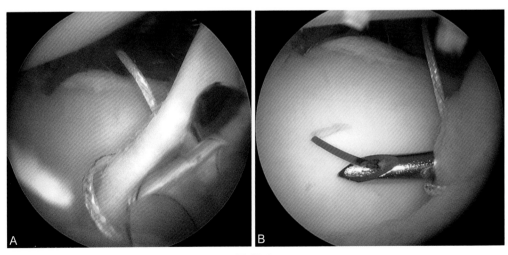

图 49-8

■关节镜下牢固地打结。缝合线围绕着盂唇形成简单的环，必须将这些环拉紧以中和 peel-back 力量。采用简单往返结，以推结器将结打紧。也可采用复合滑动结，至少三组结，然后再以简单往返结加固。

■完成 SLAP 修复（图 49-9）。

■完成修补后，再次行牵拉（peel-back）和通过（drive-through）试验，以确保这两体征为阴性，表明病变已被纠正。如果 drivethrough 征仍为阳性，应考虑联合关节囊紧缩术。

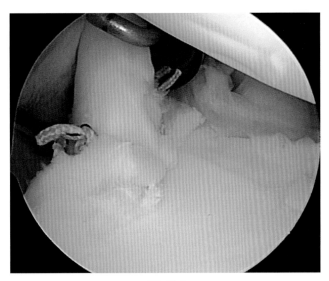

图 49-9

术后处理

手术侧上肢使用带一小枕的吊带。强调立即被动外旋肩关节（不外展），屈伸肘关节。行后下关节囊切开术的患者，术后第一天应该进行关节囊伸展活动（sleeper stretches）。术后 3 周，去掉吊带，开始被动上举活动。术后 3 ～ 6 周，在患者能够忍受的情况下，应在所有平面进行被动活动。没有行后下关节囊切开术的患者，此时开始行关节囊伸展（sleeper stretches）活动。术后 6 ～ 16 周，继续伸展和屈曲活动。继续行被动后下关节囊伸展活动，即外展位外旋伸展活动。肩袖、肩胛稳定肌和三角肌的力量训练应在术后 6 周开始。肱二头肌力量训练在术后 8 周开始。术后 4 个月，运动员可以在一个平面进行间断投掷训练。继续进行伸展活动和力量训练时，特别强调后下关节囊伸展。术后 6 个月，投掷运动员可以开始全速的投掷运动。术后 7 个月，允许进行从投球区进行全场全速投掷。应指导所有投掷运动员继续不定期地后下关节囊伸展活动。后下关节囊变紧可以导致一系列的病理变化，从而导致 SLAP 损伤。对于投掷运动员来说，再次发生关节囊紧张，会导致修复失败的风险加大（表 49-1）。

表 49-1　SLAP 损伤的修复方案

Ⅰ阶段：术后即刻

术后 0 ~ 2 周（Ⅱ和Ⅳ型）

1. 阻力下被动 / 主动辅助运动范围
   屈曲＜ 120°
   外旋 / 内旋＜ 30°
2. 屈曲下水平滑动 / 钟摆运动
3. 肩胛骨移动活动
4. 被动屈曲肘关节
5. 主动手、腕活动及抓握活动
6. 疼痛能忍受下静力锻炼法
   内旋 / 外旋
   外展 / 内收
   肩胛骨牵拉 / 收缩

目标（第 2 周末）

1. 能够执行家庭训练计划
2. 被动活动屈曲 / 平举达 120°
3. 被动活动外旋 / 内旋达 30°
4. 手、腕全方位的主动活动
5. 主动肘关节伸直达 30°；完全被动屈曲肘关节

注意：

1. 吊带保护
2. 不能主动收缩肱二头肌
3. 完全主动伸肘关节

Ⅱ阶段：主动活动 / 力量练习阶段

术后 3 ~ 6 周

1. 盂肱关节活动（Ⅰ和Ⅱ度）
2. 忍受范围内进行性被动活动
3. 进行性主动辅助活动 / 主动活动
4. 进行性肩胛骨移动训练（侧卧位时）
5. 肘关节屈曲——无阻力下
6. 低阻力下上部躯体锻炼
7. 开始在中立位橡皮筋外旋 / 内旋静立锻炼（跨立）
8. 有节奏稳定训练
9. 轻或适度人为阻力下本体感觉对角练习

目标（第 6 周末）

1. 能够独自执行家庭训练计划
2. 逐渐恢复全范围的被动活动
3. 当疼痛减轻、近端稳定性增加时，不再悬吊固定
   （3 ~ 4 周）
4. 恢复正确的肩胛带机制（肩胛骨肱骨韵律）
5. 全范围的肘关节主动活动（无痛）
6. 在理疗师辅助下，4 ~ 6 周后，全范围伸直活动
7. 可以梳头（如果是优势侧上肢）
8. 睡觉无障碍

注意：

1. 不能上举
2. 外展位外旋不超过 90°

术后 7 ~ 9 周

1. 继续进行性被动活动 - 如果需要，可更进一步活动
   （如果需要，增加关节活动Ⅲ、Ⅳ）
2. 肘关节轻重量屈曲活动（0.45 ~ 2.25 kg）
3. 上部身体锻炼增加强度
4. 如果可以，进行性等张训练（橡皮筋 / 轻重量）
5. 逐步进行节律稳定训练 / 恢复本体感觉对角训练
   ● 闭链训练（特别是爬墙法）

目标（第 9 周末）

1. 能独自执行家庭训练计划
2. 主动活动范围正常
3. 可以伸到背后拿钱包
4. 可以举起盘子放进与眼睛水平的橱柜里

注意：

不能举超过 2.25 kg 的重量

术后 10 ~ 11 周

1. 能忍受的范围内，进行性上述训练
2. 橡皮筋训练外旋 / 内旋 45° ~ 90°，增加速度 / 强度
   （必须在不痛的时候进行，并且应正确的力学方向）
3. 闭链肩胛骨稳定性活动（四足的、三足的、侧卧的）
4. 进行性本体感觉训练，包括在不平的路上进行性负
   重训练

目标（第 11 周末）

1. 肌肉训练，屈肘 4/5
2. 肌肉训练，屈肩 4/5
3. 肌肉训练，外展肩关节 4/5
4. 肌肉训练，外旋肩关节 4/5
5. 肌肉训练，内旋肩关节 4/5
6. 能够举起 1.35 kg 重物至过头的橱柜
7. 保持肩胛盂肱关节有节奏的力量训练和功能活动
8. 可以卷起袖子和系胸罩

注意：

不要单侧上举超过 2.25 kg 重物过头

表 49-1　（续）

Ⅲ阶段：高级力量训练以重返赛场

术后 12 ～ 15 周

1. 不断增加阻力 / 重复等张训练（运动、投掷、弓步）
2. 如果可能的话，进行健身球训练

　　胸前传球

　　过顶掷球

　　侧方投球

　　在墙上投球 100 下

3. 进行性肩关节力量训练（侧方拉伸，划船）
4. 如果需要，静力性力量训练

目标（第 15 周末）

1. 肩关节肌肉训练肌力达 5/5
2. 可以将超过 4.5 kg 的重物放入过头的橱柜

术后 16 ～ 24 周

1. 开始间断性投掷（理疗师介入）
2. 开始特别运动项目 / 功能训练
3. 如果需要，进行静力性训练

目标（第 6 个月末）

1. 重返赛场 / 选择性运动项目
2. 独立进行活动

　　SLAP 损伤后的建议。依据损伤类型，有不同的手术及康复方案。Ⅰ、Ⅲ型损伤以清创为主，二头肌腱稳定，术后康复依患者耐受情况进行，无特殊限制。Ⅱ、Ⅳ型因二头肌腱不稳需手术修复，建议限制活动范围及二头肌主动收缩。本计划应依据临床实际及医师建议调整

肱二头肌修复：切开手术的方法

Frederick M. Azar

近端肱二头肌腱断裂在 40 ～ 60 岁的个体中最为常见，常常是由于肌腱上的撞击或慢性微小创伤所致。在举重或其他体育活动（例如足球、橄榄球、足球、单板滑雪）或跌倒时，年轻人也可能会出现这些伤害。肱二头肌腱固定技术范围从开放到小切口，再到全关节镜。固定可以用缝合锚，干涉螺钉或骨隧道完成。

胸肌下二头肌腱固定术

- 患者取"沙滩椅"位，进行诊断性关节镜检查。
- 确定冈上肌与肩胛下肌腱之间的间隔，从内向外或从外向内制作标准的前入路。
- 在前路用探钩，将肱二头肌腱拉入盂肱关节，并评估其运动性和结构性的改变。由于肱二头肌腱的损伤最常见于结节间沟槽部分，所以关键是将该部分拉入关节内。
- 评估喙肱韧带和冈上肌以及肩胛下肌肌腱的损伤程度。
- 在前入路内使用关节镜下及射频消融器，将肱二头肌腱在其基底部切断。刨刀可用来清除近端部分，以获得更稳定的基底部分。
- 上肢外展内旋，触摸胸大肌腱下方边缘。沿着上肢内侧胸大肌下缘从上向下做一 1 cm 切口，并向下延长至 3 cm（图 50-1）。

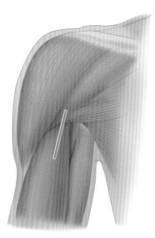

图 50-1

- 在切口位置注射加肾上腺素局麻药，用于皮下止血和手术周围止痛。
- 切开皮下组织，使用电刀止血。并清理脂肪组织，显露并辨认胸大肌、喙肱肌和二头肌。如果看不见解剖标志，可能是切口太靠外侧。如果看到胸大肌三角肌间沟内的头静脉，切口可能太靠近端和外侧。
- 看见胸大肌下缘后，以从近端 - 远端的方式切开喙肱肌和二头肌腱上方的筋膜。见到胸大肌水平纤维至关重要，在此水平下方切开。
- 在胸大肌下方用手指钝性分离，向上触摸肱骨前内侧，找出长、梭形的二头肌腱结构。
- 用小的 Hohmann 拉钩将胸大肌在肱骨近端向近端和外侧牵开（图 50-2）。

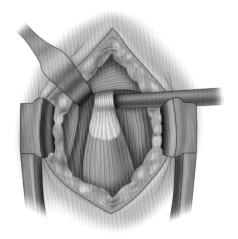

图 50-2

- 将一 Chandler 拉钩置入肱骨的内侧，轻柔地牵开喙肱肌和肱二头肌短头。避免过度向内牵拉，防止肌皮神经损伤。
- 找出二头肌肌腱，深入一直角钳，将肌腱拉至切口（图 50-3）。

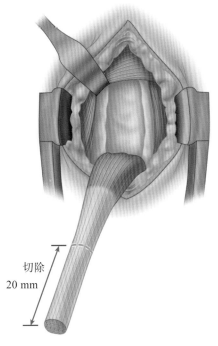

切除
20 mm

图 50-3

- 在胸大肌腱近端 1 cm 处，切开约 2 cm×1 cm 的矩形骨膜。

- 为了保证二头肌腱的紧张度，切除肌腱的近端部分，仅保留二头肌腱腹近端 20～25 mm 肌腱部分。

- 使用 Krakow 或 Whip 针、2 号不可吸收线在肌腱近端 15 mm 编织缝合。留够肌腱部分，以保证骨道内足够的界面固定，同时将二头肌的腱腹部分置于胸大肌腱下缘下方。这对于肌肉-肌腱单元的张力和美观方面是至关重要的（图 50-4）。

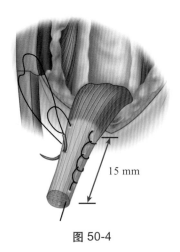

图 50-4

- 在大小结节间沟中远 1/3 交界处用导丝和 8 mm 的骨钻制做一 15 mm 的骨道。冲洗骨道的所有碎片。

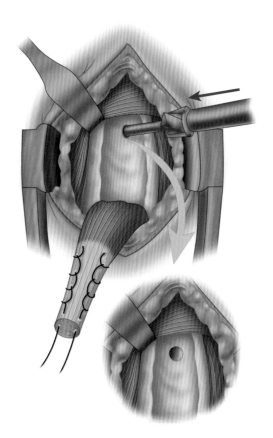

图 50-5

■将缝线的一端通过 Biotenodesis 螺丝刀和螺钉间（8 mm×12 mm），使缝线末端包裹在螺钉里。

■将固定肌腱的螺丝刀置入骨道，将螺钉在肌腱上拧入。当螺钉全部拧入骨道时，去除螺丝刀。

■将肌腱旁和螺钉内的缝线打结。既提供界面适配，又提供缝线锚稳定（肌腱 - 螺钉构造）（图 50-6）。

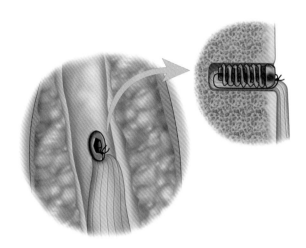

图 50-6

■固定完成后，腱腹交界处正好位于胸大肌腱下缘下方的解剖位置。

■按标准程序关闭切口，完成手术。

术后处理

前臂吊带在头 4 周内在睡眠过程中佩戴，清醒时仅在难以保持肘部被动弯曲位置时佩戴，或者进入公共场所时佩戴。吊带在 4 周后可以去除。而活动情况通常由肱二头肌腱手术情况来决定。如果仅做肱二头肌腱固定术，应该手术后 6 周加强活动。许多患者能够在 2 周内恢复活动，但需要告知患者风险。二头肌腱远端断裂通常发生在中年男性举重时，肘关节弯曲 90°，或当二头肌收缩时出现意外抵抗。二头肌腱断裂可以通过单切口或双切口（Boyd 和 Anderson）技术来修复。双切口技术可恢复旋后力，避免肘窝深部剥离的危险。

双切口技术修复远侧二头肌腱

■在尺骨的桡骨面前做一个 2 cm 长的横切口，在后外侧做一 6～8 cm 的切口（图 50-7）。

■切开深筋膜并触及肱二头肌腱。

■通过骨间膜确定原来的通道。

■在肌腱末端用 Krakow 锁定线缝数针，重点是下一针要紧挨上一针，避免扭折肌腱而使肌腱末端成束，这样会妨碍肌腱进入桡骨结节肌腱沟内。

■用一把长弯钳将肌腱由前方切口拉至后外侧切口，避免反复穿骨间膜，以降低异位骨化和继发滑囊炎的概率。

■加深后外侧切口，明确肘肌位置，将其由骨附着处锐性剥离，前臂旋前避免损伤骨间后神经。

■用 1 把 1/4 英寸（0.6 cm）骨刀在结节上开"活页窗"或骨槽。

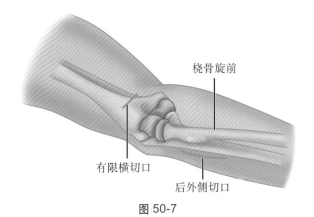

图 50-7

- 在"骨槽"的背侧钻两个孔。孔间留有 10 mm 的骨桥（图 50-8）。
- 将已经编织缝合的肌腱穿过骨间膜。
- 用缝线导引器将第一针缝线穿过骨槽由钻孔穿出。
- 将第二根缝合线与缝线导引器一起穿过骨槽并从钻孔中引出。
- 谨慎将肌腱上的缝线拉入骨槽。
- 牢固将缝线缝在骨质上，剪除多余的缝线。
- 屈肘 60° 闭合前切口。
- 松止血带闭合后外切口。

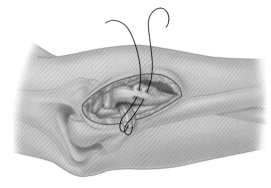

图 50-8

术后处理

屈肘 110°，前臂中度旋后，用石膏托固定。2 周后拆线，更换支具保护固定 4 周，可以进行被动屈伸活动，每周增加 15° ～ 20°，4 ～ 6 周时可以进行旋前、旋后活动度锻炼，6 ～ 8 周恢复完全活动范围，但恢复全部活动能力却需 12 ～ 16 周。

据报道，单切口技术的优势在于桡骨结节暴露少、外观好且异位骨化发生率低。缺点是成本高（硬件贵）、固定不安全，无骨槽助肌腱再血管化。

单切口技术修复远侧二头肌腱

- 做 3 ～ 4 cm 长的前纵切口，浅表肘前静脉可能需要结扎，分离保护外侧前臂皮神经。

- 找到回缩的二头肌腱，并用湿海绵包裹。
- 结扎桡侧返血管。
- 膝深拉钩能很好地显露桡骨结节，清理桡骨结节上的残留肌腱组织，刮勺剥离骨膜。
- 可用钻孔缝线固定、锚钉线 EndoButton 或肌腱固定术或界面螺钉固定肌腱。
- 当肌腱对合后，完全前旋和后旋前臂，确认肌腱滑动顺畅。

术后处理

屈肘 90° 固定 2 周后拆线，铰链肘关节支具防止伸肘超过 80°，允许完全被动的屈曲和被动的 90° 旋前旋后。6 周时每周增加伸直 20°，8 周时开始主动屈肘，12 周开始力量练习，16 周恢复随意活动。

肱二头肌修复：关节镜方法

Barry B. Phillips

关节内肌腱关节镜下经皮肱二头肌腱固定术

Sekiya 等介绍了一种方法，用于不要求高水平活动或举重物的中年患者。这种方法也适用于具有慢性二头肌腱炎合并撕裂、长头腱内侧半脱位，或伴有 SLAP 损伤的二头肌腱疼痛的患者。

- 患者取"沙滩椅位"或侧卧位。

- 从肩关节前方插入一腰穿针，通过肱横韧带和关节囊内的外方至二头肌腱沟。

- 在直视下，将腰穿针刺穿二头肌腱。通过腰穿针穿过一根 1 号 PDS 线（Ethicon, Cornelia, GA），使用抓钳通过前方入口将线引出。

- 通过肱横韧带，从肩关节前方插入第二根腰穿针，刺穿第一根缝线附近的二头肌腱，穿过第二根 1 号 PDS 线在前方入口将线抓出。

- 这两根缝线用于拉出 2 号不可吸收的聚酯缝线（SURGIDAC；U.S.Surgical, Norwalk, CT），穿过二头肌腱。将 2 号 SURGIDAC 缝线系到一根经肩前穿刺的 PDS 线尾端，将它自穿刺切口在肩关节前方套管拉出，使其穿过二头肌腱。然后将套管拉出的 SURGIDAC 缝线的尾部与另一根位于前方套管的 PDS 线连接，从肩关节前方回抽这根 PDS 缝线穿过二头肌腱，自前穿刺口引出。这样可以形成褥式缝合，在二头肌腱沟内将二头肌腱固定至盂肱横韧带。

- 重复上述步骤，打第二个褥式缝合，以固定二头肌腱。用不同颜色的缝线，可以使操作更清楚。

- 在二头肌腱被充分固定后，使用关节镜剪或咬钳横断缝合处的近端二头肌腱。

- 清理二头肌腱残端，直到上盂唇边缘光滑、稳定。

- 此时，将关节镜置入肩峰下间隙。建立外侧入口，进行其他的手术，如肩峰下减压或肩袖修补。避免切断之前的固定缝线。我们建议先进行肩峰下滑囊切除，再穿固定肌腱缝线。

- 在肩峰下间隙二头肌腱沟内，找到固定二头肌腱和肱横韧带的缝线位置，然后把缝线从外侧入口拉出。

- 接着使用标准的关节镜下打结技术，将缝线系紧。

- 吸出关节内液体及碎屑，标准方式关闭入口。敷料包扎切口，将肩关节悬吊。

术后处理

如果单纯行关节镜下肱二头肌腱固定术，术后立即开始被动钟摆运动和主动腕、手全范围活动。

术后 1 周，在理疗师的指导下，进行轻度的被动肘关节及肩关节各个平面的活动。肩关节需悬吊 4 周。术后 8 周，主动活动肩肘关节。术后 12 ～ 16 周，患者可不需要理疗师的帮助，在家自行训练。上肢无限制活动应在术后 4 ～ 6 个月。

肱二头肌腱固定术：关节镜手术或小切口手术

肌腱固定术可通过可吸收生物螺钉或两个 5 mm 带线锚钉完成。两种方法所承载的循环阻力大致相当，然而肌腱固定螺钉的最终拔出力量大于缝合锚钉。是否行关节镜手术或采用前方小切口 / 胸肌下小切口手术，远期效果相当。选择哪种手术，取决于手术医师对该技术的熟练程度和经验。

- 患者取 "沙滩椅" 位，上肢前屈 30° ～ 60°，外展 30°，内旋 20°，维持在 Mayo 手术台的衬垫上。
- 将一根 18 号腰穿针从肩峰前外侧角刺入，穿过肩袖进入二头肌腱。
- 将 1 号单丝线穿过 18 号腰穿针，抓钳将线从前方入口抓出。
- 用缝线标记二头肌腱后，使用关节镜篮钳从上盂唇外侧肌腱原止点松解肌腱。这就完成了盂肱关节镜过程中，二头肌腱固定术的准备。
- 触诊肩峰前边缘，在肩峰前 1/3 中点下方 2 ～ 3 cm 处做前外侧入口。外侧入路作为观察入口，前入路作为工作通道。
- 自前入口置入刨刀，去除所有的结缔组织。解剖标志和单丝线是用来定位二头肌腱沟里的肌腱。胸大肌肌腱的镰状韧带是可重复性标记，肱二头肌腱在这个结构的下方。
- 使用关节镜篮钳，辨认腱鞘并切开。使用电刀清理周围组织，探钩游离肌腱。向近端分离时靠旋转间隙外侧，避免过于向内，否则，在从二头肌腱腱鞘暴露出肌腱的过程中将导致肩胛下肌腱浅部止点的部分移位。
- 可以使用以下两种方法中的一种抽出肌腱。从前方入口使用探钩抓住单丝缝线，从该入口牵出肌腱或在肩关节的前外上侧使用腰穿针定位二头肌腱沟，在获得满意的角度和位置后，做入口切口，使用止血钳抽出肌腱。二头肌腱性部分相对较短，但可通过上肢屈曲 90° 以上得到延长。如果软组织中液体过度充盈，将使二头肌腱抽出困难。如果出现这种情况，将关节镜换至前方入口，从改良外侧入口牵出肌腱。
- 肌腱自前外侧入口抽出后，用止血钳在伤口皮外处固定肌腱，防止回缩。
- 肌腱固定的位置和紧张度对于解剖修复很重要。对于关节内肌腱，去除 20 mm 长度肌腱，肌腱断端做 15 mm 的 "编织缝合"，留出尾线。这样在肌腱固定时，可使编织部分的肌腱埋入，从而确保肌腱在骨道中的正确位置和合适的紧张度。
- 以编织线采用 Krakow 描述的肌腱锁边缝合法或总长度为 36 英寸（1 英寸≈ 2.54 cm）的 2 号纤维线（Arthrex，Naples，FL）在肌腱末端进行缝合。
- 在缝线的末端打个方结，在肌腱固定器插入过程中，保持缝线的紧张度，并可穿过固定装置。
- 允许缝线掉回肩峰下间隙。
- 在前方入口和前外侧入口置入套管，将缝线拉至前方入口，以便在准备骨隧道时，缝线不会阻挡。
- 采用外侧入口用于暴露，辨认出二头肌腱沟。
- 轻柔地清理软组织，使得二头肌腱沟容易被看见。应该避开二头肌腱沟外侧缘，因为旋前血管沿着此边缘走行。清理腱鞘和周围软组织，避免钻骨隧道时，肌腱插入骨隧道和置入界面螺钉过程中，软组织妨碍显露、操作。在钻取骨隧道前，容易辨认二头肌腱沟。

■器械方面，在前方入口使用 8.25 mm 套管，利于暴露及减少软组织充盈。自前外侧入口置入带套管的 2.4 mm 导针，针头插入二头肌腱沟的中点，冈上肌腱止点以下 10 ~ 15 mm，肱骨横韧带水平肩胛下肌腱止点的外侧。钻入深度为 30 mm，不必钻透肱骨后方皮质，这样会增加手术的风险。大部分患者，采用带套管 8 mm 镜下钻，可以获得合适的骨隧道置入肌腱，然后使用 8 mm 生物可吸收界面螺钉进行固定。

■使用肌腱固定器拇指衬垫上的测量器测量肌腱的直径。在导针引导下钻入 30 mm 标志处，二头肌腱固定螺钉的标准长度为 23 mm。

■骨隧道完成后，退出钻头和导针。

■组装肌腱固定器和手柄，将可吸收螺钉装在固定器远端。通常来说，8 mm 的骨道用 8 mm 的螺钉。

■将缝线从前外侧入口拉出。通过金属套环，将一根缝线尾端套住，自缝合器和螺钉手柄拉出，此时松松地抓住另一根缝线。通过固定器拉紧缝线，直至肌腱末端顶住固定器的顶端。将拇指衬垫顶住固定器手柄，以便不会干扰界面螺钉的置入，这一点很重要（图 51-1）。

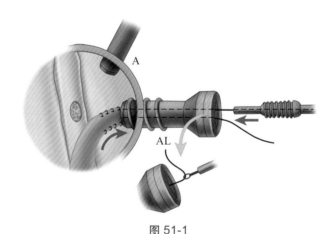

图 51-1

■使用外侧入口作为观察口，将肌腱固定器从前外侧套管置入。观察固定器顶端和肌腱，确保它们从套管出来。

■将固定器的顶端放在骨隧道的上面，插入直到肌腱到达骨隧道的基底部。用止血钳将套管固定器里的缝线拉紧。在固定器和肌腱均位于骨隧道的底部后，使用拇指衬垫抓住肌腱和缝线，并顶住骨隧道的基底部。要看见肌腱缝线部分消失在骨道里，方能确定肌腱进入隧道的长度是否适宜。

■将生物可吸收界面钉直接置入肌腱的顶部，直到螺钉的头部在内外侧结节间嵴以下。螺钉头部可以继续拧入，直到充满了二头肌腱沟的基底部。

■螺钉被适当置入后，从前外侧入口移除固定器。

■使用探钩梳理两根缝线；一根通过界面螺钉的中心，另一根从界面螺钉和骨隧道间拉出。

■采用关节镜下打结技术，在界面螺钉的顶端打多个简单结（图 51-2）。

■转至肩峰下间隙，彻底去除任何残留的软组织和碎片。

■旋转上肢以确保界面螺钉没有任何突出物，没有发生相关手术并发症。

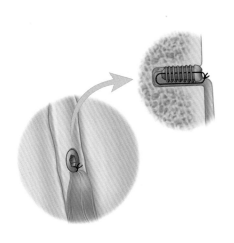 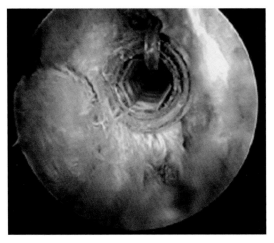

图 51-2

侧卧位

■侧卧位也可用于肩峰下手术，包括关节镜肌腱固定术。

■上肢外展 30°～45°，行纵向牵引。这一体位的优点是，手术过程中肩关节的解剖相对保持固定。不足是不容易去除牵引，且手术过程中不能屈曲肘关节，因此会增加二头肌腱在肩峰下间隙的长度。因此，在侧卧位，常规从前方入口拉出二头肌腱，长度不够。

■Romeo 等推荐之前描述过的"沙滩椅"位的改良技术，使得二头肌腱在任何时候都保持在肩峰下间隙。

■辨认出二头肌腱，通过在肱骨横韧带下方触探或观察，从肌间沟里移出肌腱。采用 Viper 缝合器（Arthrex，Naples，FL），在肌腱固定的孔头侧 2 cm 处，将一 2 号缝线穿过肌腱。

■从前方入口拉出两根缝线，并且在肌腱上打一滑结。

■建立骨道，采用之前"沙滩椅"位的同样方法，将肌腱拉入骨道。

■肌腱固定后，剪除过多的肌腱部分。

术后处理

术后处理主要取决于二头肌腱固定手术类型。如果仅行二头肌腱固定术，术后处理和关节镜肩峰成形术一样。二头肌腱固定术后 6 周内，禁止肘关节屈曲力量训练和肘关节伸直前举训练。

肘关节的关节镜检查

Barry B. Phillips

前方入路

■先灌注扩张使肘关节充盈。在直接的外侧入路插入一枚 18 号腰穿针，指向肘关节中心。腰穿针在尺骨鹰嘴、桡骨头和肱骨远端之间穿过。避免过深导致向前进入肘前筋膜内的软组织。灌注液外渗进入前方软组织引起关节外膨胀会导致前方关节腔的萎缩。用一支 60 ml 的注射器连接输液管，灌注充盈肘关节。液体自动回流证实腰穿针位于关节内的适当位置。注入 20 ml 灌注液扩张肘关节至最大限度，使肘前筋膜内的神经血管结构向前移位并增大肘关节前面的有效空间（图 52-1）。

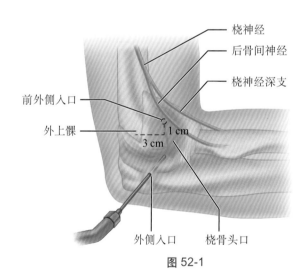

图 52-1

■留置腰穿针于关节腔内，并保持充盈，经正中前外入路插入第 2 枚 18 号腰穿针。该针指向肘关节中心；灌注液自动回流证实其位于关节内（图 52-2）。

■撤除腰穿针，推紧皮肤用 11 号尖刀尖端刺入做皮肤切口。用一把蚊式止血钳钝性分离筋膜，以尽可能降低损伤皮神经或桡神经的风险（图 52-3）。

■在肱桡关节的近端和前方，沿腰穿针同样路径穿入带有钝性穿刺锥的关节镜套管。用套管抵住外侧关节囊；与水平约成 70° 增加插入的角度，进入关节中央。在穿透关节囊之前防止套管滑向内侧非常重要。如果出现这种情况，经前外入路进行观察和操作会受到影响。

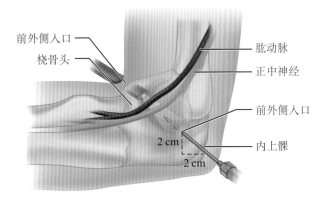

前外侧入口
桡骨头
肱动脉
正中神经
前外侧入口
2 cm
2 cm
内上髁

图 52-2

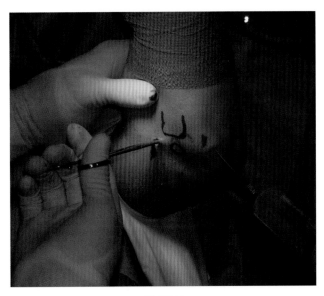

图 52-3

■经套管插入关节镜并通过镜头灌注生理盐水。经该入路可以检查尺骨冠状突和滑车嵴（图 52-4）。

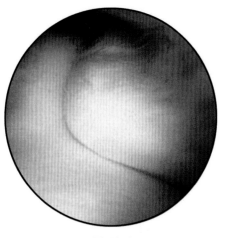

图 52-4

■探查关节内内侧关节囊。该区域的滑膜炎或关节囊损伤可能表明内侧不稳定。可通过放松牵引来证实不稳定，前臂旋后，在屈肘 30° ～ 90° 的不同角度对肘关节施加外翻应力。肘关节内侧张开 1 mm 以上即表明内侧松弛。屈伸肘关节还可以观察滑车。回撤关节镜可以看到桡骨头，而且前臂旋前和旋后时可以观察桡尺关节。

■旋转镜头观察关节囊及其在肱骨远端的附着部。探查冠突窝的形态。肘关节完全屈曲时，包裹型游离体、骨赘和粘连都可能与冠状突发生撞击。

■可用 Wissinger 交换棒技术或经前外入路关节镜直视下建立前内入路。有些作者认为，应该以建立前外入路的方法先建立前内入路或近端内侧入路（图 52-5）。

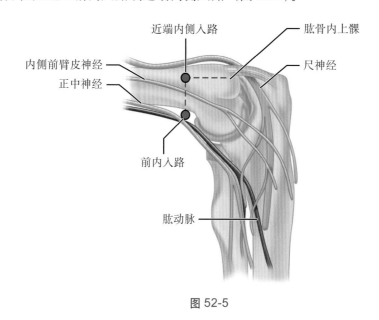

图 52-5

■使用 Wissinger 棒技术，将关节镜推至内侧关节囊需建立内侧入路的位置，撤出关节镜，维持套管抵住内侧关节囊。插入 Wissinger 棒并向前推，直到将内侧皮肤顶起，切开皮肤，并将棒推出皮肤。在棒上套一个套管鞘，并将套管沿棒推入关节。撤除 Wissinger 棒，即完成入路的建立。

■还有一种方法，当关节镜下证实位置满意时，可将一枚 18 号腰穿针按预期的前内入路位置插入关节。切开皮肤后，用一把止血钳扩开筋膜，按与腰穿针一样的路径插入钝性套管，头部朝向关节中心。将钝性套管推入抵住关节囊入口的准确位置，证实该入口位于关节的近端和前方，便于操作。撤出关节镜，然后一边推一边来回旋转套管穿透关节囊。这种方法可防止套管滑向前方越过关节囊而损伤神经血管结构。

■保留前外入路的套管，可将关节镜换至前内入路观察桡尺关节、肱桡关节和环状韧带（图 52-6A）。伸直肘关节显露肱骨小头的更多部分，旋前旋后前臂暴露桡骨头的更多部分。投掷或拍球运动引起的反复损伤可造成肱桡关节的软骨软化，而且可形成骨赘和游离体。对肘关节施以内翻应力（图 52-6B），当肘关节伸直时可以更好地观察肱骨小头的关节面。用刨刀头端或钝性套管在桡骨头上面向前方和远端抬起关节囊可以探查环状韧带。应检查前外侧沟和关节囊是否有滑膜炎。外侧沟内出现滑膜皱襞可能是一种正常的表现。由于反复的损伤，该皱襞可能增厚并纤维化，而且可能需要切除。慢慢回撤关节镜并旋转镜头朝向尺骨观察冠状突。

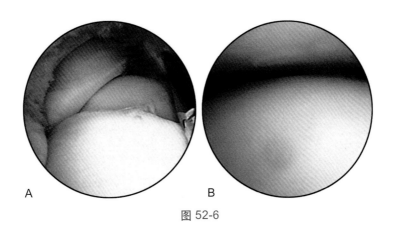

图 52-6

直接外侧入路

■该入路位于肱桡关节的近端和后方，恰好在先前建立的前外入路的后面。用钝性套管小心地插入关节以免擦伤关节软骨。通过探查 2 个关节以及肱桡关节和桡尺关节的后面来进行解剖定向（图 52-7）。

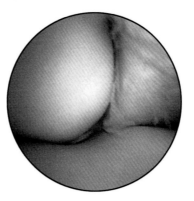

图 52-7

■探查桡骨头凹面与肱骨小头凸面之间的连接。旋转镜头观察前方，并轻柔地屈伸肘关节以检查肱骨小头的表面。探查有无软骨软化和缺损造成不稳定和不平整。经一辅助入路用探针触探剥脱性骨软骨炎的损害，并评估关节软骨的稳定性。回撤关节镜向后进入 2 个关节的区域。

■探查尺骨鹰嘴和滑车之间的关节。这个区域可能藏有小的游离体。鹰嘴关节内髁线部有一个正常的裸区。沿关节向近端探查鹰嘴后内尖端。鹰嘴尖端的软骨软化可能发展到骨赘形成，而骨赘形成则预示肘关节后内撞击。这一系列损伤是与重复性投掷造成肘关节内侧松弛相关的病理反应的延续（图 52-8）。

■向近端移动关节镜，并旋转镜头观察建立预期的后外入路。

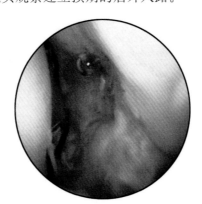

图 52-8

后外入路

■关节镜置于直接的外侧入路，镜头指向后方，在关节镜监视下建立后外入路。首先插入一枚 18 号腰穿针，对准鹰嘴窝，证实位置满意。治疗剥脱性骨软骨炎的缺损时，如果把直接的外侧入路作为操作入路，则应在鹰嘴尖端与桡侧沟的连线上或紧贴其近端建立后外入路。插入 70° 镜头，进入肱桡关节进行探查。这样可使镜头和操作入路分离，更容易进行三角操作（图 52-9）。

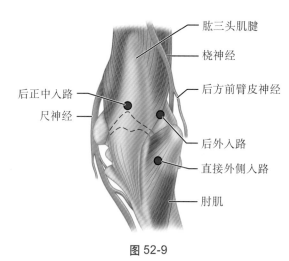

肱三头肌腱
桡神经
后正中入路
尺神经
后方前臂皮神经
后外入路
直接外侧入路
肘肌

图 52-9

■切开皮肤，用一把小止血钳分离关节囊。钝性套管插入关节。关节镜检查包括鹰嘴窝、鹰嘴尖和滑车后部（图 52-10A）以及尺侧副韧带后束的一部分（图 52-10B）。患者俯卧位时，后侧间室的关节镜操作技术上较为容易，也较好定位。游离体往往沉积于后侧间室，尺骨鹰嘴的后内尖端也常常有骨赘形成。沿尺神经触探，尺神经就位于后内骨赘的表面，仅有关节囊相隔，在使用动力性器械或骨刀时应考虑到这一点。

■如果需要第二个操作入路，如前所述，在关节镜监视下建立直接的后方入路。

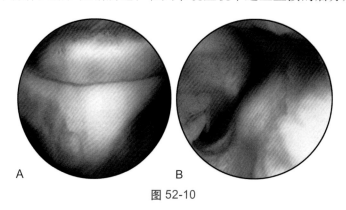

A   B

图 52-10

术后处理

术后立即开始康复训练。鼓励患者一旦疼痛和肿胀可以忍受，尽早活动肘关节。疼痛和肿胀明显减轻后开始练习灵活性和肌肉力量。

内外侧上髁炎的治疗：切开手术和关节镜技术

Robert H. Miller Ⅲ · Frederick M. Azar · Thomas W. Throckmorton · Barr B. Phillips

肱骨外上髁炎

肱骨外上髁炎（网球肘）的发生率，非运动员比运动员要高，在 50 岁出头的人群中发生率最高。大多数网球肘患者可以径保守方法治愈；对于保守治疗未改善的患者，切除其病变肌腱，使修复后正常肌腱重建于骨，就可以缓解疼痛，改善功能。目前我们更倾向于暴露患者的桡侧腕伸肌，切除退行性变的组织，并修复肌腱重建于骨，恢复其原有腱止点。

- 以肱骨外上髁为中心做一长 5 cm 的微呈弧形的切口（图 53-1）。

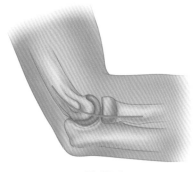

图 53-1

- 与切口同向切开深筋膜，并向两侧牵开。辨认桡侧腕长伸肌和指总伸肌的起点，该起点可使位置较深的桡侧腕短伸肌的起点难以辨认（图 53-2）。

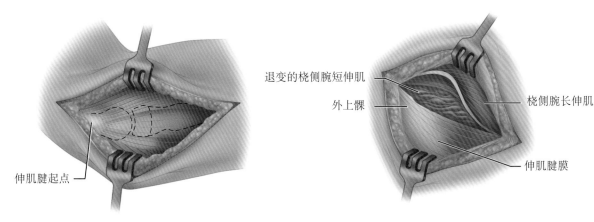

退变的桡侧腕短伸肌

外上髁

桡侧腕长伸肌

伸肌腱膜

伸肌腱起点

图 53-2

- 自肱骨外上髁中部向肘关节方向剥离联合腱中的桡侧腕短伸肌腱。
- 剥离至见到外观正常的夏贝（Sharpey）纤维后停止，切除外观不正常的肌腱。病变组织可表现为纤维化、颜色改变，并可能有钙化沉积。
- 偶尔，病变可蔓延至指总伸肌的起点处，可将病变部分切除。笔者认为手术不应进入关节腔，除非术前发现关节内有病变存在，如关节内游离体、退行性关节病变、关节积液或滑膜增厚。
- 用咬骨钳或骨凿去除外上髁上的一小块骨皮质，切忌进入关节腔或损伤关节软骨（图 53-3）。

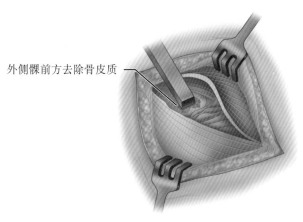

外侧髁前方去除骨皮质

图 53-3

- 将残余正常的肌腱缝于筋膜或骨膜上，或用不吸收缝线将其缝于肱骨外上髁的钻孔中。已有应用锚钉固定肌腱的成功报道，但笔者认为没有必要。
- 用可吸收缝线关闭桡侧腕长伸肌和指总伸肌之间的间隙（若用锚钉固定，缝合后能覆盖桡侧腕短伸肌重建于骨组织时留下的线结）。
- 用 4-0 号尼龙线进行皮下缝合，用胶带粘贴皮肤伤口。

术后处理

术后 1 周内去除夹板，开始肘关节活动范围练习。当伤口愈合后（术后 10 ～ 14 d），继续进行康复治疗，包括控制水肿、继续进行肘关节活动度练习，随后再进行力量性练习。术后 8 ～ 10 周，继续行一些疼痛能够忍受范围内的高强度活动。约术后 3 个月，患肢力量应该全部恢复。康复的计划不是根据时间来安排的，而是根据所需达到的目标来制订。完成一定的目标后，患肢康复才能进入下一个阶段。

肱骨内上髁炎

肱骨内上髁炎与肱骨外上髁炎相似，但发病率低，治疗更困难。如果保守治疗失败，则切除病变肌腱的起点，使其再附着于骨通常是有效的。如果出现尺神经症状，应对尺神经进行减压和转位。

- 做一个稍弯曲的 5 cm 的切口，切口始于内上髁后方附近 1 cm 处。将切口做在后方，以避开内髁远端前方的前臂内侧皮神经感觉支（图 53-4）。
- 牵开内上髁的皮下组织和皮肤，以暴露屈肌腱起点。

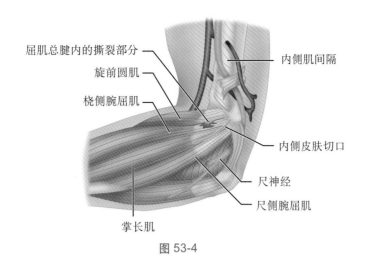

图 53-4

- 在肌腱起点做一个纵行切口，始于内上髁的尖端，长 3 ～ 4 cm，以暴露病变组织（图 53-5）。

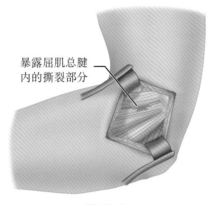

图 53-5

椭圆形地切除病变组织，必要时也要切除关节囊，同时确保附着在内上髁的正常组织完好（图 53-6）。

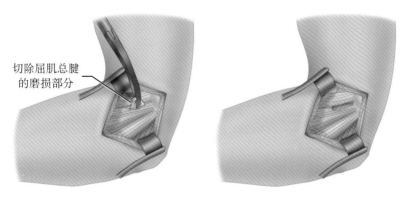

图 53-6

- 用可吸收缝线关闭椭圆形缺损（图 53-7）。
- 患者有无神经受损症状或在术中发现尺神经周围有病理性解剖结构时行尺神经移位。
- 以可吸收缝线缝合皮下组织，皮肤用皮内缝合。
- 用敷料和托板将肘关节固定于屈肘 90° 位。

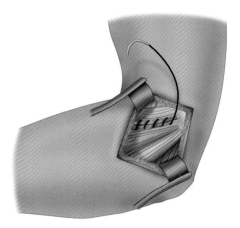

图 53-7

术后处理

术后 1 周去除夹板，并开始肘部屈伸活动度锻炼。一般在术后 3 周，肘关节能达到正常活动度的时候开始加强锻炼。当患者使用正常力量时仍保持无痛状态可以恢复重体力活动，一般出现在术后 3 个月时。做尺神经移位术的患者需要固定更久，而且恢复比较慢。

关节镜下网球肘松解术

■插管后，患者俯卧于手术台上。2 块卷成圆筒状的手术巾纵行垫在患者胸下。将所有的骨性突起垫好。患侧肩关节外展 90°，用预先准备好的泡沫塑料支架支撑患肢（图 53-8）。

■标记解剖标志和入路后，经直接的外侧入路插入一枚 18 号腰穿针，注入 20 ～ 30 ml 生理盐水，使关节充盈膨胀。

■建立近端内侧或内上入路，位于肱骨内上髁近端约 2 cm 和肌间隔前方 1 cm 处。从肌间隔前方插入套管和镜鞘，套管指向桡骨头时始终保持与肱骨前面的接触。插入 2.7 mm，30° 的关节镜进入关节，进行手术诊断部分的操作。

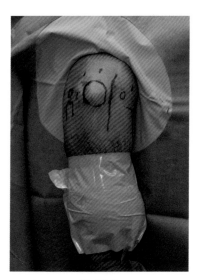

图 53-8

■确认病理组织后，用一枚 18 号腰穿针通过病变组织建立外上入路。用全半径刨刀切除关节囊显露桡侧腕短伸肌腱的底面。观察桡侧腕短伸肌的起点（图 53-9）。

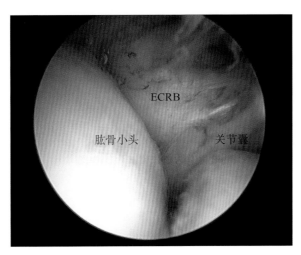

图 53-9

■用刮匙和电动刨刀清理关节囊和桡侧腕短伸肌腱附着部的病变组织使外上髁去皮质化，也可使用关节镜磨钻、手工器械或射频完成外上髁和外上髁嵴去皮质化。虽然大多数手术用 30° 的关节镜足以观察到所有角落，但在极少数情况下可能需要 70° 的关节镜。

■松解桡侧腕短伸肌腱和清理外上髁之后，观察上面的伸肌肌腹。限制后方的切除量以保护外侧副韧带的尺侧束（图 53-10）。

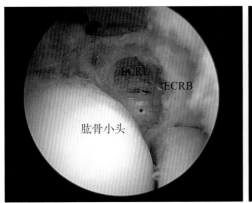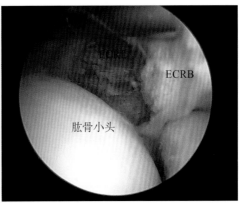

图 53-10

术后处理

手术后，患肢屈肘 90°颈腕吊带固定。鼓励轻柔的主动和被动活动练习。患者循序渐进地进行伸腕力量练习和所有的上肢康复训练。

引文

Figures 53-4 through 53-7 redrawn from Dlabach JA, Baker CL. Lateral and medial epicondylitis in the overhead athlete, Oper Tech Orthop 11:46, 2001.

Figures 53-9, 53-10 from Morrey BF, Sanchez-Sotelo J. Advanced Techniques. Arthroscopic Management of Lateral Epicondylitis. In Morrey BF, Sanchez-Sotelo J, eds. Elbow and Its Disorders, 4th ed, Philadelphia, Elsevier, 2009, Fig. 41-9.

尺侧副韧带重建

Barry B. Phillips

Andrews 技术

Andrews 等描述的手术目的是重建尺副韧带的前束。术前应明确掌长肌腱是否缺失。肌腱移植物的选择来源包括对侧的掌长肌腱、股薄肌腱、跖肌腱或第 4 趾的伸肌腱。

■无菌巾包裹上肢，前臂掌侧至手掌完全暴露。使用上肢止血带止血。如果没有急性肘关节内侧撕裂，可经前外入路行有限的关节镜检查，评估关节内结构和外翻稳定性。

■关节镜检查后，以肱骨内上髁为中心做切口，向近端和远端分别延伸 3 cm。

■辨认前臂内侧皮神经，该神经为走行变异的粗大单束分支，可能还有其他分支。术中自始至终都应保护该神经。

■掀开皮瓣以暴露覆盖屈肌旋前肌群的深筋膜，并辨认尺神经。

■切开肘管松解尺神经。继续向近端松解至 Struthers 弓形组织，并切除肌间隔的一部分以防止尺神经前移后发生撞击。向远端沿尺神经的走行切开尺侧腕屈肌。如有必要，可以牺牲尺神经的细小分支，但应保护支配屈肌旋前肌群的分支。

■将尺神经向前移位，然后沿尺侧腕屈肌的裂隙向下切至尺骨冠状突结节尺侧副韧带前束的附着部。

■显露尺侧副韧带和屈肌群之间的间隙，以此良好的组织平面，向近端分离至肱骨内上髁。

■用一个小的 Hohmann 拉钩向前方牵开屈肌群，完全暴露尺侧副韧带。该入路利用尺侧腕屈肌的间隙，需将尺神经移位，并要避免屈肌 - 旋前肌从肱骨内上髁上的止点剥离。

■尺侧副韧带充分暴露后，对其进行评估。如果韧带的外观正常，沿其前束纤维的走行方向纵行切开，探查韧带下表面是否有退变或部分撕裂。保留韧带残端，可将其与肌腱移植物加强缝合。

■在远端的腕屈肌横纹上做一 2 cm 的横行切口，获取掌长肌腱（或其他肌腱移植物）。

■辨认正中神经，用止血钳分离肌腱。

■向近端以 7 ～ 9 cm 的间距做连续的横行切口，至肌肉肌腱联合水平。通常需要 3 个切口。

■在远端游离肌腱，并经逐个切口将其拉至近端，在肌肉肌腱联合处切断，获得 15 ～ 20 cm 长的移植物。

■清除肌肉组织，并修整肌腱移植物。

■移植物两端用 1-0 号不可吸收线编织锁结，以便将移植物拉入隧道。

■如果尺骨鹰嘴后方有骨赘形成，拉入移植物之前应将骨赘清除。

■在肘关节后方做一垂直切口，暴露尺骨鹰嘴顶端。用小骨刀和咬骨钳去除鹰嘴顶端 5 mm 至 1 cm 的骨和软骨。

■缝合关节切口。

■用一个 5/64 英寸的钻头（掌长肌腱用 3.2 mm，腘绳肌腱用 3.5 mm），在尺骨高耸结节尺侧副韧带前束止点处向远端钻两个孔。钻孔位置恰好在尺骨转子的前方和后方，两孔互为直角，距关节面远端约 5 mm。用刮匙和巾钳贯通两孔。在近端钻两个 5/64 英寸（3.2 mm 或 3.5 mm）交汇的骨隧道，交汇处位于肱骨内上髁尺侧副韧带止点（图 54-1）。

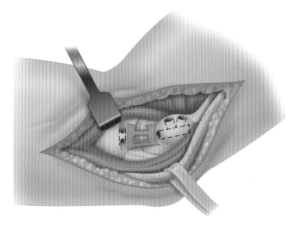

图 54-1

■用 Hewson 抓线器将移植物穿过尺骨隧道呈“8”字形跨越关节。将移植物的两端分别穿过肱骨的两个隧道，如果移植物足够长，则将一端再次穿过隧道（图 54-2）。

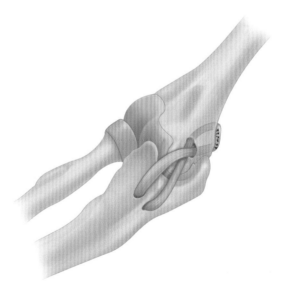

图 54-2

■屈肘 30° 并施以内翻应力，使移植物的张力适当。

■用 2-0 号不可吸收缝线将移植物缝在肱骨内上髁上，并将韧带残端与移植物缝合以增强稳定性。如无必要，缝线不要过多，因为它们可能会在肱骨内上髁部产生症状。

■松松地缝合尺侧腕屈肌的裂隙，避免尺神经受压。

■在屈肌旋前肌筋膜内做两个筋膜瓣，将尺神经移至肱骨内上髁前方，保留肱骨内上髁上的近端附着部。筋膜瓣长约 3 cm，宽约 1 cm。切除肌肉组织，保留薄薄的筋膜瓣。

■关闭筋膜的缺损以防止肌疝，经皮下将尺神经移向前方并位于筋膜瓣下。

■用 3-0 号不可吸收缝线将筋膜瓣远端再附着固定，覆盖尺神经，相当于提供一个吊带，以维持尺神经的位置而且不会对其造成压迫。

■留置皮下引流，用 3-0 号可吸收皮下缝线关闭切口。

■用肘后夹板固定于屈肘 90° 位。

术后处理

夹板制动 1 周，然后改用功能支具，允许活动范围 30° ～ 100°。第 1 周内开始握拳练习，第 2 周内开始肘关节等长屈伸练习。第 3 周支具允许活动范围调整 15° ～ 110°。第 4 周开始轻度的等张练习，而且 6 ～ 8 周要达到全范围活动。9 ～ 13 周开始加强肌力练习、肘关节偏心练习、等长和等张练习。14 周开始行间歇的投掷训练，22 ～ 26 周允许恢复竞技比赛。

Altchek 技术

Altchek 等描述的技术是一种肌肉分离和单个盲端封闭肱骨隧道的方法。

■患者仰卧位，上肢消毒铺巾。为便于关节镜检查，用 McConnell 上肢固定器将前臂固定于胸前。

■将肘关节屈曲 90°，并施以外翻应力，关节镜下检查尺侧副韧带的松弛程度。必要时清除游离体和后内侧骨赘。

■完成关节镜检查后，撤除上肢固定器，将上肢置于下面的手桌上。

■如果计划做重建，此时应获取移植肌腱。通常经远端掌横纹处 0.5 ～ 1 cm 的切口获取掌长肌腱。用特制的取腱器而不是做多个切口来获取肌腱。

■用 1 号 Ethibond Excel OS-2 针带 1 号不可吸收编织缝线（Ethicon, Inc, Johnson & Johnson, Westwood, MA）Krackow 法编织缝合肌腱的一端。取腱后，将肌腱置于手术台上的湿盐水纱布上。

■上肢驱血后上止血带，以便清楚地显露内侧副韧带。

■自肌间隔远端 1/3 跨越肱骨内上髁至尺骨结节远端 2 cm 做一切口。当暴露屈肌旋前肌的筋膜时，仔细辨认并保护正中神经的前臂皮支，该支往往穿越术野。

■纵行切开尺侧腕屈肌的筋膜，并分离下方的韧带（图 54-3）。

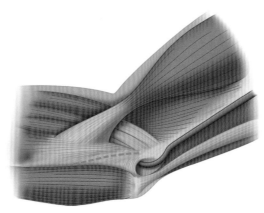

图 54-3

■置入一个深的钝性自动牵开器以保持显露。纵行切开内侧副韧带的前束，暴露关节。此时施以外翻应力，若发现关节面分离超过 2 mm，则证明内侧副韧带松弛（图 54-4）。

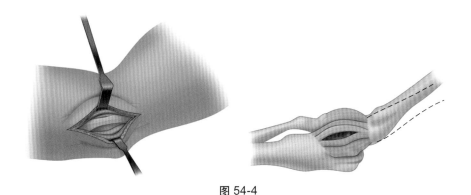

图 54-4

■显露尺骨隧道的位置。钻取后方隧道时，应在骨膜下完全暴露尺骨后方，并小心地保护神经。如果神经向前方半脱位无法保护，则将其移位。

■用 3 号钻孔器钻取前方和后方隧道至尺骨结节，两隧道之间保留 2 cm 的骨桥。用小的弯曲刮匙连通 2 个隧道。不要破坏骨桥。用 1 号 Ethibond Excel OS-2 针带一 2-0 号牵引缝线。

■肱骨隧道的位置位于内侧副韧带前部肱骨内上髁的前半处。用 4 号钻孔器在内上髁轴线上钻取纵行隧道，深度 15 mm。紧贴肌间隔的前方暴露内上髁的上缘。用带小钻头的牙科钻钻取 2 个间距 5 mm 至 1 cm 的小隧道。使缝线小隧道从肱骨纵行隧道穿过。用抓线器将牵引缝线分别从上方的 2 个肱骨隧道拉出，以便随后的移植肌腱通过（图 54-5）。

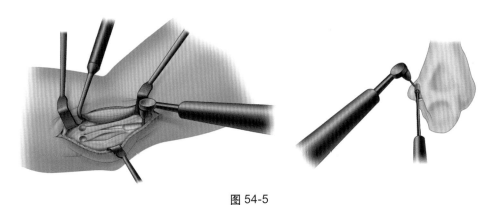

图 54-5

■肘关节复位，用 2-0 号可吸收缝线缝合内侧副韧带的纵行切口。

■从前向后将移植肌腱穿过尺骨隧道。将移植物已经编织缝合的一端拉入肱骨隧道，再从肱骨隧道上的一个小隧道拉出（图 54-6）。

■将移植肌腱的该端牢固地固定于肱骨上，前臂旋后并轻轻内翻复位肘关节。伸屈肘关节时保持移植肌腱的张力，以避免移植肌腱内潜在的蠕变。

■将移植肌腱的游离端紧贴肱骨隧道，并目测移植肌腱在肱骨隧道内被拉紧的长度，以测量移植肌腱的最终长度。用染料标记该点，1 号不可吸收编织缝线 Krackow 法编织。将缝线从肱骨隧道上的小隧道拉出，并将移植肌腱的该端可靠地固定于肱骨上。移植肌腱可以折成 4 股，在两个尾端分别用不可吸收编织缝线以 Krackow 法进行编织。按照 Paletta 描述的方法对移植物进行折叠并保证良好位置（图 54-7）。

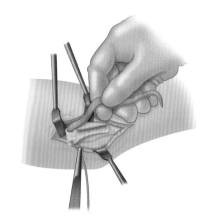

图 54-6

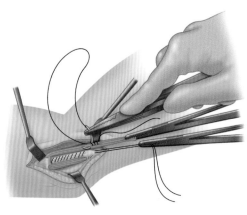

图 54-7

- 对肘关节施以内翻应力并全范围活动，以最终调整移植肌腱的张力。
- 移植肌腱张力满意后，在肱骨髁骨桥上面将移植肌腱两端的缝线打结固定。
- 松止血带，充分冲洗伤口。
- 关闭尺侧屈肌筋膜，然后缝合皮下和皮肤切口。
- 石膏夹板固定肘关节于屈曲 60° 位。

术后处理

　　术后 1 周拆除缝线，铰链式支具固定肘关节。允许伸肘 45° 到屈肘 90° 之间的活动度。之后的 3 周后逐渐达到完全的活动度。6 周开始正规的物理治疗，并开始逐渐增强前臂和肩的力量。在该阶段的康复过程中，应注意避免作用于肘关节的外翻应力。12 周时，加强力量训练，允许轻度到中度的负重练习。4 个月时，投掷运动员可以开始投掷训练。

肘关节后外侧旋转不稳定的外侧副韧带尺侧束重建治疗

　　外侧副韧带尺侧束的撕裂和外侧关节囊结构的功能不全会引起后外侧旋转持续不稳定。Nestor、O'Driscoll 和 Morrey 介绍了使用 Kocher 外侧切口修复或重建外侧结构。

- 肘关节入路采用改良的 Kocher 切口。
- 锐性切开，小心地掀起伸肌总腱的起点，包括桡侧腕伸肌的一部分，显露桡侧副韧带复合体位于肱骨外上髁的起点。

▪向远端、向后显露肘肌，向前显露尺侧腕伸肌。扩大显露肘肌的起点至三头肌筋膜的外侧面，以充分暴露韧带，辨认尺骨的旋后肌嵴。

▪在典型的病例可以看到桡侧副韧带的尺侧束松弛，而且韧带的异常部分邻近环状韧带。轴移试验显示桡骨小头上面的关节囊前部和肱桡关节后面的关节囊后部松弛。关节的半脱位清楚地表明桡侧副韧带的尺侧部分被拉开。

▪进入关节，探查有无游离体和关节面的磨损。

▪折叠缝合拉紧关节囊的前面和后面，但不要将缝线打结（图54-8A）。如果桡侧副韧带复合体外观完整不是从其起点拉开或分离，用 Bunnell 缝合技术将其重叠并拉紧。重叠缝合桡侧副韧带复合体的尺侧部分和桡侧部分。通过位于该韧带解剖起点的肱骨孔洞紧缩缝合（图54-8B）。

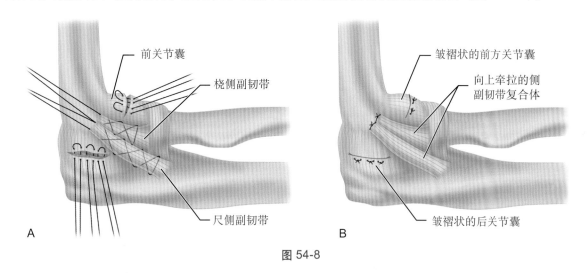

图 54-8

前关节囊

桡侧副韧带

尺侧副韧带

A

皱褶状的前方关节囊

向上牵拉的侧副韧带复合体

皱褶状的后关节囊

B

▪如果侧副韧带组织质量欠佳，正如一般病例所见，应取掌长肌腱自体移植物重建桡侧副韧带的尺侧部分。

▪用小钻头在旋后肌嵴的结节后面钻取一个骨隧道，将肌腱穿过该隧道。隧道洞口相距约 7 mm，以减少骨隧道穹顶破裂的可能。将肌腱穿过出口位于韧带起点的肱骨隧道。在尺骨隧道内穿入一根临时缝线，用 1 把止血钳紧靠肱骨夹住缝线末端，活动肘关节，以确定肱骨隧道的位置。将肌腱移植物反折回到其本身，再次越过关节，并用 1-0 号不可吸收缝线将其固定在原起点处（图54-9）。

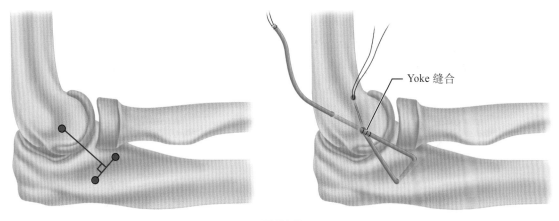

Yoke 缝合

图 54-9

■如果肌腱移植物尺寸不够或不足以抵御预期的活动或应力，可以使用自体或同种异体腘绳肌腱，在附着点的同一位置 2 次穿越关节来加强重建。

■肘关节屈曲 30° 前臂极度旋前位将所有缝线打结。

■完成重建后，测试肘关节后外旋转稳定性。使肘后肌和三头肌保持其正常位置，用可吸收缝线关闭肘后肌与尺侧腕伸肌之间的间隙。

■用夹板固定于前臂屈曲 90° 旋前位。

■与尺侧副韧带重建技术类似，笔者更偏好在肱骨端使用盲端隧道和对接技术。若掌长肌腱不够，笔者取用股薄肌腱 3.2 mm 厚度的一部分。一根腘绳肌腱可以劈开用于肘关节脱位后整体不稳病例的内侧和外侧重建。钻取肱骨隧道的点位于肱骨上髁，沿肱骨前方骨皮质拉一条线，此线通过肱桡轴心，在肱骨髁上为 3∶00 到 4∶30 之间（图 54-10）。尺骨隧道的位置对稳定性和等长性的影响较小。钻孔的位置在旋后肌嵴桡骨小头后方 4 mm 和半月切迹的近侧面，它们都提供了可重复的标记。

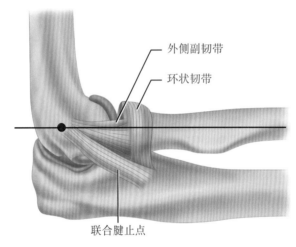

外侧副韧带

环状韧带

联合腱止点

图 54-10

术后处理

前臂极度旋前，肘关节屈曲 70°～80° 并保持该位置 10～14 d。术后 2～6 周允许在铰链式支具保护下活动。6 周后可撤除铰链式支具轻微活动。再过 6 周可完全停用支具，但应嘱患者避免大量活动。6 个月允许完全活动，术后 1 年允许对抗性运动。应忠告患者日常生活的活动过程中要防止肘关节承受应力，如提举重物。笔者建议患者只在肘关节屈曲和伸直的平面上提举重物，保持肩关节内收和肘关节靠近身体。

手术技术 55

内外踝部固定术

Matthew I. Rudloff

双踝骨折破坏了内侧及外侧踝关节的稳定结构，对于这类骨折，手术治疗相较非手术治疗显示出更佳的疗效。对于大多数双踝骨折，我们推荐双侧切开复位内固定术。

外踝骨折固定术

- 假如腓骨是双踝骨折类型中的一部分，我们通常先对外踝或腓骨进行复位及内固定，然后再固定内侧部分。但外踝粉碎性骨折的双踝骨折或者三踝骨折类型例外。偶尔，骨折粉碎得十分严重，外踝会在冠状位平面过度复位，从而影响内踝复位。对于这种情况，可能建议最先复位内踝。

- 通过外侧纵行切口可以显露外踝及腓骨远端。保护腓浅神经。或者选择后外侧切口，通过后侧实现防滑钢板技术固定。

- 对于骨折线足够倾斜，骨量良好的非粉碎性骨折可以通过从前向后置入两枚拉力螺钉实现骨折间的加压固定。两枚螺钉最多间距 1 cm。选择螺钉长度非常重要，为了安全固定，螺钉必须能够到达后侧皮质，但又不能突出后方太远而侵犯腓骨肌腱鞘（图 55-1）。

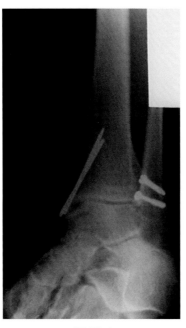

图 55-1

■对于横行骨折，可以考虑使用髓内装置。可通过纵行分离跟腓韧带纤维显露外踝尖部。

■插入 Rush 针，交锁腓骨针或其他髓内固定装置跨过骨折线到达骨折近端的髓腔。假如使用髓内固定装置不能使外踝朝向距骨倾斜，则将髓内固定装置的进针点从外踝尖向外踝外表面偏移。由于髓内固定装置是直的，外踝向距骨的倾斜会导致踝关节间隙变窄而影响活动。通过对髓内针的预塑形可以避免这种错误。

■假如骨折线低于踝关节水平，或者远端骨折块较小，并且患者骨量良好，可以使用 3.5 mm 螺钉实现髓内固定。体型较大的患者可以采用 4.5 mm 螺钉固定。或者将螺钉轻微倾斜以到达骨折近端的腓骨内侧皮质。

■对于骨量较差的患者，使用克氏针从外侧向内侧贯穿腓骨骨折的远、近端并用张力带固定。

■维持腓骨长度必须要实现解剖复位。

■假如骨折线高于韧带联合体，可以在获得解剖复位后采用小型的 1/3 管型钢板固定。

■对于骨质疏松或者软组织覆盖较差的骨折患者，骨折复位后用克氏针斜向穿过腓骨骨折块并固定于胫骨上以稳定骨折。

内踝固定

■做前内侧切口，起自骨折线近侧约 2 cm，向远端并轻度向后延伸，止于内踝尖端下约 2 cm。我们主张这个切口有两个原因：①损伤胫后肌腱及其腱鞘的可能性小；②术中可看到关节面，尤其是前内侧面，以便骨折准确复位。

■仔细保护皮肤，将皮瓣与其皮下组织一起掀起。该部位皮肤血供较差，必须小心操作，以防发生皮肤坏死。保护大隐静脉及其伴行神经。

■内踝远端骨折块一般向下、向前移位，且常有小的骨膜皱褶嵌入骨折内。用刮匙或骨膜起子清除嵌入骨折的骨膜，暴露齿状骨折面。

■清除小的、松动的骨或软骨碎片，大的骨软骨块应保留并通过移植骨块来支撑。

■用持骨器或巾钳将内踝骨折复位至正常位置并予以维持，然后，钻入 2 枚 2 mm 的光滑克氏针，穿过骨折部位做暂时固定（图 55-2）。

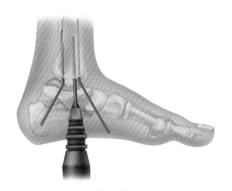

图 55-2

■摄正侧位 X 线片检查骨折复位情况。如果复位满意，拔除其中 1 枚克氏针并拧入 1 枚 4 mm 拉力螺钉，然后拔除置换另 1 枚克氏针（图 54-6）。也可用 2.5 mm 和 3.5 mm 的钻头为螺钉钻孔；如果采用双皮质的拉力螺钉固定，则需要一个长的骨盆钻头（图 55-3）。

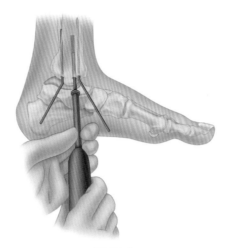

图 55-3

- 仔细检查关节内情况，特别是内上角，确保螺钉没有通过关节面。
- 摄 X 线片观察螺钉及骨折的位置。
- 如果内踝骨折块很小或粉碎，可能不适于螺钉固定；在这种情况下，可用几枚克氏针或张力带钢丝固定。内踝大块的垂直形骨折，且其近侧粉碎时，需用支撑钢板固定以防骨折再移位；通常用一块小的 1/3 管形钢板便可。由于该部位皮肤覆盖条件差，在应用体积较大的金属固定物时，应特别小心以免发生伤口并发症。

术后处理

石膏后托固定踝关节于中立位，并抬高患肢。如果骨质条件好且内固定牢固，术后第 1 次复查时可去除石膏后托，改用可卸夹板或石膏靴固定，然后开始练习关节活动度练习。6 周内限制负重，如果骨折愈合较好，6 周后开始部分负重，并且逐渐完全负重。

- 如果皮肤条件、骨质或其他因素影响了固定的牢固程度，骨折保护时间必须延长。根据骨折固定的稳定程度，可用短腿或长腿非负重管型石膏固定。如果应用长腿管型，4～6 周后可更换为短腿管型。在骨折良好愈合之前，患者的踝部不能负重（8～12 周）。其后改用可行走短腿管型，并逐渐开始负重。待骨折完全愈合后，去除管型石膏。

髓内钉治疗胫骨干骨折

Matthew I. Rudloff

目前对于大多数胫骨骨折，尤其是节段性胫骨骨折及双侧胫骨骨折，可以选用锁定髓内钉进行治疗。

骨折手术床

▪如若使用骨折手术床，在摆放体位前穿入跟骨牵引针。令患者仰卧，屈髋 45°，屈膝 90°（图 56-1）。

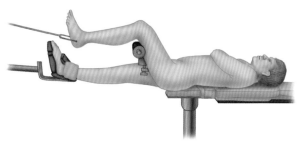

图 56-1

▪在腘窝近侧放置一个衬垫舒适的横梁，维持股（大腿）的屈曲位，合适的衬垫可减少神经压迫性损伤的风险。

▪将跟骨牵引针固定在骨折床的牵引装置上，在透视下牵引使骨折复位。

▪如确认骨折能够复位，放松牵引以减少牵引所致的神经损伤的风险。

▪进行肢体准备和铺巾，充分外露膝关节至髌骨上方，远端足以安放胫骨远端锁钉。在做好髓内钉入口后再行牵引。

标准手术台

▪如果使用标准手术台，患者仰卧位，股后方放一个垫好的长枕维持股部在屈曲位。

▪需要一位熟练的助手辅助骨折复位，并在整个操作过程中帮助支撑肢体。

▪可使用一个股骨撑开器或双针外固定架协助维持复位。在膝关节下 1 cm 及踝关节上 1 cm 处各穿入 1 枚 Schanz 针。近端针必须穿入在胫骨髁的后部，以避开髓内钉的通道。

旋转的测量

▪在插钉之前，用 Clementz 所描述的方法测量旋转程度。测量健肢胫骨扭转的量：膝关节充分伸直，C 形臂 X 线机摆成侧位，使射线与地面平行。

■旋转小腿直至看到股骨远端真正的侧位图像，即 2 个股骨髁准确地重叠在一起。维持膝和足于此位置，将 C 形臂 X 线机转至前后位，使投照与地平面垂直，透视踝关节。

■转动 C 形臂 X 线机直至看见内踝内面的切线位影像，这是踝关节的参照线。

■将 X 线向头侧倾斜 5°，使踝关节影像更为清晰。将所要显示的结构置于 X 线投照的中央。

■胫骨的旋转量等于踝关节参照线和地平面垂直线的夹角。如果 C 形臂 X 线机由垂直位向外旋转 10° 能观察到内踝的切线位，则胫骨旋转量为 10°。

■另一种方法是，通过髂嵴、髌骨与第 2 趾列的连线来确定胫骨的旋转对线。

■密切关注手术操作可明显减少穿钉后并发症的风险。

置入髓内钉

■在髌韧带内侧做一长 3 cm 的切口，自胫骨结节起并向近端延伸，建立入口。为了在扩髓和穿钉时保护膝关节周围软组织，可以仅切开皮肤和皮下组织并向近端进一步延伸切口。

■用带螺纹的导针钻穿前方干骺端进入髓腔，在合适的软组织保护套筒内，将导针在多平面成像指引下植入正确的开口位置，在前、后位 X 线透视下，该部位位于胫骨近端斜坡的中央，在侧位图像上位于关节缘的前方（图 56-2）。

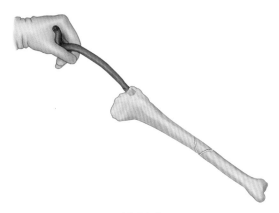

图 56-2

■在插入弯锥前用 X 线透视正侧位以确认其位置正确。X 线透视时应确保真正的正位影像。如果肢体外旋，入口可能太靠内侧。入口太靠近侧可能累及胫骨平台，损伤半月板间韧带。入口太远可能损伤髌韧带的止点，或使钉以较陡的角度进入胫骨，造成胫骨劈裂或钉穿透后方皮质。在侧位 X 线透视下观察弯锥的进入过程。胫骨钉放置的安全区域，在前、后位图像上就在外侧髁间嵴的内侧，在侧面像上紧邻并位于关节面的前方。

■导针开始刺透皮质时几乎与骨干垂直，随着插入深度的增加，导针逐渐朝与骨干平行的方向向下倾斜，防止损伤后方皮质。一旦明确导针置入正确的轨迹后，即应使用开口钻在匹配的软组织保护套筒的保护下进行开口，另外，开口还可以使用弯锥。

■经入口插入球形头的导针进入胫骨髓腔，在 X 线透视下将导针穿过骨折部位进入胫骨。正侧位 X 线透视下，导针应位于远骨折段的中央，距离踝关节 1 ~ 0.5 cm（图 56-3）。

■如果选择扩髓，可按 0.5 mm 增量扩髓，最初的扩髓钻直径应小于测量的胫骨髓腔直径（图 54-33）。扩髓时屈膝，避免损伤过多的前方骨皮质。扩髓时要维持骨折的复位，减少医源性粉碎。扩髓时，应小心控制导针，防止导针部分退出。我们喜欢"最小量"地扩髓，在最初接触皮质（"吱吱声"）后，钻头直径的增加不超过 2 mm（图 56-4）。

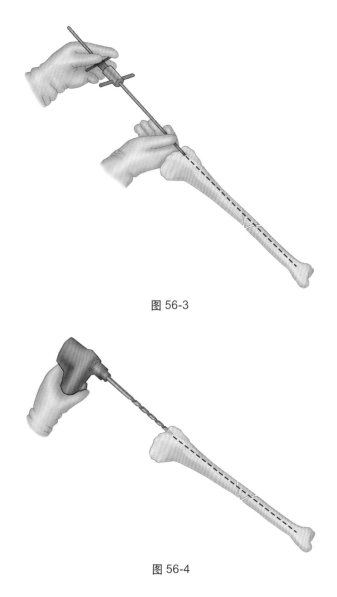

图 56-3

图 56-4

■选择钉的直径小于最后使用的扩髓钻 1 ～ 1.5 mm，入口应扩至足够大以容纳所用钉的近端。重要的是不要在止血带充气时扩髓，因其可引起骨和软组织热坏死，尤其是髓腔细的患者。

■如果选择不扩髓方法，仅在入口处的骨松质扩孔以适合钉的近端。在开放骨折，清创后将不同探条穿过骨折部位和峡部来确定髓腔的直径。

■也可手动将可弯曲的扩髓钻或可弯曲的探子通过入口穿过峡部，能不太费力通过的最大的探子或扩髓钻就是髓内钉的合适直径。

■髓腔的直径也可通过透视来确定，但有时不太精确。切勿将粗于髓腔的钉子插入髓腔。钉也不能过细以免松动不稳，较小的置入物也不坚固，可能出现固定失败，这一点也很重要。总之，应使用适合患者的最粗置入物。

■一旦扩髓结束，通过使用系统特有的深度测量器精确测量置入钉的长度，另外，还可将 1 根相同长度导针的尖端放在入口的最远侧，测量所需钉的长度。测量时应注意保持骨折部位的长度，导针的全长减去 2 根导针重叠的部分，即为所需髓内钉的长度。粉碎性骨折可于术前在对侧胫骨的 X 线片上测量确定髓内钉的合适长度。

■将插入装置和近端锁钉瞄准器与髓内钉相连。髓内钉近端弯曲部分的顶点指向后方。某些髓内钉系统采用前内指向后外或前外指向后内的斜形近端锁钉。插入髓内钉时保持膝关节屈曲（某些胫骨近端 1/3 骨折除外），以免撞击髌骨。通过髂嵴、髌骨和足部第 2 趾列的连线评价胫骨的旋转对线。不应使用很大的力量插入髓内钉。使用中等力量并轻柔地前后扭转通常足以插入髓内钉。如果使用撞锤，应确保每次敲击均使髓内钉前进。如果髓内钉不再前进，则将髓内钉拔出，进一步扩髓或更换细的髓内钉。在穿钉过程中应注意维持骨折对线，以避免医源性骨折或对线不良。

- 一旦髓内钉进入远端骨折块，去除导针以免卡钉不易取出。在髓内钉最终到位时，放松牵引，允许骨折断端嵌插。但是，对于节段性粉碎性骨折应避免骨折过度短缩。髓内钉完全插入后，其近端应在入口处皮质开口下 0.5 ~ 1 cm。侧位透视可以清楚地显示此位置。如果髓内钉过于向近端突出，可引起膝痛和跪下困难。髓内钉也不宜下沉过低，以免日后不易取出。远端钉尖应距踝关节软骨下骨 0.5 ~ 2 cm。而胫骨远端的骨折需要髓内钉尖端更接近此范围的远端。

- 使用连接于髓内钉插入装置的定位器拧入近端锁钉。将套筒经小切口插至胫骨。由钻头上的刻度读出所需锁钉的长度，锁定螺钉的数量取决于骨折的特点。在拧入螺钉之前，需拧紧插入装置、钻头导向器和髓内钉的所有连接部分。

- 在透视下显示"正圆"后，徒手进行远端锁钉。侧位 X 线透视下，调整透视机直至 X 线直接穿过远端锁孔并显示正圆。

- 经小切口放入钻头，使其尖端位于圆心。保持钻头尖端位置不变，将钻头与 X 线平行，钻透近侧皮质。将钻头与钻脱离，X 线透视确定钻头的位置，确认钻头指向锁孔。确认位置正确后，使钻头穿透对侧皮质。

- 通过套筒和带刻度的钻头测量所需螺钉的长度，或在正位 X 线透视下，以髓内钉的直径为参照确定螺钉的长度。

- 拧入锁钉后，侧位 X 线透视确定螺钉穿过锁孔。对于大多数骨折，应使用 2 枚远端锁钉。

- 某些髓内钉系统可以使用前后向远端锁钉。此时，需在正位 X 线透视上获得正圆。注意不要损伤胫前肌腱、（踇）长伸肌或邻近的神经血管。仔细运用该项技术可以在前后向远端锁钉时减少并发症的发生。小心保护软组织及在钻孔和拧入螺钉时进行回撤，对防止软组织损伤或者螺钉头干扰胫骨前方皮质是至关重要的。在上述过程中，使用钻套可以很好地保护周围的软组织。

- 在锁钉前，检查骨折有无分离。如有分离，应先行远端锁定。目前，如果能够选择合适的骨折类型，在置入锁钉过程中，一些髓内置入物可以实现轴向加压。

- 远端锁定后，X 线透视下观察骨折部位，小心回敲髓内钉使骨折断端嵌插。在去除髓内钉插入装置之前一直保持屈膝位，以避免损伤髌骨周围软组织。

- 大多数骨折应使用静态锁定。粉碎轻微的骨干横行骨折可采用动态锁定，而粉碎性骨折或干骺端骨折应进行静态锁定。如果对骨折稳定性有疑问，则采用静态锁定。在锁定之前，髓内钉可能不足以防止不稳定骨折的错位，因此，在近端和远端锁定完成之前维持骨折的准确复位至关重要。

- 技术上的改进减少了近端 1/3 骨折对线不良的发生率。如果不在骨折床上进行穿钉固定，手法复位可能更加自由。

- 为防止外翻，在正位 X 线透视影像上使入口平行外侧髁间棘，并位于髓腔中心。可以使用髌腱外侧切口。

- 为防止向前成角和移位，可将入口略微移向近端和后方，使其更加垂直，与胫骨前方皮质平行。近端锁定时伸直膝关节可以放松髌腱的牵拉，从而防止向前成角。不过，要伸直膝关节以避免软组织撞击，许多髓内钉系统必须取下插入夹具。

■Tornetta 等建议，对穿钉固定胫骨近端 1/3 骨折时，应使膝关节处于半伸位（屈曲 15°）并在内侧髌旁切开 2/3 关节囊，将髌骨牵向外侧。此项技术可以防止入口由内侧指向外侧，并允许在膝关节伸直的情况下进行近端锁定。如使用弯曲部分更靠近近端的髓内钉，可减小骨折近端前移的危险性。而相互垂直的近端斜形锁钉较单平面由内向外的锁钉更能抵抗内翻和外翻成角。

■不同于骨干骨折，由于髓内钉穿过较宽的胫骨干骺端，因此，不可能使骨折"自行"复位。穿钉前准确复位有助于减少对线不良的危险。可以在内侧使用 AO 牵引器，或如 Benirschke 等描述的那样经有限切口复位加单皮质钢板固定来完成复位。这一技术特别适用于开放骨折。

■术后评价骨折的稳定性。如果骨折过于靠近近端而仅能安置 1 枚近端锁钉，应考虑改用其他固定方法。

■如果有不稳定存在，可以在愈合过程的早期使用内侧双针外固定架加强稳定。

■如 Krettek 等所述，对线不良也可用阻挡螺钉预防。畸形被过度矫正，在畸形的凹面由前向后拧入阻挡螺钉。螺钉可以有效地缩短干骺端的直径，机械性阻挡髓内钉，防止成角畸形。阻挡螺钉也可用来防止远端干骺端骨折的对线不良 (图 56-5)。

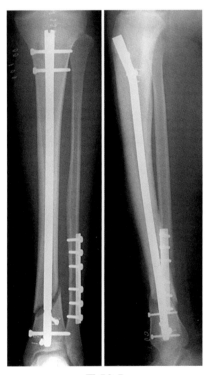

图 56-5

术后处理

患肢最初置于可卸式夹板内，早期开始关节活动度练习。对于不配合的患者或骨折固定不稳定者，为确保骨折稳定，戴髌腱支撑支具或矫形支架直至骨折充分愈合。轴向稳定患者（例如骨干横向骨折）允许非限制负重锻炼，而针对轴向不稳定骨折和近端或远端干骺端骨折，则在早期骨痂出现（4 ～ 6 周）前应限制负重，然后依耐受情况再逐渐增加负重锻炼。不需要常规取钉，但对于因内固定突出者可能需要取钉以缓解疼痛。通常在伤后至少 12 ～ 18 个月取钉，此时所有骨折线消失，骨皮质已经完全重建。

胫骨平台骨折的切开复位内固定术

Matthew I. Rudloff

Hohl 和 Moore 对通常伴有韧带、半月板、血管神经损伤的骨折 - 脱位的类型进行分型（图 57-1）。治疗目标包括恢复关节一致性、轴向对齐、关节稳定性和运动功能。累及整个髁的不稳定骨折最好用闭合或切开复位及内固定术处理。塌陷的关节面需要通过在骨皮质开窗技术进行复位、植骨，并用大松质骨螺钉或支撑板固定 (图 57-2)。

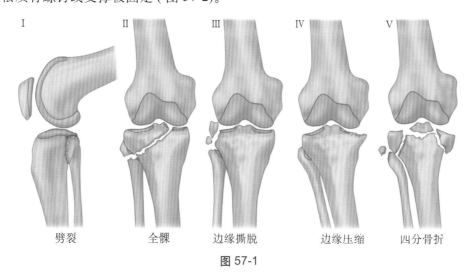

| I | II | III | IV | V |
| 劈裂 | 全髁 | 边缘撕脱 | 边缘压缩 | 四分骨折 |

图 57-1

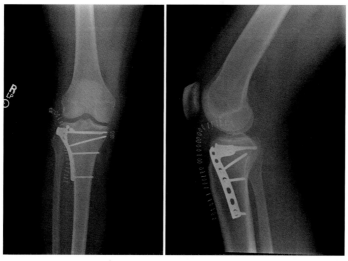

图 57-2

■除伴有严重的软组织损伤，均需上止血带。

■对于外侧髁骨折，做一个直的或者稍弯的前外侧切口，近端起自关节线 3 ~ 5 cm，向远端延伸超过骨折部位的下缘，从外侧髁前方到 Gerdy 结节。该切口在提供较好的显露同时，可避免皮肤的并发症。也可以选择 L 形的切口。

■平行于髂胫束前缘切开筋膜，髌骨前面的剥离应在筋膜下进行，因为筋膜提供髌前皮肤的血供。注意避免皮瓣下软组织不必要的剥离。如果需要，可从 Gerdy 结节翻开髂胫束的部分或全部止点。切开冠状韧带或板胫韧带，向上牵开半月板，显露关节内结构。用不可吸收线缝合标记半月板的关节囊部分。

■检查和修复半月板撕裂损伤，尽可能多地保留半月板。

■从外髁的前外侧面剥离伸肌的起点，显露外髁的纵行骨折。向外侧翻开肌肉的起点暴露骨折线。

■牵开外侧骨折块显露胫骨髁的中央部分，翻书样打开外侧骨块，显露塌陷的关节面及中央塌陷的骨松质。

■另外，也可在塌陷区域下方的骨皮质开窗，以便复位塌陷的骨折块。与侧方掀开外侧髁骨折块相比，此法剥离软组织较少。

■在塌陷的关节骨折块下方插入一骨膜起子，缓慢而小心地加压将关节骨折块和挤压的骨松质作为一大骨块抬起。这样在干骺端就形成一空腔，必须植骨填充。如果不植骨，可发生再移位及骨块下沉。移植骨有多种类型，从横向骨皮质支撑到全厚的髂骨植骨。在评估完塌陷的关节面后，我们倾向在干骺端软骨下骨填塞骨替代品，例如用骨松质硫酸钙或羟基磷灰石（图 57-3）。

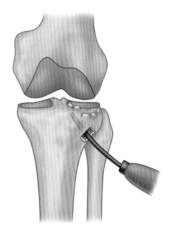

图 57-3

■标准的外侧入路仅能观察胫骨平台后外侧的有限范围，不能接近胫骨外侧平台的后壁。因此，某些位于胫骨平台后外侧的骨折需要更易延伸的切口入路。在这种情况下，沿伸肌的附着部位切开筋膜，并延续至腓骨头下。根据需要，向远端做全层剥离。显露腓总神经，用摆锯切断腓骨颈。将其上段牵至后侧，甚至可向上翻转腓骨头，这样便能显露胫骨后外侧平台及胫骨近端的外侧和后侧膨大部分。

■如果髁的周边骨折移位较少而髁的中心部塌陷是主要畸形，则在前侧骨皮质开 1 个骨窗到达关节面。

■通过该骨窗插入 1 个小的薄骨刀，骨膜起子或弯骨棒，通过皮质窗或骨折线进入软骨下骨的骨松质区内，将塌陷的关节面骨折块抬高至正常水平，临时用小克氏针固定，或用软骨下螺钉固定。

■胫骨前外侧用支持钢板固定（图 57-4），为胫骨平台设计的围关节解剖钢板更方便，特别是 3.5 mm 或 4.5 mm 的钢板。在使用钢板前根据是否适合可以选择单独的筏状螺钉固定以稳定新复位的关节骨块（图 57-5）。特别是单纯的横向髁骨折（Shatzker Ⅰ型、Ⅱ型），非锁定的 3.5 mm 的钢板已经足够满足需要。

■用松质骨或骨移植替代物填充缺损。

■如果半月板向周边撕裂，应仔细地将其缝回至半月板冠状韧带附着处。如果髂胫束在 Gerdy 结节止点处翻转，则重新将其缝回至止点。

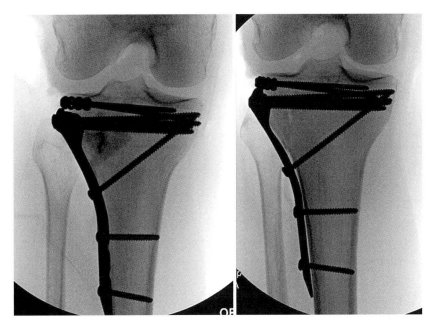

图 57-4

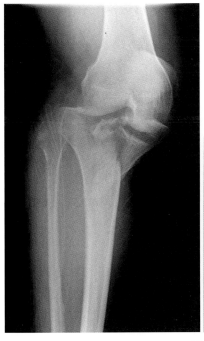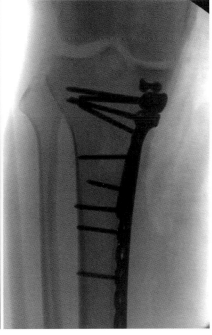

图 57-5

术后处理

　　膝关节用可拆卸的支具固定。术后 1～2 d 开始理疗，并进行股四头肌练习及轻微的主动辅助活动，也可使用被动活动机器辅助活动。患者可扶拐活动，但不允许负重，如此持续 12 周。如果半月板周边已行广泛缝合，则固定 3 周左右，可以开始运动练习。

张力带钢丝髌骨骨折固定术

Matthew I. Rudloff

钢丝技术可用于治疗大部分横行骨折。如果粉碎性骨折中的骨折块足够大，可以用拉力螺钉先将骨折块固定转化为横行骨折再用钢丝固定。多种钢丝固定技术可以单独、组合或者改良使用，包括：单独或者组合使用的环扎技术、单独使用或者通过使用纵行用克氏针或者螺钉固定的张力带技术、Magnusson 钢丝技术、Lotke 纵向前部钢丝固定（图 58-1）。将钢丝置于适当的位置可将造成骨折块移位的分离力或剪切力转换为骨折部位的加压应力，从而加速骨折愈合并允许膝关节术后立即活动和功能锻炼。通常需用 2 组钢丝固定，1 组钢丝于紧靠髌骨上极的股四头肌腱的止点处横行穿过，然后，向下经过髌骨浅面的前方，再用同样的方法穿过髌腱于髌骨的止点。将钢丝收紧，使骨折复位稍过度或关节面张开。第 2 组钢丝横向穿过在髌骨的上、下极偏前面所钻的横孔，然后将其收紧。

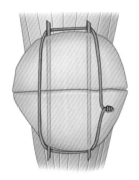 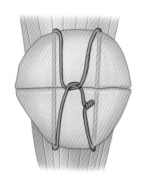 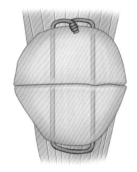

改良张力带　　　　　　Lotke 纵向前部钢丝固定　　　　Magnusson 钢丝

图 58-1

常规方法修复撕裂的关节囊。膝关节屈曲位制动，早期的主动屈曲活动产生加压应力，可将髌骨关节面的边缘压靠在一起。张力带固定原则发挥作用就必须进行早期主动屈曲锻炼。Schauwecker 介绍了一种类似的方法，将钢丝 8 字形交叉固定于髌骨前面（图 58-2）。同样，对于粉碎性骨折，也可加用拉力螺钉或克氏针以增加固定的可靠性。

- 通过纵行正中切口或者外侧髌骨旁切口显露髌骨骨折。
- 仔细清除骨折面的血凝块及小骨折片。
- 探查伸肌支持带的撕裂范围及股骨滑车沟是否损伤。
- 彻底冲洗关节。

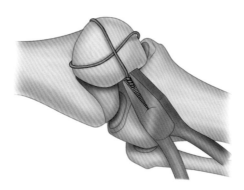

图 58-2

- 如果近侧和远侧的骨折块较大，将其准确复位，特别注意恢复关节软骨面的光滑（图 58-3）。

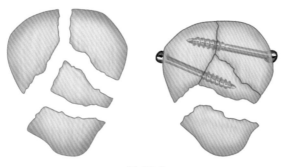

图 58-3

- 骨折复位后用巾钳固定，用 2 枚 2 mm 克氏针由下向上贯穿各骨折块。克氏针深度为距髌骨前面约 5 mm，横向将髌骨为内侧、中部、外侧 3 等份，两针应尽量平行。在某些情况下，骨折复位前以逆行方式将钢针由骨折部位穿入近端骨折块更为容易，为便于操作，可将骨折端向前倾斜约 90°。

- 然后，将钢针回撤，直至其与骨折面平齐，骨折准确复位并用巾钳固定，再将钢针穿入远端骨折块。克氏针末端需保留较长一部分，使之突出于髌腱和股四头肌腱在上、下骨折块附着处。

- 在克氏针突出部分的深面，尽可能靠近髌骨，将 1 根 18 号钢丝横穿过股四头肌腱附着处；然后，将钢丝绕过已经复位的髌骨前面，再次将其从克氏针突出部分的深面横穿过远端骨块的髌腱附着处；最后，将此钢丝再返回至髌骨前面，于其上端部分收紧。也可将此根钢丝以 8 字形固定。

- 膝关节伸直位，通过触摸髌骨的深面检查骨折的复位情况。如果需要，可在支持带做一小的纵切口以便伸进手指探查。

- 将 2 枚克氏针的上端向前折弯成锐角，并剪短。

- 克氏针剪短后，将其旋转 180°，用一挤压器将已弯曲的克氏针末端嵌入钢丝环后面的髌骨上缘。剪短下端突出的克氏针末端（图 58-4）。

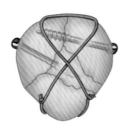

图 58-4

■间断缝合修复撕裂的伸肌支持带。

■对于骨质较好的患者，可用半螺纹的 4.0 mm 拉力螺钉代替克氏针。对于粉碎性髌骨骨折，也可将拉力螺钉水平地拧入骨折块，使粉碎的骨折块联合起来，将其转换为横行骨折，再采用前侧改良张力带技术固定。如果前侧皮质在冠状面上被劈下，一般可用前侧张力带固定。若固定不成功，则可切除此骨折块（图 58-5）。

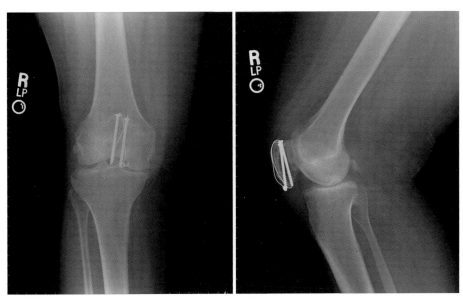

图 58-5

术后处理

用下肢石膏后托或可拆卸的膝关节支具固定患肢于伸直位。术后第 1 天，即可行走，并根据患者的耐受情况决定患肢的负重程度。术后第 1 天开始进行患肢等长锻炼和直腿绷紧练习。固定较牢且支持带撕裂较少的患者，如愿意，术后即可开始连续被动活动。术后 2 ～ 3 周，伤口愈合后可开始主动的关节活动度练习。术后 6 ～ 8 周，如果 X 线片明确显示骨折已经愈合，可去除支具，开始渐进性抗阻力练习。在术后 18 ～ 24 周，股四头肌的肌力完全恢复后可进行不受限制的活动。至于固定欠牢靠及支持带广泛损伤的患者，主动活动应延迟至骨折愈合后才能进行。最好能在术后 6 周开始进行关节活动度的练习，但并不是都能这样。这部分患者可佩戴控制活动的膝关节支具，允许完全伸直，屈曲的程度取决于术中的固定。

股骨干骨折的髓内钉固定术：顺行髓内钉和逆行髓内钉

Matthew I.Rudloff

闭合插钉是一种要求严格的手术技术，必须准备全套的髓内钉、髓腔锉、拔出器和其他相关器械及影像增强器。也需要合适的可透视骨折床，允许影像增强器的 C 形臂 X 线机在显示骨折时能随意旋转。对极严重的粉碎性骨折，术前行健侧股骨影像学检查可以估计髓内钉直径和预计扩髓程度和最终的髓钉长度。影像学模板可在术前应用。在行闭合髓内固定之前必须通过牵引获得正确的股骨长度。髓内钉的近端必须位于大转子尖端之下，远端位于髌骨上极和远端股骨骨骺板之间。

股骨顺行髓内钉固定

患者体位及术前准备

- 基于术前模板和手术计划，决定可透视的平台或骨折床及患者体位。我们喜欢使用骨折床。
- 我们常使用侧卧位或平卧位，每种体位有其相应的适应证（图 59-1）。平卧位更普遍，可以方便麻醉师，特别是对于损伤严重的患者。巡回护士、洗手护士和放射科医师对这种体位也很满意。对于双侧股骨骨折，股骨远端 1/3 骨折，股骨骨折合并对侧髋臼骨折是很有用的。获得股骨近端正确的进钉点在患者平卧位时很难，尤其是肥胖的患者。
- 如果患者平卧，内收躯干和患侧肢体。屈曲患侧髋关节 15°～ 30°。
- 通过骨牵引针或膨胀良好的足部保护罩经足牵引。放置膨胀良好的会阴垫。未损伤的肢体由保护罩保护牵引。双下肢呈剪刀形放置。
- 按透视下正常的髋部前倾评价正确的旋转轴线。这些可以通过在相同角度下透视健侧膝关节和髋关节并保存作为参考来完成。因此，正确的旋转角度可以通过在患肢膝和髋关节前后位上观察小结节的影像来调整。与之类似，髋关节的前倾可以通过膝和髋关节的纯侧位形成的夹角来表示。
- 通过 C 形臂 X 线机观察来旋转足和股骨骨折远端以匹配骨折近端。通过 C 形臂 X 线机的连续影像，可以获得股骨近端的侧位，股骨颈和干的平行偏离在 1 cm。对于获得真正的侧位，必要的 C 形臂 X 线机角度可以直接从 C 形臂 X 线机上读出。考虑到正常股骨颈前倾 15°～ 20°，可以通过摆放足的角度很准确地获得。例如，如果股骨颈和干重叠，当 C 形臂 X 线机与水平面成 40° 时，假定股骨前倾 20°，只有将足向外旋转 20° 以使远近端相匹配。
- 如果患者取侧卧位并使用会阴部圆柱支撑，应确保大部分躯干的重量在健侧的股骨转子部。
- 将患髋屈曲 15°～ 30° 健侧髋呈中立位至轻度伸展位。从膝至髋 X 线透视其前、后位和侧位。
- 按照标准方式准备患者。铺单覆盖臀部和股外侧至腘窝。用无菌单覆盖透视机。

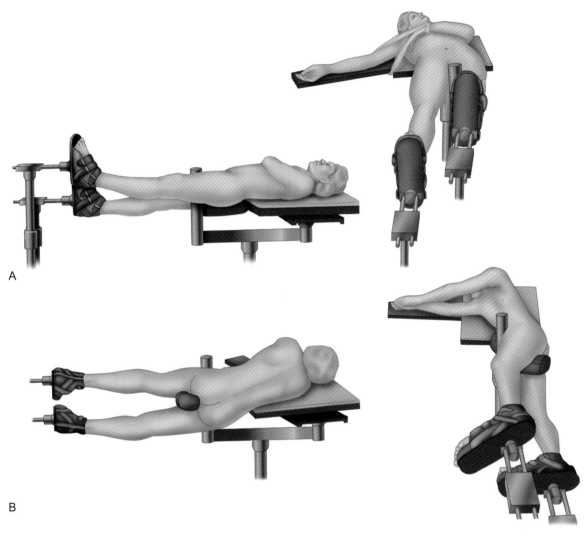

图 59-1

股骨准备

▪从股骨近端大转子开始行 2～3 cm 斜切口，向近端和中间延伸。对于肥胖的患者，长切口很有必要。

▪沿臀大肌纤维方向切开筋膜。

▪辨别臀大肌筋膜下层次，指触梨状窝或转子间窝。

▪将末端螺纹导针置入梨状窝平面。如果使用顺行髓内钉技术，进钉点应位于大转子内侧斜面（图 59-2）。

▪透视转子部以调整导针位置，使进针轨迹位于远端髓内的中心。

▪前后位和侧位像检查针的位置。如果导针不在髓内中心，但在一个平面影像上是合适的，那么可以用软组织导向器。这个装置可以允许置入第 2 枚针以调整至合适的入钉位置。

▪在置入合适的入针点后，行进至小转子下。

进针点的准备

▪移除导向器后，在切口处留置导针与进钉装置。如果不需要导向插入器，那就再用软组织保护器以保护外展肌。

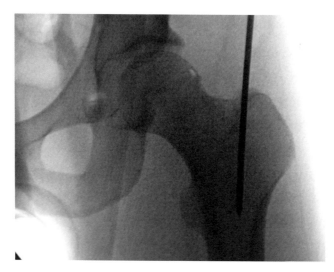

图 59-2

■置入扩髓钻装置，包含 1 个 14 mm 的通道钻，扩髓钻连接器和扩髓钻，将其置入进钉装置及导针上（图 59-3）。

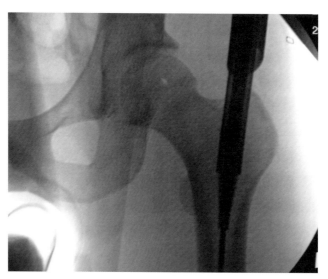

图 59-3

■钻入扩髓钻至其尾端在进钉装置外。

■在插入时，从前后位及侧位上检查其钻入位置。

■移除扩髓钻及导针，留下进钉套筒和通道钻。

■通道钻也可不用。套管钻可以置于导针上。对于简单的骨干骨折，通道钻一般不必要，它的优点在近端骨折时尤为明显，在转子下骨折时它可以控制近端骨折的移位。

复位和导针置入

■将复位装置，包括复位杆和 T 形把手，置入股骨内的通道钻和连接器（图 59-4）。

■将复位杆置入骨折部位。用复位杆控制近端骨折部分，复位杆末端衔接远端骨折部分。如果不使用髓内复位杆，可以使用经皮单皮质复位杆和外部复位装置（图 59-5）。

■远端骨折部分连接后，用 3.0 mm 球头导针穿过骨折，用手柄推进导针（图 59-6）。

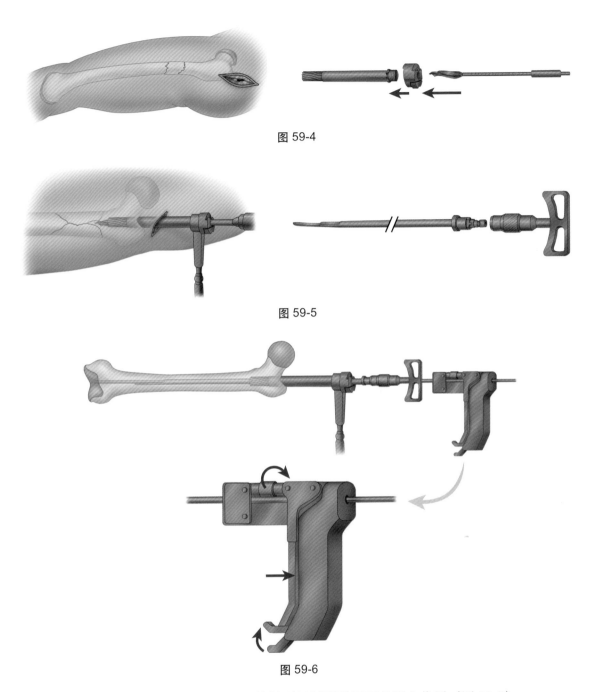

图 59-4

图 59-5

图 59-6

■多平面透视确认复位和导针位置，目的是到远端髁线平面的同心位置（图 59-7）。

■用 T 形把手移除复位装置。

通道准备

■移除复位装置后，以 0.5 mm 间隔用钻准备孔道，直到发出咔嗒声或者是直到钻头大于所选髓内钉的 1 ～ 1.5 mm 直径大小。通道钻一定要移除使钻 > 12.5 mm。使用填塞器防止球头导针由于疏忽从远端骨折合适位置中移除。这必须在拔出钻的每一步都要注意。如果导针拔出，重置导针并在用钻前确定位置（图 59-8）。

■在导针置入远端合适位置时，确定导针合适长度以选择合适的髓内钉。常是前后位上髌骨上缘和远端髁线水平间。

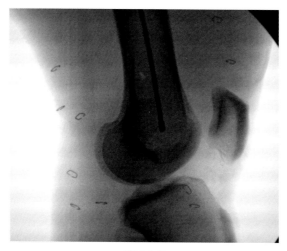

图 59-7

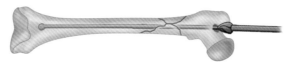

图 59-8

■许多种方法可以决定合适的钉长。

■使用导针法,远端位于髌骨上缘和远端骺线水平间。用第 2 枚导针从进钉点开始重叠复位导针。它们相差的长度就是钉子的长度。

■大多数髓内钉系统提供 3.0 mm 导针套管长度测深计,这是较好的方法。沿导针插入尺子,置入平导针进入股骨的水平。前、后位 X 线透视检查,读出长度。

置入髓内钉

■将钻头导向器连至选择的髓内钉。

■移去进钉套管和套管钻,留下导针。

■将钉置入股骨,人工插入。需要轻敲击使钉完全进入固定。

■如果有明显的抵抗,移除髓内钉并且用钻扩大 0.5 mm。

■完全置入髓内钉后,多平面 X 线透视确认。

髓内钉锁钉

■对于近端和远端锁定,用 5 mm 锁定螺钉。取决于内植物的构型,远近端锁钉可能是不同的,标准的锁定是从大转子至小转子。

■近端导向置入金色套筒,标记皮肤位置。

■做一小切口直至骨头。

■插入银色内套筒和金色外套筒,用长引导钻钻入骨皮质内侧但不穿透。

■用测深器测深后,穿透对侧骨皮质,移除钻和银色套筒。

■插入合适长度的螺钉,人工拧入至固定。

■前后位检查其位置。

■在锁定远端前评价满意的长度和旋转轴线的恢复。

远端锁钉的徒手锁钉

■影像增强器置于侧位并扫描股骨远端干骺端，获得真正的侧位。确认远端锁钉的影像为完美的正圆。如果为椭圆形，或者存在双密度影，都不是合适的影像。注意此时影像为髓内钉而不是股骨远端的纯侧位。

■当锁孔出现绝对正圆，将 1 把手术钳或刀的尖端居于圆心。以锁孔为圆心，做一长切口，切开皮肤、皮下、髂胫束。

■放置套筒钻头，呈 45° 置于锁孔之上，以便 X 线透视下观察。在影像增强器下不断监视并调整直至钻头尖端在锁孔中完全居中（图 59-9）。

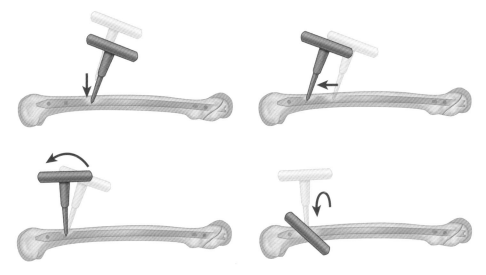

图 59-9

■让钻头平行于射线投射方向。持续施加压力防止钻头移动。

■钻透外侧皮质。将动力钻从钻头上卸下，侧位 X 线透视确认钻头在锁孔之内。如果不在，则继续调整方向。再次连接动力钻并钻透内侧皮质。

■带刻度的钻头在此非常有用，可以很容易地确定锁钉长度。另外，也可用标准的测深器测定长度。手动拧入锁钉，确认获得满意的把持力。

■如果需要，重复此过程以锁入其他的远端锁钉。

■正位、侧位 X 线透视确认锁钉位置和长度。

■冲洗并逐层闭合伤口。

最终评价

■在离开手术台之前，应做几个关键的评价。

■首先，确认髓内钉采用了标准模式锁定，多个平面 X 线透视确认没有发生隐匿性股骨颈骨折。

■接下来，对照健侧肢体，确认患肢的长度和旋转复位是否满意。

■评价股骨的各个间室，如果担心存在筋膜间室综合征，对筋膜间室进行客观的测定。

■检查同侧膝关节力线是否正确。

■获得双髋的术后骨盆正位，仔细观察双侧股骨颈的内在轮廓来确认是否存在隐匿性股骨颈骨折，这必须在麻醉终止前完成。

术后处理

　　负重取决于骨折固定的稳定性。如果断端骨皮质接触满意，根据忍耐情况可立即负重。有时成年人会用到儿童髓内钉，应在观察到早期影像学愈合迹象后，方可在保护下负重。粉碎性骨折允许触地或部分负重。鼓励进行髋、膝关节活动度练习。出院之前应行股四头肌训练和直腿抬高练习。伤口愈合后行髋外翻训练。前 6 周使用拐或步行器等助行器辅助行走，建议此时进行髋和膝关节活动度练习和肌力训练。6 周后，如果 X 线片表现为进行性愈合，且力量获得恢复，即可完全独立行走。

　　在下列情况下使用股骨逆行髓内钉固定可能更为有益：①肥胖患者，难以获得顺行插入髓内钉入口；②同侧股骨颈和股骨干骨折，便于采用不同的固定器材分别固定股骨干骨折及股骨颈骨折；③浮膝损伤，可经同一个前侧纵行切口固定股骨和胫骨骨折；④多发伤患者，不用骨折床，可减少手术时间，便于同时进行消毒铺巾治疗多种损伤，股骨髁间是较好的插钉入口；⑤孕妇，可尽量减少骨盆周围的射线透视量。髁间入路易于髓内钉的插入。顺行钉固定对股骨干近端骨折的控制较好，而逆行钉固定对股骨干远端骨折的控制更可靠。

逆行股骨髓内钉

　　■患者仰卧于可透视的手术床上。在同侧髋部下方放置一衬垫防止股骨近端外旋。消毒铺单应覆盖髋部腰带部位及下外侧面。

　　■腿下放置一消毒过的圆枕或三角支架。通过胫骨牵引弓行胫骨牵引。胫骨牵引弓和针可作为"手柄"实现股骨断端骨折块的更多牵引。

　　■可采用髌旁内侧入路、髌旁外侧入路、或髌正中经髌腱入路，取决于术者喜好。髌下脂肪垫应切除并切开关节。经髁间切迹插入 3.2 mm 导针（图 59-10A），在正位、侧位透视确认导针在股骨髓腔正中，导针入口处应在 Blumensaat 线的前方（图 59-10B）。

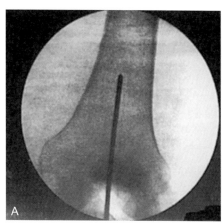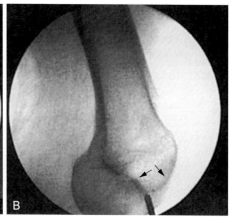

图 59-10

　　■将导针推进股骨远端。放置软组织保护套筒，保护关节面和髌腱。

　　■同顺行髓内钉一样，可采用蜂窝导向器实现导针的精确置入。如果采用，移除蜂窝导向器后，顺导针置入空心开口钻。

　　■推进开口钻直至没入股骨内，注意通过套筒保护软组织避免关节内损伤（避免使用通道开口钻和入路开口钻）。

■注意确保导针居于股骨远端的正确位置。另外，冠状位和矢状位力线不良会导致髓内钉通道错配。可采用阻挡钉来维持正确的力线。

■移除开口钻和导针，插入球头导针进入远骨折端。

■复位骨折，推进导针进入骨折近端直至小转子水平。空心复位导杆或体外复位器，如大的牵开器，可与轴向牵引相结合进行复位操作。小的凸垫或衬垫可置于股（大腿）下方，通过透视辅助矢状面的复位。

■通过空心扩髓钻顺球头导针依次扩髓，直至髓腔直径大于所需用髓内钉直径的 $1.0 \sim 1.5\,mm$。

■再次确认导针位置居于小转子水平。

■对腿施加牵引力以确保适当的长度。用尺子在导丝上测量出钉子的合适长度。检查确保尺子将头埋入。这更容易在水平图像上实现。

■移除入路器。连接导向器插入髓内钉，直至小钻子（图 59-11）。

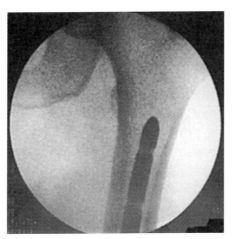

图 59-11

■维持牵引，避免下肢短缩。

■检查侧位像确保髓内钉插入正确。

■确认髓内钉插入正确的位置后，移除球头导针。

■用导向器进行髓内钉的远端锁定。

■通过导向器插入钻袖和套筒，压迫皮肤出现一凹陷。

■在皮肤凹陷处刺破皮肤做切口，钝性扩大切口直至骨面。

■重新插入钻头导向直至骨面。推进钻头直至接触到对侧皮质，通过测深器估测锁钉长度。继续钻透对侧皮质。

■手动拧入螺钉直至完全锁紧。

■正位、侧位 X 线透视确认螺钉的长度和位置。

■重复这一过程，置入所有需要的远端螺钉。

■用电刀线检查股骨力线和长度。按照髂前上棘股骨头中央—膝中央—胫骨远端平台中央的方向。检查侧位像。

■当最终的复位和长度可接受时，透视移至近端锁孔处，螺钉应从前后位方向置入以避免损伤血管、神经。采用 X 线透视下正圆技术来鉴别近端锁孔。

- 使用影像增强器来定位近端锁孔位置，这样可辅助近端切口的选择。做一沿长轴的切口，锐性分离皮下及深筋膜，钝性分离至骨面。避免损伤股神经的分支。
- 确认获得理想的正圆后，在股骨上钻孔。
- 采用与前面相同的技术，决定近端螺钉的长度。
- 使用带锁螺丝刀置入近端螺钉。
- 行多平面的正位、侧位透视再次检查力线和复位。
- 在 X 线透视下，做股骨内旋外旋及推拉操作，检查有无股骨颈骨折。
- 逐层闭合伤口，放置敷料。
- 按照股骨顺行髓内钉的检查内容进行检查。

术后处理

术后康复必须按照每个患者的骨折类型、固定的稳定性来个体化实施。所有患者开始时均应膝部制动。固定稳定的患者在术后 24 ～ 48 h 可进行持续被动运动。起始负重量取决于固定后的稳定性。存在髁间和髁上骨折的患者应在保护下负重，直至影像学上的改善允许增加负重（通常为 10 ～ 12 周）。

股骨转子间骨折的加压髋螺钉固定术

John C.Weinlein

内固定适用于绝大多数股骨转子间骨折。最佳固定取决于骨折的稳定性。转子间骨折的主要治疗方式为滑动螺钉钢板和髓内装置固定。

患者体位

- 固定患者于带会阴柱的手术台上。
- 将对侧下肢的足放置在靴子内，摆成剪刀腿造型（非受累髋部相对于伤侧延伸）；或使用well-leg 支架（图 60-1）。
- 复位手法完成后，将患侧下肢放置于靴子内。使伤侧下肢保持 20°～30°屈曲位。
- 将透视机根据健侧下肢位置放于对侧或患者双下肢之间。操作前必须获得足够的 X 线透视。

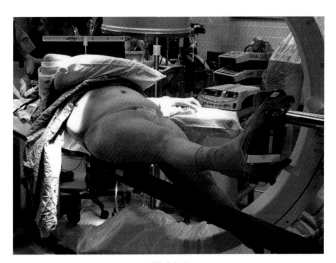

图 60-1

复位

- 牵引、内旋完成患侧下肢的复位。在牵引、内旋完成前，典型的矢状位的畸形，向后下垂，需要在前方对骨折远端施加力量进行纠正。
- 一旦骨折临时复位，将患肢固定于靴子内，在矢状位和冠状位进行 X 线透视。通过增加或减弱牵引，改变外展或内收和内外旋转进行调整。仔细检查透视影像，避免最常见的不良对线：内翻畸形、后方成角、过度内旋。

■骨折机制（低能量和高能量损伤）应该引起注意，因为高能量股骨转子间骨折标准复位手法可能无法成功，可能需要 Watson-Jones 入路切开复位（图 60-2）。

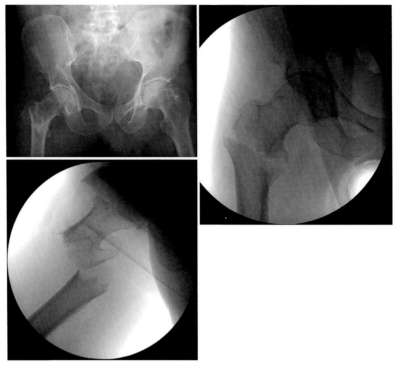

图 60-2

显露

■在股骨近端做切口。分离髂胫束，纵向劈开股外侧肌。
■将股外侧肌与外侧肌间隔分离并从前方提起。当遇到股深动脉分支时给予凝固。
■通过锐性切割股外侧肌起始部完成显露，允许其收缩并预留足够的钢板放置的位置。

稳定

■通过角度引导器将 1 根导针插入股骨头中心。导针沿股骨颈前倾角固定。导针插入至下方约 5 mm 并测量（图 60-3）。

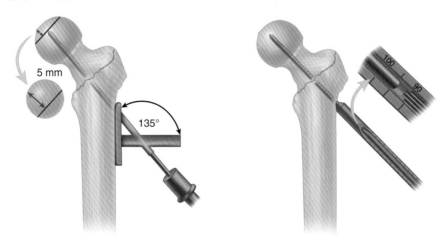

图 60-3

■设置三棱钻长度，短于导针测量数值 5 mm 并钻孔。确定钻孔时导针不要进入骨盆内，骨质良好的患者可能需要使用丝攻（图 60-4）。

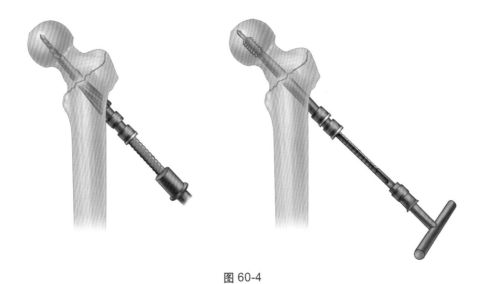

图 60-4

■选择与三棱钻相同长度的拉力螺钉。如果计划或需要明显短缩，选择一枚比三棱钻测量数值短 5 mm 的拉力螺钉。确保拉力螺钉充分覆盖。

■使用插入扳手，插入方头螺钉与钢板到合适的深度。应该意识到拉力螺钉旋转 90° 可使螺钉前进 0.75 mm。当完全进入后，插入扳手的手柄应垂直于股骨干长轴，而不是垂直于地面（图 60-5）。

■将钢板放置于股骨外侧面。使用捣棒将钢板与拉力螺钉完全嵌合。旋下螺丝固定杆、移除插入扳手及导针（图 60-6）。

■使用螺钉或持骨器将钢板固定于骨面。骨干使用 2～3 枚双皮质螺钉固定，一般使用 2～4 孔钢板。如果螺钉用于钢板的复位，该螺钉因为过长需要被替换（图 60-7）。

■松开牵引，必要时可置入 1 枚加压螺钉；也可使用手工加压。获取 X 线透视影像，评估复位及内固定位置（图 60-8）。

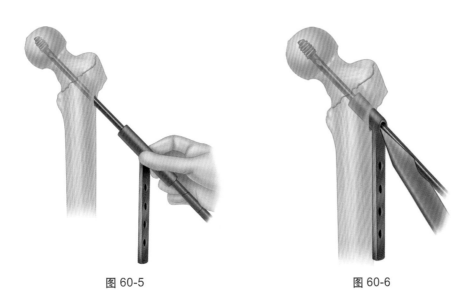

图 60-5　　　　　　　　　　图 60-6

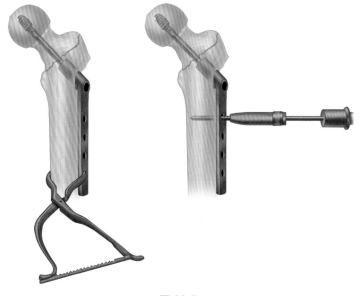

图 60-7

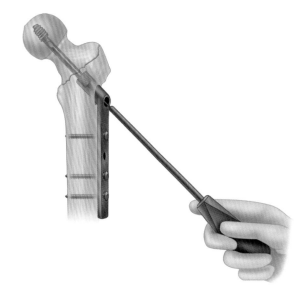

图 60-8

术后处理

　　大多数情况下，使用加压髋螺钉固定的股骨转子间骨折的患者允许负重，因为该装置用于更稳定的骨折类型。

转子下骨折髓内钉固定术

John C. Weinlein

股骨转子下骨折的主流治疗是髓内钉技术。有证据证实相对于髓外的置入物，髓内钉在治疗这个困难区域的多数骨折方面是有优势的。当然，也存在使用刃形钢板和股骨近端锁定钢板有效的情况，我们也会采用这两种装置。

■患者取仰卧位（或侧卧位），患肢通过骨牵引针或靴进行牵引，并且髋关节外展 30°～40°（图 61-1）。

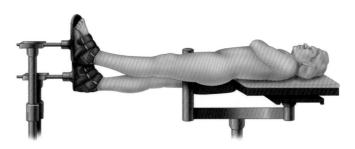

图 61-1

■通过使用前后位和侧位摄片来计算骨折近端的旋转角度。这个角度的计算是基于记录 C 形臂 X 线机与水平面的角度，并减去 15° 平均前倾角后的真正的股骨颈的侧位像。通过健侧髋关节和膝关节真正的侧位像来获得对侧的前倾角，也可作为一种选择，并且更加准确。

■通过导向器将骨折远端外旋 5°～15° 来匹配计算出的骨折近端的旋转角度。

■切开皮肤后，在修正后的转子内侧入针点（或梨状窝入针点）放 1 个导针，然后插入导针。如果因为骨折近端的外展、屈曲和外旋畸形致使导针定位困难的话，扩大外侧切口来放置重建螺钉，同时采用 1 个大的骨夹持钳来纠正近端的畸形，并且简化导针的置入（图 61-2）。

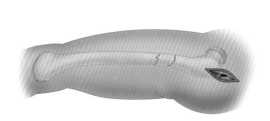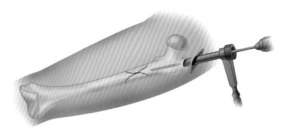

图 61-2

■如果从梨状窝入针，导针必须在侧位像上向前移动约 5 mm 的距离，以使头髓钉能够被放入。

■在钻孔之前要矫正近端的畸形，使其保持正确。联合运用球状道钉推送器和提升器矫正任何残留的外展和屈曲畸形（图 61-3）。

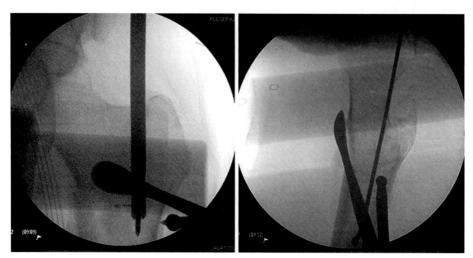

图 61-3

■或者可以经插入头髓钉的切口来放置 1 个夹钳。如果移去夹钳后骨折处的不稳定持续存在，使用环扎线来维持矫正畸形的稳定（图 61-4）。

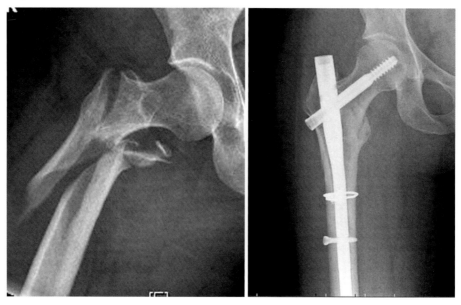

图 61-4

■联合使用通道钻和开口钻来钻开股骨近端，防止发生偏离（图 61-5）。

■使用复位器来协助骨折的复位（图 61-6）。

■插入球形头导针，跨过骨折线（图 61-7）。

■测量髓内钉的长度（图 61-8）。

■然后通过通道钻钻开股骨干腔（图 61-9）。

■置入型号合适的髓内钉并且用重建方式在近端锁定（图 61-10）。

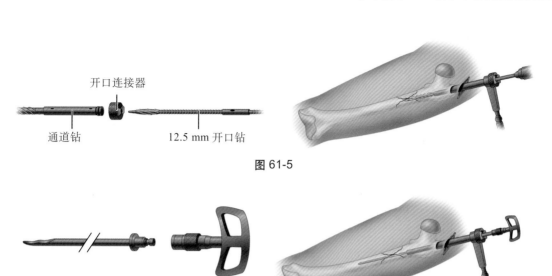

通道钻　　开口连接器　　12.5 mm 开口钻

图 61-5

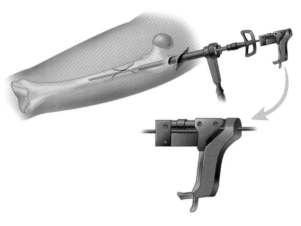

图 61-6

图 61-7

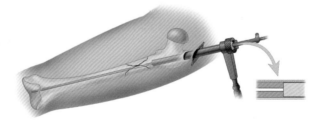

图 61-8

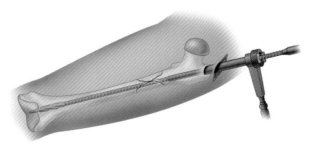

图 61-9

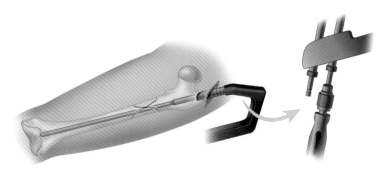

图 61-10

■先为远端的头髓钉在股骨距的上方钻个孔。钻第 2 孔的时候留下之前的钻头，并且留下第 2 个钻头。先置入远端的钉再置入近端的钉，置入的 2 个钉要在侧位像上位于股骨头的中央位置。

■用徒手操作技术远端锁定髓内钉。

■检查是否有任何内旋或外旋。将髋关节在 90° 范围内屈曲，并且和对侧活动范围做对比。通过移除远端的交锁钉，矫正旋转然后再锁定髓内钉的方法就可以矫正明显的两边的差异。

术后处理

术后 6 周内患者可扶拐下地负重，根据复查 X 线片上愈合的情况指导进一步处理。

锁骨骨折髓内钉固定术

Edward A. Perez

髓内钉固定的优势包括皮肤切口小，骨膜剥离少，骨痂形成得相对稳定。常见并发症包括胸腔内迁移、螺钉断裂、损害锁骨下结构。

▪患者半坐位于可 X 线透视的手术台上，通过将 X 线透视机置于与头和足平面成 45°，可获得锁骨的正位像。

▪于肩锁关节以内 2 ～ 3 cm 处锁骨的后外侧部切开 2 ～ 3 cm 切口，由于此处皮下脂肪较薄，所以，应仔细操作，避免损伤其深部的颈阔肌。

▪使用剪刀将颈阔肌与其上方的皮肤分离开，并按照肌肉走向劈开肌纤维，应仔细操作，避免损伤锁骨上神经的中间支，该神经在锁骨中部直接位于颈阔肌深面，识别并牵开神经。

▪使用巾钳将内侧锁骨的近端抬高（图 62-1）。

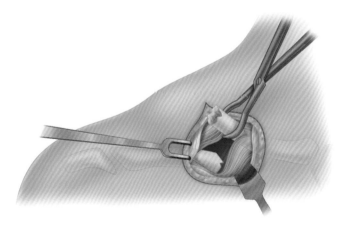

图 62-1

▪使用带有 T 形把手的大小合适的钻钻通髓腔时，小心不要钻透前方皮质（图 62-2）。

▪从锁骨内侧骨折部将钻取出后，使用带有 T 形把手的大小合适的丝锥进行攻丝，直至达到前方皮质为止（图 62-3）。推荐使用手动进行攻丝，尤其是对于身高较矮的患者及直径较小的锁骨钉。

▪穿过切口将锁骨外侧端抬高，并外旋手臂和肩关节帮助显露。

▪在锁骨内侧部使用大小相同的带有 T 形把手的钻钻通髓腔（图 62-4）。

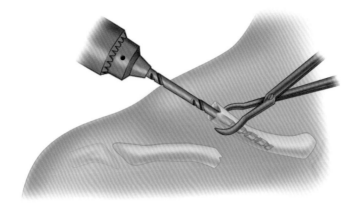

图 62-2

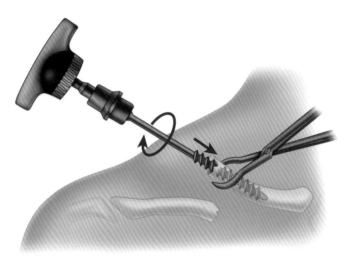

图 62-3

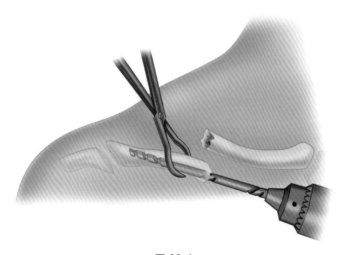

图 62-4

■在 C 形臂 X 线机的指引下，钻透锁骨的后外侧皮质。钻位于肩锁关节的后内侧、喙突水平处，并在不高于锁骨后外侧中部的位置穿出（图 62-5）。

■从锁骨骨折外侧部将钻取出后，使用带有 T 形把手的大小合适的丝锥进行攻丝，以便大的螺钉能够完全进入髓腔。如果攻丝太紧，可考虑使用大一号的钻再次钻孔。同样，推荐手动进行攻丝（图 62-6）。

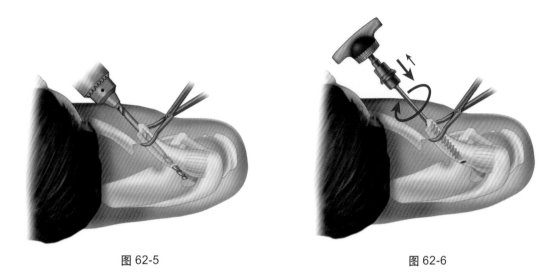

图 62-5　　　　　　　　　　　　　　　　图 62-6

■当使用持骨钳固定住锁骨骨折远端后，去除导针前端的螺母，将导针自骨折端插入至锁骨远端髓腔，从锁骨远端后外侧皮质先前钻孔处穿出。

■一旦导针穿出锁骨，即可在皮下触到导针尖端。在触到导针尖端处切一小口，并使用止血钳分离皮下组织。将止血钳的头端置于导针尖端的下方，以便于导针从切口处穿出，然后将导针钻出直到内侧螺钉进入皮质（图 62-7）。

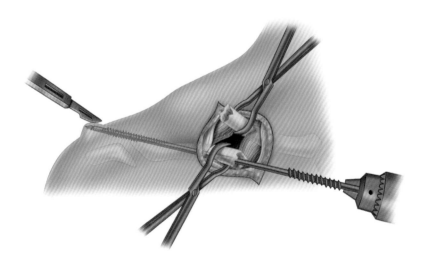

图 62-7

■利用巾钳固定锁骨远端,T 形把手旋入螺钉（注意把持部位不要在螺钉处），并小心将螺钉旋入，确保插入位置正确（图 62-8）。

■复位骨折并将导针钻入锁骨内侧端，直至所有的内侧螺钉均穿过骨折部。由于重力的缘故，通常会将手臂向下拉，所以抬高肩关节有助于导针钻入锁骨内侧端。

■将内侧螺母拧在导针一段，然后拧上外侧螺母。通过钳子或改锥将这两个螺母锁定在一起。使用的横向螺母 T 形把手和扳手往中间推进牵制到内侧的骨折端，直到它接触前皮质。利用 X 线

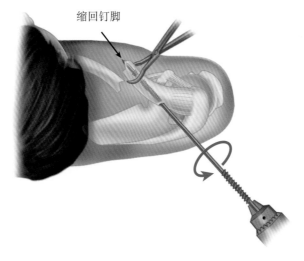

缩回钉脚

图 62-8

透视确认位置。

- 用改锥或扳手将两个固定的螺母拆卸下来。继续向前推进内侧的螺母，直到其接触锁骨外侧皮质。拧紧外侧螺母直到其与内侧螺母结合（图 62-9）。
- 使用内侧扳手回针 1 cm 或更多，以此暴露软组织中的螺母。确保锁骨线仍在内侧骨块的皮质骨中。
- 使用侧切削铣刀尽可能接近外侧螺母处切削导针。使用外侧螺母扳手再推进锁骨针。

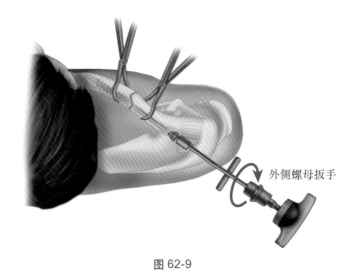

外侧螺母扳手

图 62-9

术后处理

手臂被放置在一个标准的吊带上，早期进行轻柔的钟摆练习。10 ～ 14 d 后拆除缝线，如果 X 线片上看到愈合，可解除吊带，可以不受限制地运动。术后 12 周，应避免接触性的体育项目（如足球、曲棍球）。骨折愈合 12 周时，髓内钉可被取出。

肱骨近端骨折的髓内钉固定术

Edward A.Perez

肱骨近端骨折的手术适应证包括：有移位的外科颈 2 部分骨折，有移位的（> 5 mm）大结节骨折，有移位的 3 部分骨折，和年轻患者的有移位的 4 部分骨折。固定的类型包括经骨缝合固定、经皮克氏针固定、髓内钉固定或钢板内固定，主要依据患者的年龄、活跃水平、骨质量、骨折的类型及相关的骨折和外科医师的技术能力来选择。髓内钉比经皮克氏针能提供更稳定的固定，虽然其稳定性不比锁定接骨板。肱骨近端插入髓内钉会损伤肩袖，从而导致术后肩部疼痛。这种新设计技术上的优点包括能够保护软组织以及髓内钉理论上的生物力学性质。外侧皮质粉碎不连续可能是髓内钉的禁忌。

■患者平卧在可 X 线透视的手术台上，胸部抬高 30°～ 40°。影像增强器位于术者对侧。往回转动 C 形臂 X 线机，可对肩关节和肱骨进行前后位的充分成像，向前转动装置可对肩关节和肱骨进行侧位的充分成像（图 63-1）。

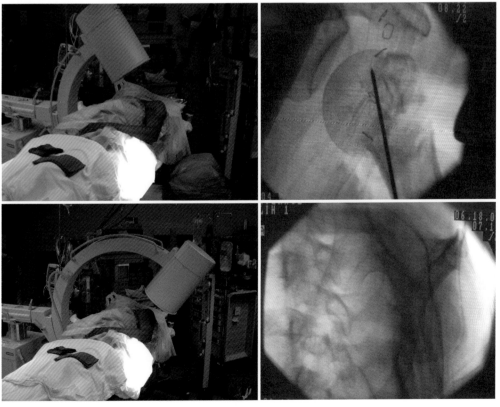

图 63-1

■在肩峰前外侧面做斜形切口，在三角肌的前、中 1/3 交界处沿肌纤维走行劈开三角肌。为了保护腋神经，劈开三角肌不能超过肩峰远端 5 cm（图 63-2）。

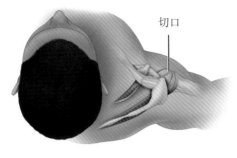
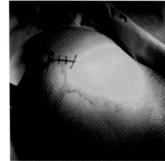
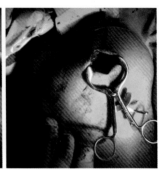

图 63-2

■直视下，顺纤维切开肩袖。在肱骨扩髓时使用全层缝合以保护肩袖免受损害。

■在肱骨头后侧打入 1 根带螺纹的克氏针，起到"手柄"的作用，反旋肱骨头部达到复位的位置（图 63-3）。

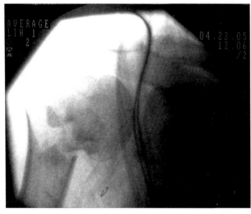
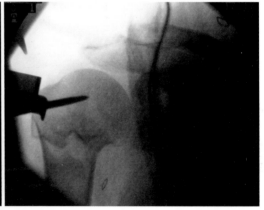

图 63-3

■在肱二头肌肌腱后面插入导针，在前后位及侧位透视引导下推进达到适当的位置（图 63-4）。

■仔细推进近端扩髓器，保护肩袖。

■使用复位设备复位骨折块，并钻入圆头导针。

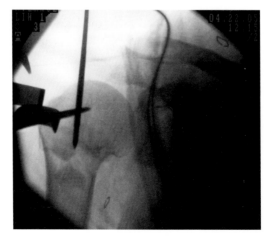

图 63-4

- 依次连续扩髓，使肱骨髓腔达到预定直径，通常比髓内钉直径大 1 ～ 1.5 mm。
- 扩髓完成后，把髓内钉插入髓腔，切勿将骨折块撑开，确保钉尾埋入肱骨头的关节面（图 63-5）。
- 使用外装设备拧入近端锁定螺钉。仔细铺展软组织，以避免损伤腋神经（图 63-6）。
- 直视下全层缝合修复肩袖（图 63-7）。
- 前后位和侧位透视下确认复位情况和螺钉的位置及长度。
- 通过主动辅助的关节活动度锻炼开始早期康复。

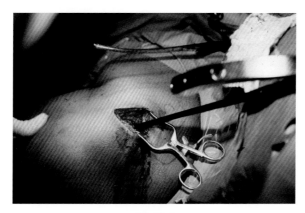

图 63-5

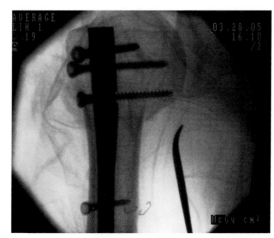

图 63-6

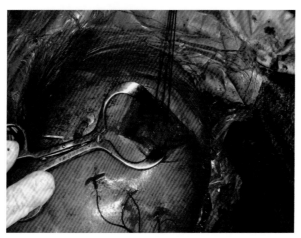

图 63-7

肱骨干骨折顺行髓内钉固定术

Edward A.Perez

对于成人肱骨干骨折，我们选择手术治疗最常见的适应证是上肢需要早期活动的多发伤患者。治疗方案的选择必须全方面考虑，对于特殊患者需要个性化治疗。

目前我们倾向于采用坚硬的锁定髓内钉顺行置入。我们采用前外侧切口直视下修补肩袖。医源性桡神经损伤的情况已有报道，在骨折复位、扩髓、进钉及放置锁定螺钉时都必须小心。髓腔极其狭窄的患者禁用髓内钉。

■仔细评价术前的 X 线片，以确保骨干的直径足以容纳髓内钉，如果直径太小，那么应选择钢板固定（图 64-1）。

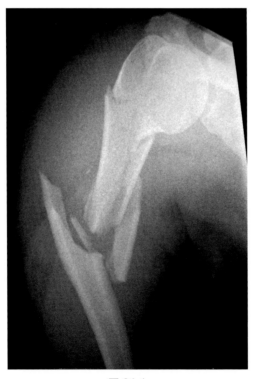

图 64-1

■患者平卧在可 X 线透视的手术台上，胸部抬高 30°～40°。影像增强器位于术者对侧。往回转动 C 形臂 X 线机，可对肩关节和肱骨进行前后位的充分成像，向前转动装置可对肩关节和肱骨进行侧位的充分成像。

■ 在肩峰前外侧面做斜形切口，在三角肌的前、中 1/3 交界处沿肌纤维走行劈开三角肌。为了保护腋神经，劈开三角肌不能超过肩峰远端 5 cm（图 64-2）。

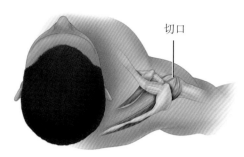

切口

图 64-2

■ 直视下，顺纤维切开肩袖。在肱骨扩髓时使用全层缝合，保护肩袖免受损伤。

■ 在肱二头肌腱后面插入导针，在前后位及侧位 X 线透视引导下推进达到适当的位置。

■ 仔细推进近端扩髓器，保护肩袖。

■ 使用复位设备复位骨折块，并钻入圆头导针（图 64-3A,B）。依次递增连续扩髓，使肱骨髓腔达到预定直径，通常比髓内钉直径大 1 ~ 1.5 mm（图 64-3C）。对于中段 1/3 的骨折，可在骨折处做一小切口，在复位和扩髓前手动探查以确定桡神经没有被嵌入骨折中。

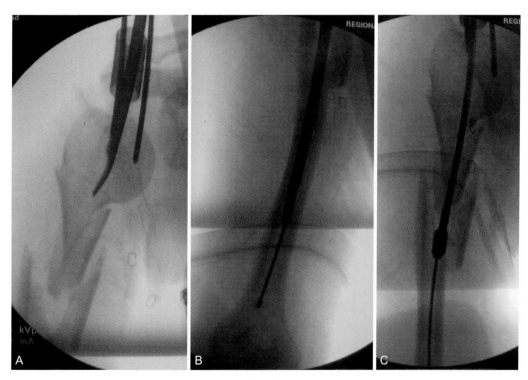

图 64-3

■ 扩髓完成后，把髓内钉插入髓腔，切勿使骨折块分离，确保钉尾埋入肱骨头的关节面。

■ 使用外装设备拧入近端锁定螺钉。仔细铺展软组织，以避免损伤腋神经（图 64-4）。

■ 从前后方向拧入远端锁定螺钉，以免损伤桡神经。在前方做一 4 ~ 5 cm 的切口以暴露肱二头肌，钝性分离肌肉以避免医源性肱动脉损伤。

■ 全层缝合修补肩袖。

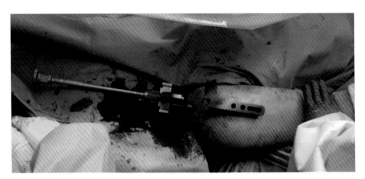

图 64-4

■前后位和侧位透视下确认复位情况和螺钉的位置及长度（图 64-5）。

■通过主动辅助的关节活动度锻炼开始早期康复。

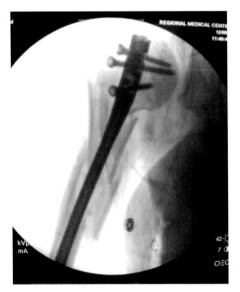

图 64-5

经鹰嘴入路肱骨远端骨折切开复位内固定术

Edward A.Perez

　　与肱骨近端及肱骨干骨折相比，大多数成年人的肱骨末端骨折必须通过手术治疗。对于有严重内科疾病的老年患者来说，使用"骨袋"技术的非手术治疗也许是合理的。肱骨远端骨折的复位和固定的手术入路有很多，最常用的是采用鹰嘴截骨术的后侧经鹰嘴入路。

　　■患者采取侧卧位，也可采取仰卧位。仰卧位的好处是便于关节前方的暴露，有利于极低位的骨折和前方粉碎性骨折的治疗。对于延续到肱骨干的骨折，采取仰卧位复位会比较困难。选择仰卧位时，我们用手臂支架（Elbow LOC，SymmetryMedical Inc.，Warsaw，IN），以协助前臂定位（图65-1）。

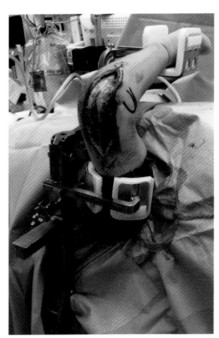

图 65-1

　　■铺单覆盖整个上半身，以便在上臂近端放置无菌止血带。

　　■沿上臂后侧中线做切口，绕过或不绕过鹰嘴尖端，全层分离内外侧皮下组织。

　　■从肱三头肌边内侧缘和内上髁游离出尺神经。保留尺神经的营养血管（图65-2）。

　　■在外侧将肱三头肌游离出肌间膜。于三头肌和肘后肌之间切开以暴露关节。或者，在肘后肌和桡侧腕短伸肌之间切开以保留肘后肌群的神经支配，将肘后肌与三头肌一起掀起。

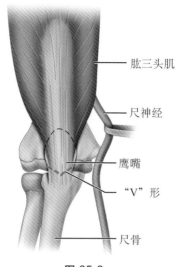

肱三头肌

尺神经

鹰嘴

"V"形

尺骨

图 65-2

- 确保鹰嘴关节面的内外侧都能看见。
- 在鹰嘴截骨之前预先钻孔以备固定鹰嘴。常规用钢板固定。
- 摆锯直接朝向鹰嘴关节面的凹槽，做 1 个尖部指向远端的 V 形切口进行截骨。用骨刀仔细完成截骨。如果用骨刀强行揳入凿开，稍有不慎就会凿下大片的软骨（图 65-3）。

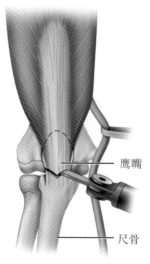

鹰嘴

尺骨

图 65-3

- 连同鹰嘴近端掀起肱三头肌，直接剥离三头肌肌肉组织，保留骨膜（图 65-4）。
- 清除骨折边缘，清理表面。
- 用带螺纹的克氏针做手柄矫正内外髁。
- 如果是简单的关节内骨折，用克氏针手柄和韦氏钳将骨折复位，打入克氏针做临时固定（图 65-5）。
- 先在较容易复位的一侧柱固定钢板，再固定对侧柱（图 65-6）。
- 如果是复杂的关节内骨折，内外髁中总有一侧与肱骨干对合复位良好，应先将该侧复位固定在肱骨干上。用于固定小骨折块的埋头螺钉可以用作临时固定，因为它不露出骨表面，因而不会影响钢板的放置。或者，可以沿肱骨髁柱放置钢板，远端用单层骨皮质螺钉临时固定。

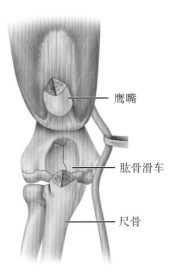

鹰嘴

肱骨滑车

尺骨

图 65-4

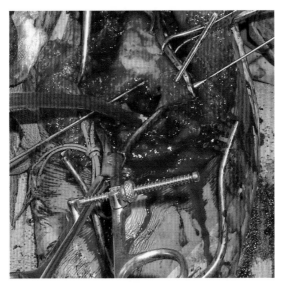

图 65-5

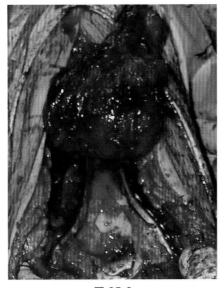

图 65-6

■"连续不断地"重建关节表面，临时固定重建好的骨折块，复位内外髁，对合到肱骨干上，钢板固定（图 65-7）。

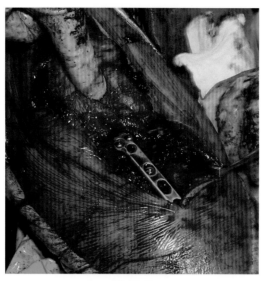

图 65-7

■用无头螺钉、小骨折块螺钉或可吸收螺钉固定粉碎性关节内骨折。

■内外侧双钢板或 2 个钢板互成 90° 都是可行的。

■检查每枚螺钉，确保没有穿透关节面。

■修复鹰嘴截骨，前置尺神经，逐层关闭切口，负压引流。

术后处理

肘关节被广泛切开，术后 2 d 拔出引流管，术后 3 d 开始锻炼关节活动度，前臂无需悬吊。

前臂双骨骨折切开复位内固定术

Edward A.Perez

　　手术治疗几乎适用于全部成年人前臂双骨骨折。目的是用坚强的内固定重建尺桡骨的解剖关系。我们常规对成年人双骨骨折使用钢板内固定。

　　▪对 X 线片评估后，计划固定顺序：如果可以解剖复位，先固定桡骨；如果两骨广泛粉碎，先固定桡骨；如果桡骨粉碎而尺骨简单骨折，先复位固定尺骨。

　　▪对于大多数骨折，做 1 个掌侧 Henry 入路至桡骨远端。如果骨折需要固定至近端的二头肌结节，做一个背侧 Thompson 入路（图 66-1）。

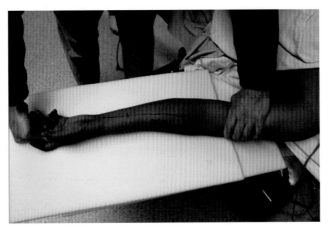

图 66-1

　　▪保留远近端的骨膜（图 66-2）。

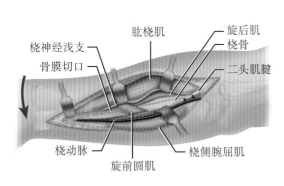
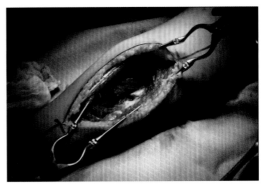

图 66-2

■清除骨折端的血肿和碎屑。

■评估恢复长度的可能，需要考虑的有：如果骨折后短缩的时间较长，恢复长度后会导致瘫痪和麻痹。

■对于横行骨折，可以用 3.5 mm 的 LCP 钢板。如果有蝶形骨块，在钢板固定前用 2.0 mm 或者 2.4 mm 的拉力螺钉固定（图 66-3）。

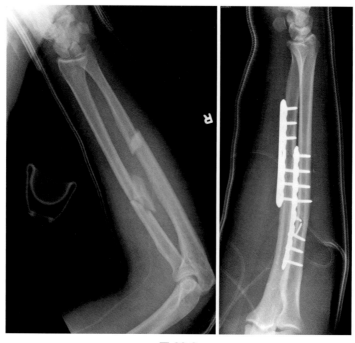

图 66-3

■对于斜行骨折，复位骨折并用 1 根 2.0 mm、2.4 mm 或 2.7 mm 的拉力螺钉固定，然后用 3.5 mm 的 LCP 中和钢板固定。

■对于广泛粉碎的骨折，使用合适长度的桥接钢板固定。如果钢板长度超过 6 ～ 7 孔，可以侧方预弯钢板以匹配桡骨弓。

■固定完桡骨骨折后，做尺侧腕伸肌和尺侧腕屈肌间入路暴露尺骨。同样钢板策略适用于尺骨。由于明显的内固定遗留症状，我们尝试避免直接将钢板放置尺骨皮下（图 66-4）。

■尺骨掌背侧面都可选择，主要基于哪一面会有更多的创伤分离。小心保护好骨膜。

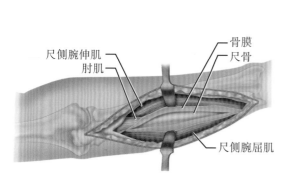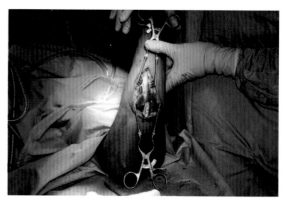

图 66-4

- 尺桡骨固定好之后，X 线透视下确认完全复位及内固定的牢固性（图 66-5）。
- 常规闭合创口。

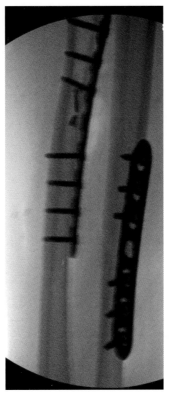

图 66-5

术后处理

　　使用柔软的敷料覆盖就可以了。只有在肘或腕关节有损伤时或内固定不牢固时用夹板固定。手术后 3 ～ 7 d 开始关节活动度练习；在骨折愈合之前避免提举重物。

小腿急性间室综合征的筋膜切开术：单切口和双切口

Frederick M.Azar

通常使用两种技术松解小腿的筋膜间室：腓骨周围单切口筋膜切开术和双切口筋膜切开术。单切口技术适用于肢体软组织没有被广泛累及的患者。由于这种情况非常少见，因此双切口技术更为安全、有效和常用。

单切口筋膜切开术

■沿腓骨做一纵行切口，从腓骨头下端至外踝上 3 ～ 4 cm（图 67-1）。

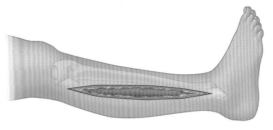

图 67-1

■向前侧皮下潜行分离，勿损伤腓浅神经。
■纵行切开前间室和外侧间室的筋膜（图 67-2）。

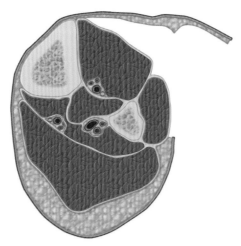

图 67-2

■然后再向后做皮下分离，切开后侧浅间室筋膜（图 67-3）。

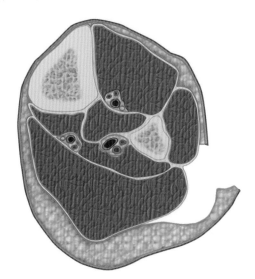

图 67-3

■在远侧找到浅间室与外侧间室之间的间隙，再由此向近侧延伸，从腓骨上剥离比目鱼肌。
■骨膜下分离腓骨上的屈长肌。
■将肌肉及腓血管向后侧拉开。
■找到胫后肌在腓骨上的筋膜附着点，将此筋膜纵行切开（图 67-4）。
■留置负压引流管，仅缝合皮肤。

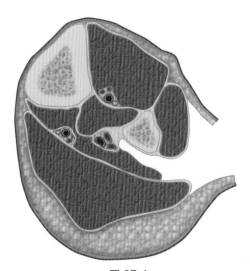

图 67-4

双切口筋膜切开术

■于腓骨干及胫骨嵴中间做 20 ～ 25 cm 长的小腿前间室纵行切口。皮下分离，广泛显露筋膜间室（图 67-5）。
　■横行切开显露外侧肌间隔，恰在它的后方找到腓浅神经。
　■用 Metzenbaum 剪沿胫前肌上下分开前间室。

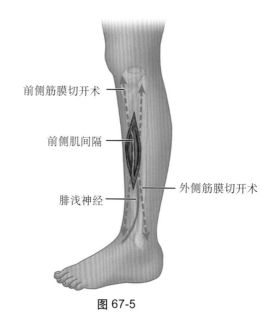

图 67-5

- 沿腓骨干纵行切开外侧间室。
- 在胫骨后缘后方 2 cm 处做第 2 个纵行切口，行广泛的皮下分离确认筋膜面（图 67-6）。

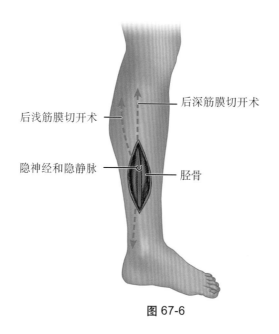

图 67-6

- 向前牵开隐静脉及隐神经。
- 横行切开，辨认在深、浅后间室之间的肌间隔，在整个间室长度上分离覆盖小腿三头肌的筋膜。
- 切开趾长屈肌表面筋膜，减压整个深后间室。在向近端分离时，如果比目鱼肌起点延伸至胫骨远侧半，则松解此延伸的肌肉起点。
- 分开后侧间室后找到胫后肌间室。如果此间室张力明显增高，则分开此肌腹上的筋膜（图 67-7）。
- 敞开伤口，充填敷料，用带足底的石膏后托固定。
- 筋膜切开后的处理方法有一期闭合、二期闭合、断层皮片移植，约 50% 的患者需要皮片移植。

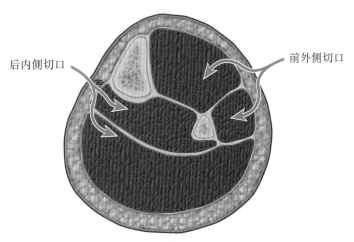

后内侧切口   前外侧切口

图 67-7

■还有一种方法是延迟的一期闭合，通过鞋带拉紧技术来完成（vessel loop shoelace technique），或者伤口闭合装置。真空辅助式伤口闭合可减少术后水肿，这可以改善伴或不伴负压治疗的伤口闭合的疗效（图 67-8）。

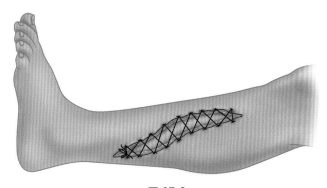

图 67-8

术后处理

48 ～ 72h 后，患者送回手术室进行坏死组织清创。静脉荧光素和伍德灯（过滤紫外线灯）可以帮助评估肌肉活力。如果没有肌肉坏死的迹象皮肤松弛可闭合。如果闭合不成功，每隔 48 ～ 72h 再进行一次清创，之后可闭合皮肤或植皮。

前臂筋膜切开减压术和动脉探查

Mark T.Jobe

在下列情况时宜施行前臂筋膜切开减压术：①血压正常，有明确临床表现，筋膜间室压力超过 30 mmHg，组织受压迫时间不清楚或推测超过 8 h 的患者；②筋膜间室压力超过 30 mmHg 的不合作或昏迷患者；③筋膜间室压力高于 20 mmHg 的低血压患者。

■行前臂掌侧筋膜切开术时，做一个长弧形切口，这与 Henry 描述的显露正中神经及尺神经的 McConnell 联合切口类似。切口从肱二头肌腱内侧开始，斜行跨过肘横纹，向远侧直达手掌，以便打开腕管，注意切口与腕横纹勿成直角（图 68-1）。

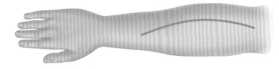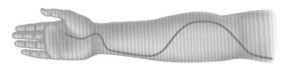

图 68-1

■分开变性的肌纤维束，清除血肿。

■怀疑有肱动脉损伤时，显露并探查有无活动性出血。如果血流不畅，打开血管外膜，观察膜下有无血凝块、痉挛或内膜撕裂。必要时切除血管外膜并行血管吻合或动脉移植。

■用张开的剪刀向前推行全长打开筋膜，使掌侧浅层筋膜间室减压。

■需找到尺侧腕屈肌，并连同其深层的尺侧神经、血管束拉向尺侧。将指浅屈肌及正中神经拉向桡侧以显露深层筋膜间室内的指深屈肌。检查其浅层的筋膜是否紧张并纵行切开。

■如果肌肉呈灰色或黑色，其预后不良，但可能仍有活力，应重建循环。

■向远侧分离，沿掌长肌腱和正中神经的尺侧缘切开腕横韧带。

■对于正中神经麻痹或感觉异常的病例，探查整个受伤区域内的正中神经全长，以确定是否有神经断裂，挫伤或被嵌压于旋前圆肌尺骨与肱骨头之间。如是这样，则部分切断旋前圆肌。

■对于髁上骨折者，复位骨折后克氏针固定、止血。

■不需一期闭合切口，留待二期处理。

■在前臂远端如果正中神经暴露在外，采用桡侧为基底的前臂皮瓣可轻松缝合并将其覆盖。

■这时对前臂背侧筋膜间室进行临床检查或测其压力。通常掌侧筋膜切开后即可使背侧肌肉进行充分减压；若对此心存疑虑，则同时切开减压。

■切口从外上髁远端开始，在指总伸肌和桡侧腕短伸肌之间切开，向远侧延长约 10 cm。轻柔剥离皮下组织，打开覆于 Henry 滑动束及伸肌支持带之上的筋膜以减压。

- 用无菌湿敷料覆盖伤口，长臂夹板固定，勿使肘关节屈曲超过 90°。
- 或者，采用管套通过逐渐拉紧法来闭合筋膜切开术后伤口。在术后更换敷料时将管套逐渐拉紧。经此法闭合伤口通常在 2 周内即可完成（图 68-2）。真空辅助伤口闭合装置可以用于创口的处理。

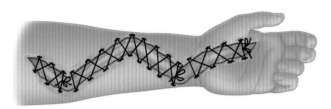

图 68-2

术后处理

术后患肢抬高 24 ～ 48 h。若 5 d 内无法闭合伤口，应用中厚皮片移植覆盖创面。去除夹板需待拆除缝线后或根据骨折情况决定。

前臂双骨骨折髓内钉固定术

S. Terry Canale · James H.Beaty

前臂双骨骨折手术治疗的适应证包括：①开放性骨折；②年长儿童骨折；③骨折畸形愈合；④软组织嵌入而不能闭合复位的骨折；⑤不稳定性骨折且伴有长度及对位畸形；⑥多发再骨折。髓内钉固定具有以下优点：手术时间较短、软组织剥离很少、易于取出内固定物、内固定物取出后可早期活动，而且外形美观。

■患者取仰卧位，患肢外展置于侧方手术桌上，应用气囊止血带但暂不充气，备切开复位。

■在移位较少的尺骨或桡骨远侧干骺端的外侧，做一个 1 cm 长的纵切口。

■在干骺端的近端 1 cm 处用角锥钻一个骨孔，钻孔时先垂直再向肘关节方向倾斜。

■根据髓腔的直径，选择合适型号的钛或不锈钢钝头针，针的型号为 2.0 ～ 4.5 mm。针的近端被预弯成 30°。先将弯曲端穿入髓腔，将其推向骨折端（必要时用锤子敲）（图 69-1）。

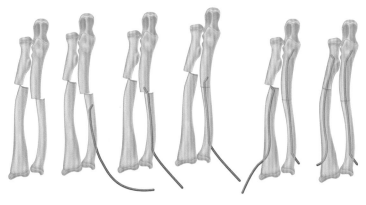

图 69-1

■通过外部的手法操作将骨折复位，继续敲打髓内针，使其通过骨折端至近侧干骺端。对另一块骨折重复上述步骤。将针尾折弯和剪断，保留骨骼外针尾长 5 ～ 10 mm。

■如果需要的话，对尺骨或桡骨骨折进行切开复位。

■闭合切口，应用上肢前后托石膏固定。

术后处理

髓内针固定术后 6 周去除石膏。术后 6 个月或者更长时间后取出髓内针，之后 2 个月内避免剧烈体育活动。

肱骨髁上骨折闭合复位经皮穿针固定术

S. Terry Canale • James H. Beaty

闭合复位经皮穿针（CRPP）固定术已成为治疗大多数肱骨髁上骨折的首选。经皮穿针包括 2 枚交叉针、2 枚外侧针（如果 2 枚外侧针固定，骨折尚存在不稳定，可采用 3 枚外侧针固定），2 枚外侧"分叉"针（图 70-1），以及 2 枚外侧针和 1 枚内侧针（图 70-1）。闭合复位经皮穿针固定术在治疗肱骨髁上骨折时能够提供肘关节任何方位的稳定性。最终结果与早期复位结果一样良好。

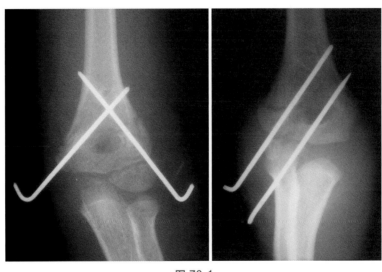

图 70-1

内侧及外侧克氏针交叉

■患者俯卧或仰卧于骨折手术床上，肘部消毒和铺单。用放射线可穿透的手臂板或 C 形臂支撑肘关节，标出肘后三角即内髁、外髁和尺骨鹰嘴。

■采取纵向牵引使骨折复位，牵开骨折间隙后，用拇指推挤外侧，整复骨折的外侧倾斜、内侧嵌插和向后移位。将肘关节屈曲至 90° ～ 100°。在影像增强仪辅助下检查正位及侧位的复位情况。

■在外侧置入克氏针穿过骨折线，到达内侧皮质。如果需要增加稳定性，则置入第 2 枚或第 3 枚外侧克氏针。

■对于极不稳定骨折，可以采用 1 枚内侧克氏针固定。在置入 2 枚外侧克氏针后，将肘关节伸展到屈曲 45°。做一个内侧切口，辨认内上髁及尺神经。置入 1 枚内侧克氏针穿过骨折线进入外侧皮质。

■在皮肤外剪断克氏针，将其折弯或埋在皮下。

2 枚外侧克氏针

■患者采取仰卧位，使用影像增强仪确定骨折移位方向，检查受伤肢体的软组织状态。

■分别将前臂旋后和旋前，拉紧内外侧软组织铰链；再将肘关节伸直和屈曲。拉紧前后侧的软组织铰链。

■对罕见的屈曲型肱骨髁上骨折，骨折远端骨折块向前方移位，应在肘关节伸直时进行闭合复位。

■对于常见的伸直形肱骨髁上骨折，牵拉前臂和肱骨进行对抗牵引，用影像增强仪检查骨折情况。将前臂旋前或旋后，使骨折远端旋转从而符合骨折近端的正常力线，再使骨折远端内移或外移，矫正侧方移位。在持续牵引下和正确的旋转前臂同时，徐缓地屈曲肘关节，同时对尺骨鹰嘴进行轻柔加压，矫正骨折远端向后移位。将肘关节屈曲至最大幅度，并将前臂旋前，锁紧后侧及内侧的软组织铰链。

■应用影像增强仪，将射线通过前臂，并把肱骨从内侧向外侧旋转，核实正位的复位情况。通过将肩关节外旋，以获得肘关节的侧位影像，核实侧位复位情况。

■维持复位后的位置，在影像增强仪的监视下，证实 2 枚外侧克氏针穿进骨折两端（图 70-2）。

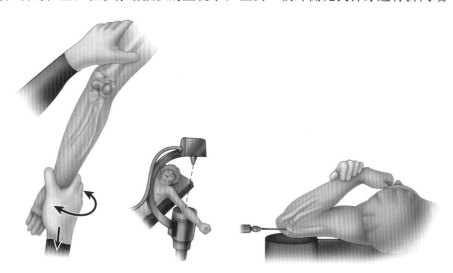

图 70-2

■置入克氏针后，尽可能将肘关节伸直，但避免伸肘过多使克氏针弯曲。透视下旋转及挤压肘关节以判断复位稳定性，并确定是否需要第 3 枚（内侧或外侧）克氏针固定。比较患侧和健侧的提携角，获得两侧前臂真正的正位 X 线片，以判断复位的质量。仔细调整前臂的位置，使肱骨内外上髁与片盒相平行。瞄准 X 线束，获得肱骨远端真正的正位 X 线片。再测量 Baumann 角以进一步评价复位情况。

术后处理

上肢石膏后托或前后夹板固定 3 周。麻醉失效后，仔细检查尺神经、桡神经和正中神经功能。术后 3 ～ 4 周拔除克氏针，更换石膏后托固定。术后第 4 周，开始间断性去除石膏，在余进行间歇性的肘关节活动度训练。由体疗师教会患儿和家长，如何在家中进行主动关节活动度活动。但应避免被动活动和强力手法活动肘关节。

股骨干骨折的弹性髓内钉固定术

S. Terry Canale · James H.Beaty

　　儿童多数股骨干骨折能通过逆行性髓内钉固定实现骨折的稳定。在骨折或骨髓腔周边所建立的 3 点固定位置，必须在骨折处"堆积"多枚髓内钉以防止成角畸形。通常使用内侧和外侧插入点，但单一插入位置，或内侧或外侧，可以在股骨远端干骺端使用。常规使用 2 枚分叉排列的 C 形髓内钉（图 71-1）或 1 枚 C 形髓内钉及 1 枚 S 形髓内钉（由外科医师在孔的远端 5 cm 处将髓内针折弯），根据需要可加用多枚髓内钉。转子下骨折和股骨远端 1/3 骨折的固定需由具备特殊技能的医师操作；股骨远端 1/3 骨折常采用顺行性髓内钉固定。

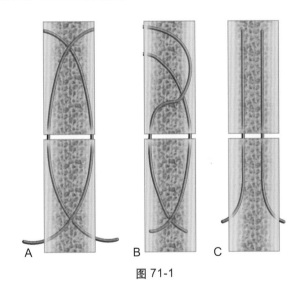

图 71-1

　　■ 将患者放在骨科手术台上，X 线透视引导下牵引部分复位（图 71-2）。

　　■ 使用钢性材料的钝头针（140° 冷炼而成）或使用钛合金针。针的长度需为 45 cm，根据患儿的年龄和体重，选择不同直径（3.0 mm、3.5 mm 或 4.0 mm）。

　　■ 术前将针的一端 2 cm 处弯曲成 45°，以便利于穿入骨髓腔，也可将整根针弯曲成更大弧度。

　　■ 利用 T 形把手及手腕的旋转，在股骨远端干骺端骺板上方，钻一个直径 4 ～ 5 mm 的纵向骨孔，插入髓内针。使用 2 枚髓内钉，1 枚从外侧，1 枚从内侧插入，稳定骨折。小心地将这 2 枚针向骨髓腔内拧入，使其达到已复位的骨折处。接触到对侧内侧皮质后，髓内钉自动弯曲朝向股骨的纵轴方向。2 枚髓内钉应交叉穿过骨折处的股骨远端（正常远端 4 ～ 6 cm）（图 71-3）。

　　■ 旋转 T 形把手或手法活动肢体使针进到骨折的近端。如果第 1 枚受阻，在透视下尝试第 2 枚。

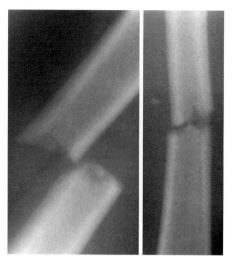

图 71-2

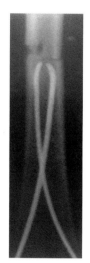

图 71-3

确认 2 枚钉均在骨髓腔内通过骨折处。针通过骨折平面时，放松牵引，继续将髓内钉向远端推进将 2 枚髓内钉针尖固定在干骺端的骨松质内，但要避免穿透骺板。通过旋转髓内钉可以矫正小的断端分离（图 71-4）。

■ 确保 2 枚钉在同一平面穿入且具有相同弧度，以避免残留成角畸形（图 71-5）。

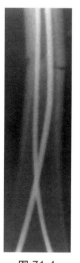

图 71-4

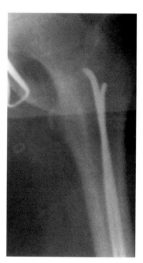

图 71-5

■ 将针的远端稍微翘起以便日后取出（图 71-6）。

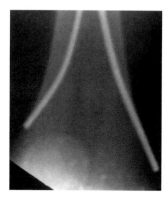

图 71-6

■如果操作正确，2 枚钉最终可以稳定骨折，每枚钉都有 3 处固定点。固定是弹性的，但又十分稳定，在肢体负重期间通过限制位移而允许自动微调矫正。

术后处理

术后用枕头将患肢垫高。膝关节固定器会使患者更舒适。只要骨折不再引起疼痛，鼓励患者尽早使用拐杖不负重活动。术后发现旋转或成角畸形可以应用单髋人字形石膏固定。在第 3 周开始允许部分负重。钙化的外骨痂出现后，允许完全负重。当医生确认骨折已发生愈合时，可取出髓内钉。除非切口感染或有炎症，术后不需使用抗生素。

胫骨髁间棘骨折切开复位内固定术

S. Terry Canale • James H. Beaty

经髌旁前内侧切口的远端部分显露膝关节，切开内侧关节囊，显露骨折片和胫骨近端缺损。

- 先检查内侧半月板，再于牵拉下检查外侧半月板的前角，从而确定半月板未妨碍骨折复位。清除血凝块和胫骨近端缺损处的骨松质碎屑后，于膝关节伸直位，将骨折片复位。

- 从胫骨近端骨骺的远端向近端钻 2 个孔，注意骨孔应位于骨骺的近端。进入关节内的骨孔应：①恰好在骨折片的内侧与外侧之间；②进入胫骨近端缺损处，如果骨折片够大，可进入骨折片。

- 于骨折片近端的前十字交叉韧带的最远端位置，穿入 18 号或 19 号钢丝或 1-0 号不可吸收缝线。再用缝线引导器把缝线的两个尾端穿过骨孔，骨折复位满意后，拉紧缝线并打结固定（图 72-1）。

- 伸屈膝关节以确定骨折复位后的稳定性，冲洗和闭合切口。

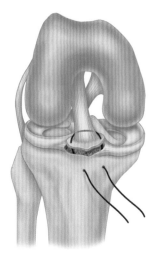

图 72-1

术后处理

采用管型石膏将膝关节固定在伸直位。术后 4 ～ 6 周拆除石膏，开始练习膝关节活动度的活动。

关节镜复位胫骨髁间棘骨折并用生物吸收性针内固定

S. Terry Canale • James H. Beaty

关节镜技术可用于胫骨髁间棘骨折的复位内固定。可通过 1 条前十字交叉韧带引导器安全复位并通过钻孔缝合。顺行性螺钉和生物吸收性灵巧螺钉可用于骨的固定。

- 应用大腿止血带，前内和前外侧入路进行标准关节镜检查。
- 切除黏膜韧带（又称髌下滑膜皱襞）和部分髌下脂肪垫，更好地显露损伤区域。
- 从胫骨前棘骨片下和胫骨内陷里，取出纤维蛋白凝块和小的骨折片。
- 如内侧半月板韧带嵌入骨折部位，妨碍复位，用探针将其钩出。
- 膝关节屈曲 45°，用探针将骨折片复位，通过髌骨正中、接近髌骨内侧缘穿入一根 1.6 mm 的 AO 钢丝临时固定（图 73-1）。

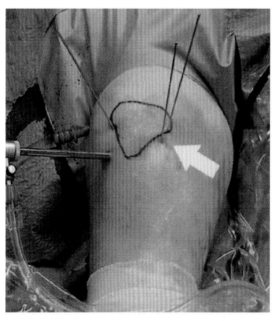

图 73-1

- 尽可能地靠近髌骨，紧贴 AO 钢丝近端，将钻孔引导插入关节内，用 1.5 mm 生物吸收性智能钉固定骨折片。多乳酸化合物聚合体智能钉近端为头状，远端为倒钩状，在骨折愈合期间可提供压力固定。
- 入口处放置 2～3 枚钢钉，如有需要，从髌骨相应外侧插入 1 枚或 2 枚钢钉增强固定。总共可用 3 枚或 4 枚 20 mm 或 25 mm 长钢钉固定。
　　■常规闭合入口，采用石膏将膝关节固定在轻度屈曲位。

术后处理

　　石膏固定 5 周，允许拄拐全部负重。去除石膏后，患儿需完成 2 个月的物理疗法训练。在膝关节恢复满意的活动度前，要定期复查。

胫骨结节骨折切开复位内固定术

S. Terry Canale • James H. Beaty

　　胫骨结节骨折罕见，通常发生于正在发育的青少年，特别是从事体育运动的青少年。X 线片往往只显示为较小的损伤征象，但 CT 扫描和断层片可显示有明显的移位。X 线片可给伤者带来假的安全感，而这种损伤却能引起畸形和功能障碍。

　　■常规消毒皮肤，膝关节铺单，上充气止血带。

　　■根据骨折位置，选择髌骨内侧或外侧，并与其平行的长切口，切开软组织，广泛显露骨折端。

　　■Salter-Harris Ⅲ型或Ⅳ型损伤通常为舌状骨折，整个胫骨结节向前翘起，其后侧与胫骨近端有铰链连接。继续向内侧及外侧解剖至膝关节，直到显露骺板骨折为止。骺板骨折块可位于关节中部或后侧（图 74-1）。

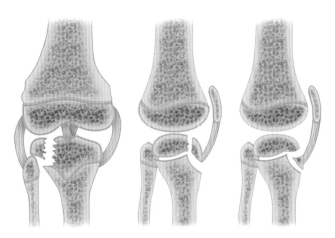

图 74-1

　　■将整个骺板骨折块提起，清除碎骨片，并清除所有软组织，如剥脱的骨膜，以利于骨折复位。

　　■将骨折解剖复位，犹如将折页闭合，如有任何软组织嵌入骨折间隙，即使膝关节伸直位也不能使骨折完全闭合。骨折复位后，观察膝关节是否协调及骨折边缘的复位情况。

　　■对纵向骨折的固定，应横向插入克氏针固定。因患者通常是较大的儿童，所以可用螺纹针、螺钉或松质骨螺钉固定。对年幼的儿童，则采用无螺纹克氏针横向或水平位固定（图 74-2）。

　　■用大量生理盐水冲洗伤口后，常规闭合切口。采用石膏将膝关节固定在屈曲位。

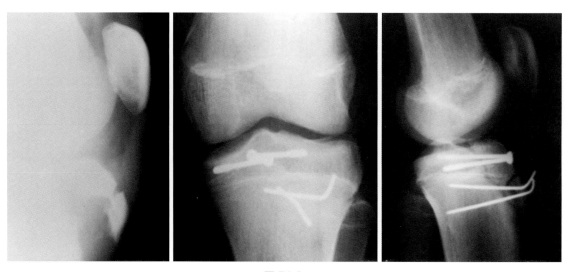

图 74-2

术后处理

术后维持石膏固定 4 ～ 6 周。术后 2 周时将石膏开窗，拆除缝线，更换敷料。根据患儿的年龄，术后 4 ～ 6 周开始进行轻度膝关节活动。

股骨头骨骺滑脱的经皮原位穿针固定术

S. Terry Canale・James H.Beaty

经皮原位穿针固定是目前治疗轻、中度滑脱和某些严重的急性或慢性滑脱最常用的方法。通常采用 1 根螺钉固定稳定的滑脱，对于不稳定的滑脱则需要 2 根螺钉固定。

■患者置于仰卧位，以便在没有改变体位或肢体位置的条件下，可进行正位和侧位 X 线透视，可以应用骨折牵引床（图 75-1），整个股骨头骨骺和关节间隙应在正侧位影像上均清楚可见。

■肢体准备和铺单应允许 C 形臂自由进入整个大腿前面及耻骨最内侧的腹股沟区（图 75-2），使用 C 形臂 X 线透视获得正位和真正的侧位影像，在侧位上股骨颈应与股骨干相平行。

■将导针放置在大腿的前方（图 75-3A），以致正位 X 线影像能显示出理想的内翻 - 外翻的位置（图 75-3B），并用记号笔标出导针在大腿前方的位置。

■将导针放置在大腿的外侧，以致在 X 线透视影像上，显示为正确的前后位置（图 75-4），并标出导针在皮肤上位置。在股骨头骨骺滑脱中，股骨头骨骺相对于股骨颈向后移位，这根外侧导针

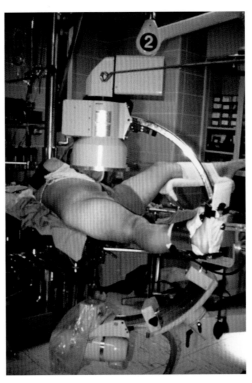

图 75-1

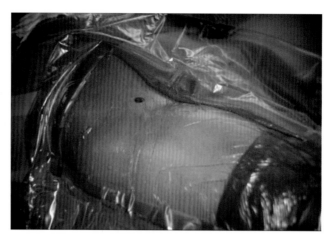

图 75-2

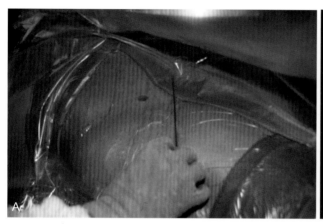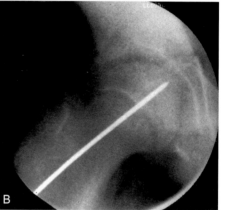

图 75-3

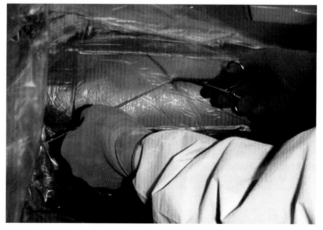

图 75-4

应从前向后形成角度，在 X 线显示屏上显示进入股骨颈的前方。2 根皮肤标记线应在大腿的前外侧相交。滑脱越严重（骨骺越向后移），其相交点越倾向前方。

■还有一种方法是在大腿的前外侧经皮将克氏针穿入股骨颈。利用正位影像调整导针，并确定股骨颈的中轴线，再从侧位影像上，确定导针所必须后倾的角度（图 75-5）。

■在 2 条画线的相交点做一小切口或简单的戳开皮肤作为导针、钻头或针的入路，并应用正位、侧位 X 线透视，监视导针位置、行进线和进入股骨头骨骺的深度。应当小心勿使导针弯曲、扭结

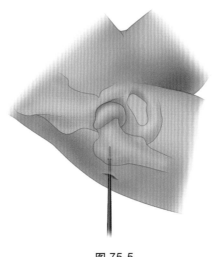

图 75-5

或凹痕（划痕），以免在骨内断裂。

■当股骨颈进针点和所估计的后倾角度确定之后，在皮肤戳一小口，将导针置入并用 C 形臂 X 线透视证明其位于股骨颈的中轴线内，再把导针向骨骺方向钻入。如果导针的位置正确，使其向前穿过骺板（如果导针位置不正确，参照第 1 根导针改变进针的点或角度，置入第 2 根导针）。当导针达到适当的深度（至少距软骨下骨 0.5 cm）后取出导针瞄准器，保留导针于股骨颈内。

■另取 1 根与进入股骨颈内相同长度的导针，比较其与进入股骨颈内导针骨外部分的长度差，从而确定螺钉的适当长度。把适当长度的螺钉套在导针上，并将其拧入股骨颈内。然后取出导针（图 75-6）。

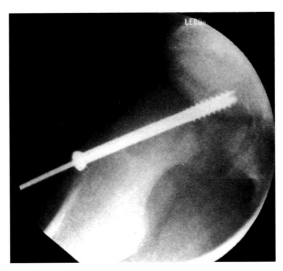

图 75-6

■把下肢从牵引装置上松解，并做各个方向的被动活动。再经正、侧位 X 线透视，证明螺钉未穿透关节。如果认为急性滑脱需要 2 枚螺钉固定，第 1 枚螺钉应位于股骨颈的中轴线内，第 2 个螺钉置于第 1 个螺钉的下方，而避免置于外上方，并使其尖端与软骨下骨至少有 8 mm 的距离。

■采用皮内缝合方法闭合戳开的皮肤切口。

术后处理

术后当日开始进行关节活动度练习。大多数患者在术后第 1 天出院，并开始扶拐杖三点负重行走。当滑膜炎的体征和疼痛消失，髋关节可自如活动后，可丢弃拐杖（通常 2 ~ 3 周）。不稳定滑脱者，扶拐维持部分负重 6 ~ 8 周。骺板闭合前，禁止患者进行剧烈体育活动及其他活动。螺钉不是必须取出。经 X 线片证实骺板闭合后可以取出螺钉。可使螺钉容易取出的方法，是在 X 线透视下，将导针插入螺钉的空心内，引导改锥进入螺钉的尖端。因为外科问题和各种并发症，笔者常规不取出螺钉。

屈肌腱修复

David L. Cannon

屈肌腱修复的准备及手术方法在各区略有差异（图 76-1）。总的原则是任何部位的屈肌腱损伤都应被修复。

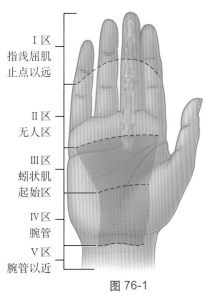

Ⅰ区
指浅屈肌
止点以远

Ⅱ区
无人区

Ⅲ区
蚓状肌
起始区

Ⅳ区
腕管

Ⅴ区
腕管以近

图 76-1

■屈肌腱一期缝合的显露。实线表示原皮肤切口，虚线代表可以扩大显露的方向（图 76-2）。

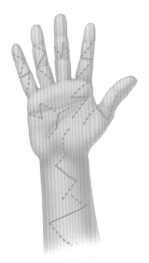

图 76-2

I 区

■当指深屈肌腱在 I 区的止点或接近止点处损伤时，自原伤口斜行延长至指腹中部，或通过尺侧或桡侧的中线切口，到达手指的远端。

■避免损伤指神经的终末支和引起掀起的皮瓣丧失血供。指深屈肌止点通常较易发现；有时断裂肌腱的近端仅有很小的回缩。

■向近侧延长切口，可采用掌侧 Z 形切口（Bruner）、桡侧或尺侧中线切口或正中斜切口。避免损伤血管、神经束（图 76-3）。

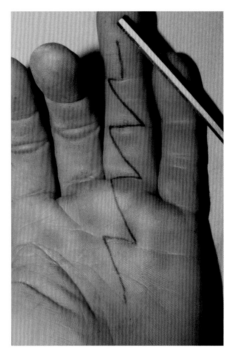

图 76-3

■在血管、神经束的背侧或掌侧掀起皮瓣。

■暴露屈肌腱骨纤维鞘。如果能自切口看到肌腱近侧断端，应试用小血管钳，如 Adson 钳或精细组织镊将其拉出；如果肌腱近端回缩过多，应视情况延长切口，可采用桡侧中线或尺侧中线切口，也可于腹侧呈 Z 形或用正中斜切口，注意不要损伤血管、神经束（图 76-4）。

■打开腱鞘薄弱的十字交叉部分，以有助于牵引运送肌腱。切开腱鞘时采用 L 形切口或用 Z 字成形术做一个活瓣，以便在需要时可以很容易地进行缝合。

■如果肌腱已回缩，采用前述方法中的一种先将其断端做一抓持缝合。在中节指骨上切开腱鞘时，一定要保留 A4 滑车。如果屈肌腱不能保持在易于修复的位置，可以用 25 号或 26 号皮下注射针、Keith 针或 Bunnell 针自皮肤穿过，再穿过肌腱后从对侧皮肤穿出，暂时固定肌腱。肌腱修复完成后拔除这些针。

■尽管此区可采用 Bunnell 抽出钢丝法固定肌腱，但并非常常如此，特别是使用顺行抽出钢丝法而不用 Bunnell 逆行抽出钢丝法时。

■用直针自指腹远端将缝线穿出，通常恰在甲床掌侧穿出。

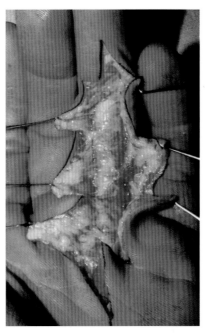

图 76-4

■另一种抽出钢丝的方法是在骨上穿洞，将针线穿过骨洞自指甲穿出，将近端肌腱与远端连接。无论采用何种缝合材料，通常选用 4-0 缝线。

■确定肌腱旋转对位和固定满意后，以 4-0 或 5-0 单股尼龙线缝合伤口（图 76-5）。

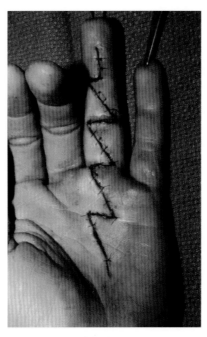

图 76-5

Ⅱ区

■在Ⅱ区，切口一般需要向两端延长。无论采用何种入路，术中解剖牵拉皮瓣时都要小心，避免损伤血管和神经束。

■如果手指的神经已被切断，应将其轻柔分离，在肌腱修复后，再修复神经，以免断裂。

■暴露伤区的屈肌腱鞘，也应足够地向两侧显露，以利寻找肌腱断端。如前所述，远端肌腱残端在被动屈曲远侧指间关节后很易找到。注意保护滑车，特别是 A2 和 A4 滑车（图 76-6）。

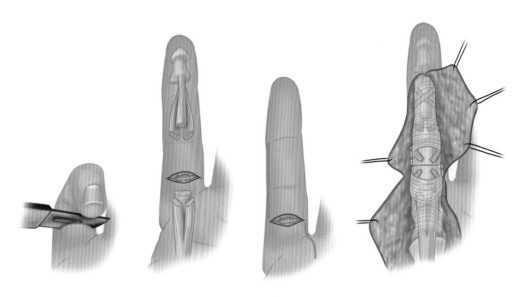

图 76-6

■如果需要打开腱鞘，最好在纤维状交叉区切开。在肌腱远端止点、C2 和 C3 及 C1 等区腱鞘呈纤维状，可以小部分地切开腱鞘。切开腱鞘可以有几种形式。L 形切开后容易缝合，也利于肌腱在鞘内滑动（Lister）。如果伤后数天切开，腱鞘已收缩，这时用 Z 形延长法切开，即使闭合腱鞘较困难也有助于缝合部分腱鞘。

■如果可能，通过屈腕和屈指动作以挤压前臂、腕和手，使肌腱近端滑到手指。如果上述方法失败，可能需要在远侧掌横纹处做一横切口，在掌部寻找肌腱近端。

■一旦找到断端，即可使用强度牢固的缝线行锁式腱心缝合，牵拉缝线将肌腱经腱鞘拉出（图76-7）。

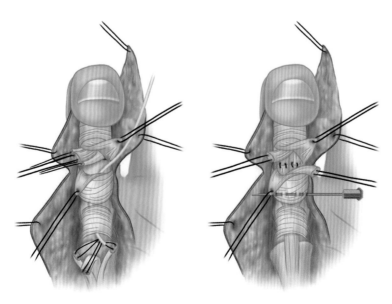

图 76-7

■新鲜的急性损伤，穿过肌腱较容易。而伤后数天，由于肌腱水肿及腱鞘收缩，可能需要其他的方法。采用 Lister 推荐的方法，用一根儿科鼻饲管或塑料静脉输液连接导管可以容易地将近端肌腱穿过腱鞘和指浅屈肌腱分叉处。

■在指浅屈肌腱 2 束之间将导管插入屈肌腱鞘。

■将肌腱近侧断端牵引线穿入管内，夹住导管和牵引线，引导肌腱随导管和缝线通过腱鞘。

■另一种方法是用 20 号或 22 号的钢丝作成襻状，系上牵引肌腱的缝线，将肌腱拉出腱鞘。还可将肌腱缝在各种不同的导管上穿过腱鞘。

■当肌腱近端被牵至修复区后，用 25 ~ 26 号皮下注射针，横行穿过腱鞘将肌腱暂时固定到腱鞘上，这样几乎不会导致远期损害。注射针成为一个临时固定装置。

■以同样的方法固定肌腱远端。

■用 4 股或 8 股的方法进行腱心缝合。此时应注意防止指深屈肌腱发生扭转畸形。参考腱纽止点及其与指浅屈肌腱的解剖关系对预防此点会有帮助。

■系好线结，用 5-0 或 6-0 尼龙线做外周腱表内翻缝合或十字缝合（图 76-8），尽量减少肌腱创面的暴露。

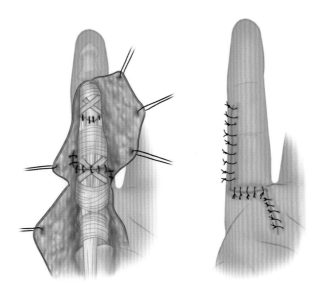

图 76-8

■如指浅屈肌腱恰在近侧指间关节的近侧被切断，要注意浅肌腱桡尺 2 束的排列及所谓的指浅屈肌腱"螺旋"结构特点。应牢记，指浅屈肌腱在掌指关节处分叉后，环绕深肌腱，交叉后止于中节指骨掌侧，这样使指浅屈肌腱的浅表部在 Camper 交叉处转至深面。此区肌腱损伤后，指浅屈肌腱的两断端向相反方向各旋转 90°。如果此时肌腱按照看似非常满意的对位进行缝合，可能引起指深屈肌腱的卡压。

■如果指浅屈肌腱在较远处如近侧指间关节附近或肌腱止点处断裂，可能会遇到其他技术难题，因为此处肌腱很薄，很难进行满意的腱内缝合。应努力做锁式腱心缝合，因为单纯以 5-0 或 6-0 尼龙线缝合并不能有效地防止术后肌腱的撕裂。

■在某些情况下，修复指浅屈肌腱可能会异常困难。虽然大多数外科医师反对切除指浅屈肌腱，如果外科医师断定不能满意地修复指浅屈肌腱或修复后将影响指深屈肌腱的功能，则应做指浅屈肌腱切除术。

■通常先修复指浅屈肌腱而后修复深肌腱。缝合打结后，如果需要，以 6-0 尼龙线做全周肌腱表面缝合，用 5-0 或 6-0 尼龙线修复腱鞘。

■用 5-0 尼龙线间断缝合切口，然后去除暂时固定的针头。

■避免手指过伸，用带垫的加压敷料包扎固定手的位置，再用背侧夹板固定手指和拇指的位置。

■夹板固定腕关节于屈曲 45°～ 50° 位、掌指关节于屈曲 50°～ 60° 位、远侧和近侧指间关节于伸直位。

■如果 1 个或多个滑车受损且不能修复时，应在肌腱一期修复同时重建滑车，防止出现弓弦现象和手指活动受限。

■屈肌腱鞘／滑车重建后，在术后进行屈肌腱康复和恢复运动的过程中，应以塑形的热塑料圈加以防护。

Ⅲ 区

■Ⅲ区是指腕横韧带远侧缘与 A1 滑车近侧部之间的区域，此区的屈肌腱修复可采用与Ⅱ区相同的方法。术中可能需要向近侧和远侧延长切口。应注意避免切口垂直穿过掌纹，还应避免损伤血管、神经束以及皮瓣血供。

■在修复前，先将肌腱断端正确对位。如果肌腱近端已回缩至腕管或更近侧，可能需要部分切开腕横韧带，以便将肌腱断端向远侧牵入手掌。

■虽然在掌部没有屈肌腱鞘，也应仔细缝合，最好进行肌腱内的腱心缝合以避免缝线暴露于邻近组织。此区修复后常能获得满意的愈合和功能。

■术后以厚敷料加压包扎并制动拇指、其余手指和腕关节。固定腕关节约屈曲 45°，手指屈曲 50°～ 60°，指间关节伸直位。

Ⅳ 区

■此区为腕管区，掌部基底的直接损伤常并发正中神经损伤。如果伤口就在腕横纹近侧，特别是手指呈屈曲状时，应怀疑有Ⅳ区屈肌腱损伤。

■将伤口向近侧延长至前臂，向远侧延长至手掌内，注意切口应斜行经过腕横纹。如果损伤位于腕横韧带下面，可能需要部分或全部切开腕横韧带。

■如可能，应保留部分腕横韧带，以免术后出现"弓弦"现象。

■如果无法保留，应做 Z 形延长切开，以便修复，减少术后出现"弓弦"现象。

■在腕管区修复指深、浅屈肌腱，最好采用腱心缝合固定的腱内修复方式，这样可有效地减小创面及缝线的外露。

■此区仍需注意各个肌腱的方向和排列。一般来说，在腕管部位，中指和环指指浅屈肌腱位于示指和小指指浅屈肌腱浅面，这样有助于记忆。可能需要切除部分腱膜以减少体积和减轻术后的水肿。

■以 4-0 尼龙线缝合皮肤切口。术后加压包扎，背侧夹板固定腕关节屈曲约 45° 位。

■如果腕横韧带全部切开且无法修复，应固定腕关节于接近中立位，尽量屈曲手指，减少掌侧皮肤的压力和"弓弦"的发生。

■如果腕横韧带仅部分切开或已经修复，则固定腕关节约屈曲 45°、掌指关节屈曲 50°～ 60°、指间关节完全伸直位。

V区

■ 指腕横韧带近侧的前臂掌侧部分。常因大面积撕裂伤而致多根肌腱、神经和血管同时损伤，外伤通常源于碎玻璃划伤或持刀械斗。在此区，准确鉴别肌腱非常重要。

■ 在此区，特别是在腕部，如果指深、浅屈肌腱都断裂，由于两者的共同起点，当找到并向远端牵拉其中 1 根肌腱断端时，可将这些肌腱作为 1 组拉入伤口。

■ 只要注意肌腱断端在伤口内的位置和断裂的水平、与毗邻结构的关系、断端的直径、断面的形状及切割的角度，通常能够准确地匹配损伤的肌腱，不致错接。尽管在手术台上参阅解剖书以便确定解剖关系是不光彩的，但如果将正中神经错接在拇长屈肌腱、掌长肌腱或其他肌腱上，则是不可饶恕的错误。

■ 依据解剖位置、淡黄色外观、掌侧中线有血管、神经束等特点，通常能比较容易地确定正中神经的远、近侧断端，这些特征通常可在正中神经的断端看到。

■ 虽然在掌部及其远侧区域常用 4-0 缝线，在前臂使用 3-0 尼龙线已足够。在前臂远端修复肌腱并不一定要求采用腱内缝合法，采用双直角或褥式缝合即可获得满意的效果。

■ 在前臂修复肌腱后，根据需要修复神经和血管，修复应该由深而浅地进行。

■ 以 4-0 尼龙线缝合伤口，固定腕关节约屈曲 45°，掌指关节屈曲 50°～60°，指间关节完全伸直位。

术后处理

以下 2 种术后活动方法中的任何一种都可以取得良好的结果。一种方法（Kleinert）即通过连在伤指指甲与腕之间的橡皮带进行主动伸指和被动屈指活动（图 76-9）。之后，有人将此方法改良，在掌部加一滚轴，以改变橡皮带力线。

另一种方法（Duran）是在手指背伸限制的情况下进行有限度的被动活动（图 76-10）。如果使用较强的多股线（四个或以上）进行肌腱修复，则早期被动活动康复的安全范围会增加。对于 10

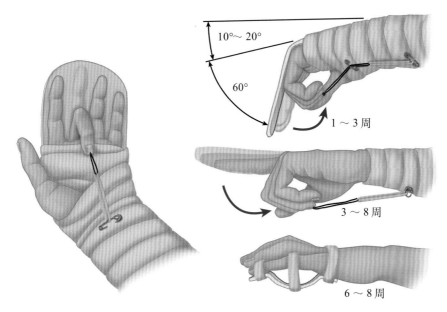

图 76-9

岁以下的儿童或不能合作的患者，则难以使其理解并服从上述 2 种锻炼的复杂动作。所以医师或理疗师应根据病情选择保守的常规术后处理方法，认识这一点非常重要。

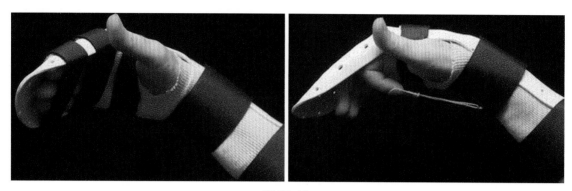

图 76-10

浅筋膜切开术与部分筋膜切除术治疗 Dupuytren 挛缩

James H. Calandruccio

治疗 Dupuytren 挛缩（又称掌腱膜挛缩）的常用手术方法包括：①浅筋膜切开术；②腱筋膜部分（选择性）切除术；③筋膜完全切除术；④筋膜切除皮肤移植术；⑤截肢术；⑥关节切除术与关节固定术。手术方式的选择取决于挛缩程度、掌侧皮肤营养状况、是否存在骨性畸形，以及患者的年龄、职业和全身情况。浅筋膜切开术是手术范围最有限的手术，常用于对外观要求不高的老年患者或全身情况较差者。致密、成熟的索条状物比病变尚未成熟且弥散者的手术效果好。部分（选择性）筋膜切除术通常适用于仅有尺侧一个或两个手指受累者。

浅筋膜切开术

▪于病变掌筋膜的尺侧用尖刀片在下列位置刺穿皮肤：①鱼际和小鱼际隆起之间的掌腱膜顶点远端；②在近侧掌横纹处或附近；③在远侧掌横纹水平。在手掌远端很可能切断指神经，该处指神经位置比较表浅并可与病变的胶原缠绕在一起（图 77-1）。

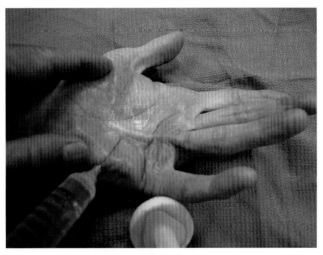

图 77-1

▪插入一把小的腱刀或筋膜刀（Luck），类似于鼓膜刀，刀片平行于手掌，依次穿过每一个穿刺口，15 号刀片或 11 号刀片可以获得满意的效果，使刀片在皮下穿过手掌，但在掌腱膜浅层（图 77-2）。

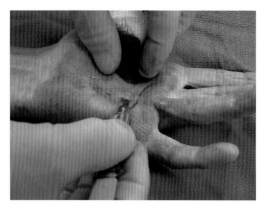

图 77-2

■然后将刀锋翻转向掌腱膜，使手指伸直拉紧受累组织。手指直接压在手术刀上方或轻轻滚动，推动筋膜切开刀，穿过筋膜索，仔细地将其切断，绝对不要采用拉锯样运动。当条索被切断时，磨砂感和强阻力会消失，则表明手术刀已经完全穿透病变筋膜（图 77-3）。

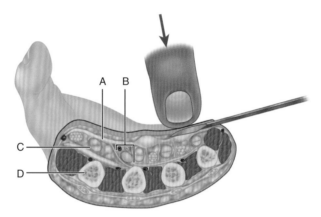

图 77-3　A.掌筋膜；B.神经血管束；C.屈肌腱；D.掌骨

■将筋膜刀平行于皮肤进入，使其与下方的筋膜游离。松解皮肤时，起皱的皮肤有时即便很薄，也可安全地在皮下潜行分离，不必担心皮肤坏死（图 77-4）。

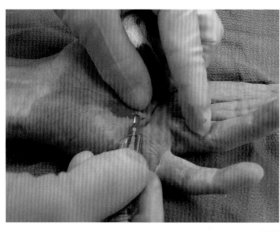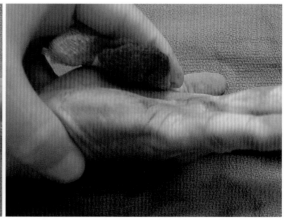

图 77-4

■因为手指的筋膜索位于中线，故浅筋膜切除术是安全的。将手术刀从索条邻近穿刺插入，斜向切开条索。

■对于外侧条索，可在直视下采用短纵行切口进行部分切除或分离，也可在直视下摘除手指和手掌中较大的结节。

术后处理

加压包扎 24 h，然后使用较小的敷料，鼓励患者主动活动手掌与手指。矫正挛缩的夜间固定夹需佩戴 3 个月，逐渐分离固定，正规的理疗计划有利于获得良好的效果。

部分（选择性）筋膜切除术

■在止血带充气前，用标记笔画出拟行的切口。当确定皮肤凹陷及其他区域的上方或附近做切口时，应考虑到血运减少情况，避免上述结构出现在皮瓣基底部。闭合切口时如果皮肤能够产生旋转，这些区域有时可切除（图 77-5）。

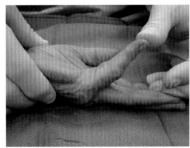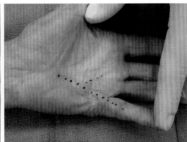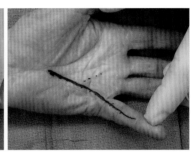

图 77-5

■在畸形的病变部位上做"Z"形或垂直切口。"Z"形切口趋向于直接切入，皱褶处可产生张力线；但"Z"形切口产生的皮瓣愈合更可靠。设计"Z"形皮瓣使得横向部分位于每一个关节皱褶内或附近。

■继续向近端延长切口，进入手掌，避免以直角跨过掌皱褶。

■由近及远从病变的筋膜上掀起皮肤和其下方的正常皮下组织（图 77-6）。

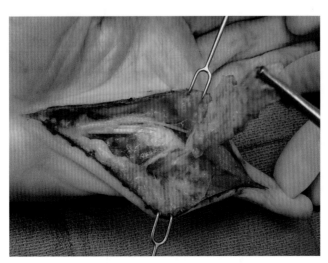

图 77-6

■准备闭合切口时制作 Z 形皮瓣（图 77-7）。

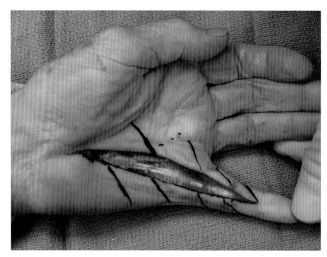

图 77-7

■由近及远切除病变筋膜，要极为小心地分离并保护每一个手指的神经血管束。对小出血点要仔细电凝止血。不必切除掌腱膜的横向纤维。如有可能，应避免进入腱鞘，因为屈肌腱鞘内出血可以引起粘连。

■锐性分离，小心切除病变筋膜，在掌指关节处的脂肪垫仔细地找到每一根指神经，并随它向远端探查，避免切断移位的指神经。

■如果指间韧带已发生挛缩，则将其切除。

■确保找到所有挛缩的筋膜带至其远端附着部。附着部可能位于腱鞘内、骨内和皮肤中，有时它们位于近端指间关节的背外侧。

■病变筋膜切除完成后所有关节应能完全被动伸直，除非存在关节囊挛缩。

■修整皮瓣。如果有多余的皮肤，可切除凹陷或变薄的区域（图 77-8）。

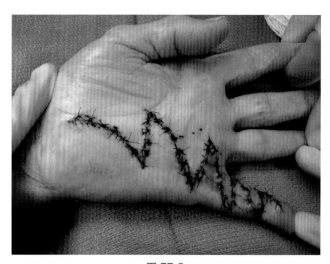

图 77-8

■闭合切口前，将手抬起，压迫伤口，放开止血带，保持 10 min，然后检查并控制出血。

■使用皮钩和小型皮瓣钳，用 4-0 或 5-0 单纤维尼龙线缝合皮瓣。在手掌少许缝合，以保证橡皮条周围能够有必要的引流。

　　■另外的方法是采用蝶形导管和负压吸引管组成密闭式吸引引流系统。每一个术指放置一根引流管进行充分且有效的引流。连接负压吸引管前，将 15 ～ 20 mg 的倍他米松（celestone）灌入导管，可减少术后 4 ～ 6 周内产生炎性反应的可能性。这样可减轻术后不适，即使在多数患者的复杂筋膜切除术后也能减少使用麻醉性镇痛剂（图 77-9）。

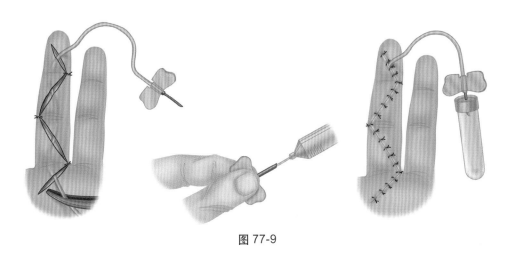

图 77-9

　　■根据手指、手掌外形用一层非粘连纱布覆盖住伤口，再用一块湿润敷料轻轻地压住。然后在其上用敷料压迫，用掌面石膏托将手指维持于术中获得的伸直角度。

术后处理

　　术后 24 ～ 48 h 拔除所有引流。手部至少抬高 48 h。鼓励早期活动近侧指间关节。在此期间，应主动活动肩关节，以免引起肩周炎。如果 48 h 后手部过度疼痛或发热，应检查伤口，看是否存在血肿。如果发现血肿顶起皮肤，应立即清除血肿，伤口内的受累区域应保持开放。另外，术后 3 ～ 5 d 更换最初的敷料，开始一定范围的活动练习。夜晚使用休息位盘形夹板，将手指置于最大伸直位。

　　2 周后拆线，去除手部的所有敷料。提醒患者不要将手置于下垂位置休息，也不要在热水中泡手。允许在温水中主动活动，但不允许被动伸直。3 周时，允许适度用手，但康复可能需要几个月。术后使用休息位盘状夹板 3 个月。硅油对辅助活动练习有一定价值。

　　慢性近端指间关节屈曲挛缩超过 60° 可能出现退行性中线脱位。如果固定位肌腱测试阳性（近端指间关节在腕和掌指关节处于完全被动屈曲时不能完全伸展），提示近端指间关节需术后夹板固定 3 周。在这 3 周期间，需行远端指间关节功能练习，从背侧活动侧方韧带。

闭合复位和经皮穿针固定治疗桡骨远端骨折

Edward A. Perez

闭合复位后经皮穿针固定对于桡骨远端骨折干骺端不稳或简单的关节内骨折很有用。首先要解剖复位，然后用克氏针提供稳定。通常第 1 根针从桡骨茎突穿入至桡骨干骺端内侧至骨干。我们通常使用最少 2 根针在正位和侧位上提供足够的稳定复位。月状关节面如果需要可以用针固定。

■无菌准备、铺单，把拇指和示指放到指套网里备纵向牵引（通常为 10 磅）。操作复位骨折（图 78-1）。

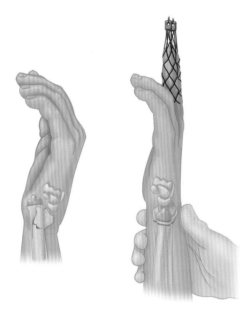

图 78-1

■X 线透视下评价骨折复位；如果位置满意，经皮穿针。如果有严重的粉碎性骨折复位困难，则改变策略，例如切开复位内固定。

■纵向做 1.5 cm 切口，从桡骨茎突开始到远端（图 78-2）。

■辨别桡神经浅支，钝性分离并牵开。

■辨别第一伸肌鞘管，将 2 枚 1.6 mm 克氏针依次从桡骨茎突跨越骨折线穿入到桡骨近端尺侧皮质使其与骨折相连。这些克氏针根据不同的骨折形式和解剖情况，从背侧或掌侧进入并指向第一伸肌鞘管。

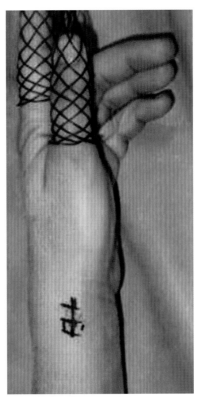

图 78-2

■将 1 枚 1.6 mm 克氏针经皮 90° 与前述的那些针相交穿入，开始于背侧缘 Lister 结节以远。透视下确定正确的进针点，向掌侧、近端方向进针，跨越骨折线，使桡骨近端掌侧皮质与骨折相连（图 78-3）。

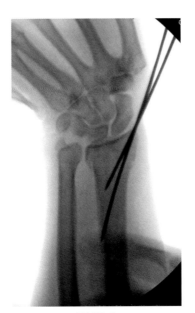

图 78-3

■如果有显著的背侧粉碎性骨折，用第 2 枚针从桡骨远端背侧边缘穿入或当做骨折内穿针。如果有明显的桡侧粉碎性骨折和向桡侧平移，可将 1 根附加的支撑针置入骨折的桡侧，穿入到桡骨近端尺侧皮质。也可以使用交叉针，从桡尺侧远端皮质放射状地穿入到骨皮质（图 78-4）。

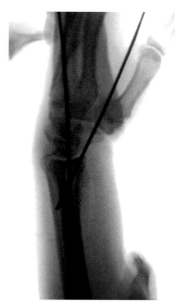

图 78-4

- 穿针固定其他骨折块。
- 折弯并剪短固定针，留在皮外。用可吸收线关闭切口，上肢用前后夹板固定。

术后处理

夹板固定 2 周，控制旋转，减少针道刺激，以后可以换成软的前臂石膏。石膏和针是否在 5 ～ 6 周间拆除依赖于骨折类型、患者的年龄和骨质质量、X 线片上可见的愈合程度。当没有按压痛和 X 线片上可见骨痂跨过骨折处时，就可以开始在监护下进行手部治疗了，包括伤口护理和 1 ～ 2 周的夹板。当水肿和疼痛减退时，记录软组织和关节的活动并开始主动和在辅助下关节活动度练习。术后 8 ～ 10 周可以鼓励患者进行功能练习。

桡骨远端骨折掌侧钢板固定术

Edward A. Perez

一些临床研究报道了掌侧钢板与背侧钢板、外固定架、经皮克氏针固定相比可以使患者获得更好的功能；但同时也报道了掌侧钢板固定术有接近 15% 的并发症发生率，主要问题是突出的螺钉导致的肌腱撕裂和腱鞘炎。在桡骨远端干骺端精确放置钢板可以减少屈肌腱的激惹，甚至最终断裂的问题。

■于前臂桡动脉和桡侧腕屈肌腱之间做 8 cm 切口。延长至腕横纹成 V 形，可以完全暴露骨折并且防止瘢痕挛缩。远端切口不需要进入手掌（图 79-1）。

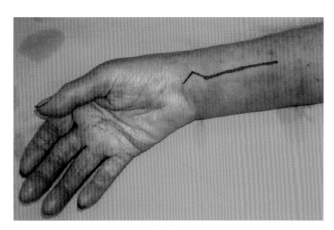

图 79-1

■沿切口达桡侧腕屈肌腱鞘。打开腱鞘，切开前臂深筋膜暴露拇长屈肌（图 79-2）。

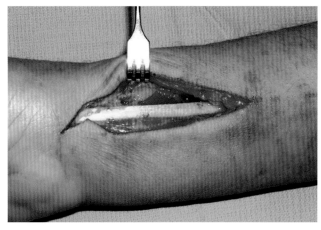

图 79-2

■用示指将拇长屈肌拨向尺侧。部分游离拇长屈肌肌腹以完全暴露旋前方肌（图 79-3）。

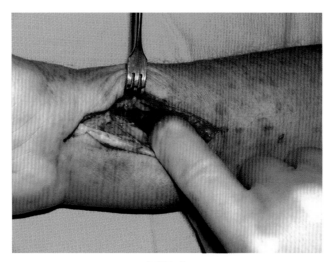

图 79-3

■沿桡骨的桡侧做 L 形切口至桡骨茎突，暴露旋前方肌，然后用剥离子将其从桡骨上剥离下来。整个骨折线就完全暴露出来了（图 79-4）。

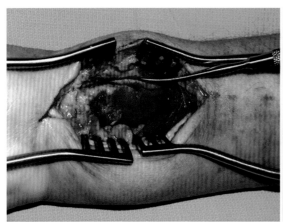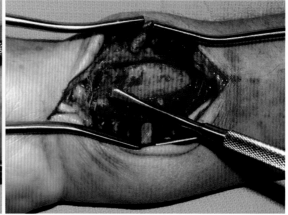

图 79-4

■从骨折线插入剥离子或小骨刀作为杠杆复位骨折。插入剥离子或小骨刀全程横跨骨折线到背侧骨皮质以解除压缩，复位远端骨折块。用手指在背侧压紧，以复位背侧骨折块。

■当桡骨茎突骨折时，由于肱桡肌的牵拉使桡骨茎突骨折复位困难。为了减小牵拉的力量，可以处理肱桡肌或者将其从桡骨远端剥离下来。

■如果需要，可以用克氏针把远端骨折块暂时固定于近端骨折块。但是这通常没有必要，当放置掌侧钢板时，远端牵引可以维持复位。

■通过牵引可以利用关节囊及韧带将嵌插解除并复位骨折。在骨折成功复位后，在 X 线透视引导下确定掌侧钢板的放置位置，并在椭圆孔或滑动孔中拧入 1 枚螺钉以能够调整位置。用 2.5 mm 的钻钻入椭圆孔的中心位置，并置入 3.5 mm 的自攻钉（图 79-5）。

■用 C 形臂 X 线机透视确认钢板放置合适。如果需要，可以向远或近端推移钢板以获得最好的远端钉放置位置。

■用 2.0 mm 钻在钢板远端孔钻孔。测深并拧入锁定钉。钉子要比测得的短 2 mm 以避免螺钉穿

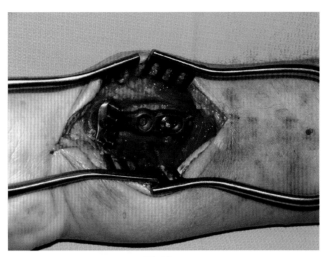

图 79-5

透并突出于背侧骨皮质；一般 20 ~ 22 mm 的螺钉即可。而固定于桡骨茎突的要更短。螺钉可以很好地到达好骨质骨的对侧；但是如果骨质差的话，钉桩就已足够了。

■第 1 枚螺钉置入后骨折就已复位并固定了，可放松牵引（图 79-6）。

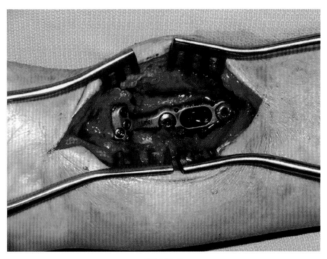

图 79-6

■因为螺钉的角度是设计好的，所以如果钢板放置太靠远端，螺钉会进入腕关节。从冠状位及矢状位摄关节软骨下骨的切线位片以评价是否进入关节。然后根据提示调整钢板和（或）螺钉。

■拧入远端螺钉后拧入剩下的近端螺钉（图 79-7）。

■用不可吸收线缝合旋前方肌。注意肌肉不会完全覆盖钢板；远端部分应该被覆盖以尽可能减少屈肌腱和钢板的接触。旋前方肌缝合于肱桡肌的边缘可以达到此目的（图 79-8）。

■如果尺骨茎突骨折并移位，远端尺桡关节会不稳，可以用 1 ~ 2 枚克氏针经皮固定。掌侧入路可以复位尺骨茎突。较小的骨折块通常不需要手术处理；但是，如果在固定桡骨后远端尺桡关节不稳，茎突骨折块可以切除并将三角纤维软骨复合体的边缘用铆钉或丝线缝合于尺骨茎突。

■逐层关闭切口并石膏固定。

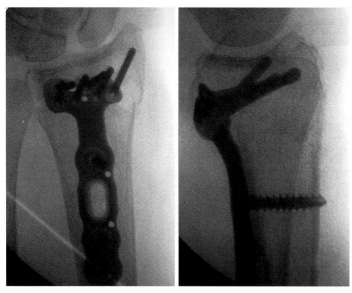

图 79-7

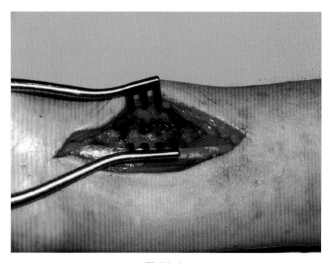

图 79-8

术后处理

1 周后拆线，并在确定骨折稳定的情况下开始主动活动腕关节。佩戴可拆卸的夹板外固定 6 周。大多数患者会接受家庭治疗计划，但是高龄患者需要每周 2 次的家庭监督治疗。

腕舟骨骨折：切开复位内固定术与经皮固定术

David L. Cannon

　　舟骨骨折的治疗取决于骨折移位情况和骨折的稳定性。对于移位的不稳定性舟骨骨折，如果在前后位或斜位 X 线片上骨折块错位超过 1 mm，或者月头角超过 15°，或在侧位片上舟月角超过 45°（为 30° ～ 60°），则需要选择手术治疗方案。开始可以尝试纵向牵引和轻微向桡侧压迫腕骨进行复位，如果复位成功，经皮空心螺钉或穿针固定并应用长臂拇指人字形石膏固定即可，否则需要切开复位和内固定。

切开复位内固定术——掌侧入路

- 患者取仰卧位，选择适当的麻醉，对手、腕和髂骨取骨区进行皮肤准备，将气囊止血带充气。
- 在腕关节的掌面，起自腕掌侧横纹近侧 3 ～ 4 cm，桡侧腕屈肌表面做纵行皮肤切口（图 80-1）。
- 向远端延长至腕掌横纹，然后稍转向桡侧，朝向舟 - 大多角关节和大多角骨 - 掌骨关节。
- 保护正中神经的皮肤感觉支和桡神经浅支。
- 于前臂筋膜层翻转皮瓣。

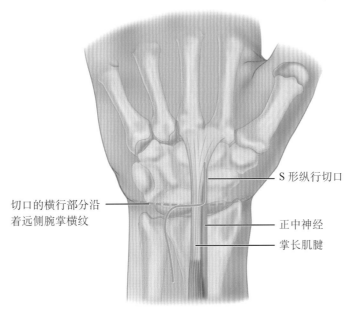

切口的横行部分沿着远侧腕掌横纹

S 形纵行切口

正中神经

掌长肌腱

图 80-1

■切开桡侧腕屈肌腱鞘，将肌腱牵向桡侧并打开腱鞘的深面（图 80-2）。

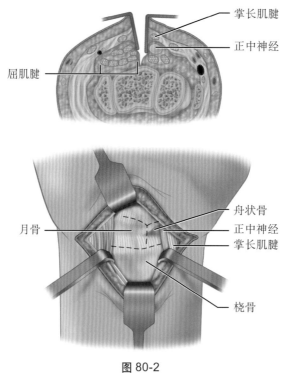

　掌长肌腱

　正中神经

屈肌腱

月骨

　　舟状骨
　　正中神经
　　掌长肌腱

　桡骨

图 80-2

■显露桡舟关节掌侧关节囊。

■尺偏位伸展腕关节，沿舟骨长轴切开关节囊，向舟 - 大多角关节方向斜行延长切口。

■锐性分离，显露骨折,保留关节囊韧带结构以备修复时使用。检查骨折情况决定是否需要植骨。

■如果骨折没有或仅有很少的粉碎，复位固定即可。如果骨折粉碎严重，尤其是位于掌侧，且舟骨骨折处有成角倾向的，应取髂骨块植骨。

■可以在远端和近端放置克氏针作为撬棍（"操作杆"）帮助处理骨折块。

■复位骨折并用克氏针或螺钉(如空心螺钉)固定,注意避免旋转和成角畸形。如果使用空心器械，要确保导针位于近极和远极的中心。使用 C 形臂机透视将会有所帮助。

■对腰部和远侧段的骨折，通过远端的入口置入固定器械易于操作。纵行切开舟 - 大多角骨关节囊作为远侧段骨折的入口。

■用咬骨钳移除部分大多角骨以利于从远端到近端放置导针。

■置入螺钉，直到末端与软骨下骨平齐，最后在关节软骨下进行埋头处理。

■将腕关节轻轻桡偏并将舟骨置于垂直位，沿舟骨长轴穿入克氏针比较容易。保持腕关节在此位置，将克氏针指向偏背侧方向打入舟骨。

■获得稳定的复位和固定后，通过透视图像或拍摄 X 线片检查复位的位置和对线情况以及内固定的位置。

■放松气囊止血带进行术野止血。

■如果需要，可放置引流，用不可吸收缝线缝合腕关节囊。

■关闭皮肤切口并用敷料包扎，用带拇指人字形的"方糖铲"（sugar-tong）形夹板或包括拇指在内的长臂管型石膏固定。

切开复位内固定术——背侧入路

■对于没有粉碎的舟骨近端骨折，可经背侧入路显露骨折部位和放置内固定（图 80-3）。

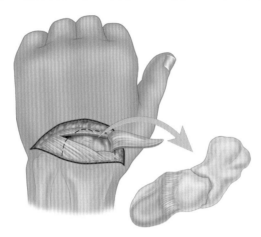

图 80-3

■在桡腕关节远端 5 ～ 10 mm 处做背侧横行切口，保护桡神经和尺神经的感觉支。保留、电凝或结扎与切断背侧静脉。

■皮肤切口从桡骨茎突延伸至尺骨茎突。

■在指总伸肌腱两侧平行切开伸肌支持带。保护伸肌腱，特别是从第 3 背侧伸肌间室出来的拇长伸肌腱。连接平行切开的近端，制成 1 个筋膜瓣，以便显露腕关节背侧关节囊。

■用 1 根 Penrose 引流管环绕伸肌腱，将其牵向内侧。

■沿背侧腕骨间韧带和桡三角背侧韧带切开，形成 1 个蒂在桡侧的组织瓣，打开背侧关节囊。

■将关节囊牵向桡侧，显露骨折部位。

■平行于舟骨中轴插入 1 根克氏针进入近端骨折块，以该克氏针作为撬棍（"操作杆"）整复近端骨折块并获得复位。

■骨折复位后，将第 1 根克氏针穿过骨折做骨折块之间作为临时固定。根据骨折形状，插入另一根克氏针或螺钉。

■如果使用空心螺钉，插入 1 根导针，导针位于近极和远极的中心。在 C 形臂机透视观察下放置。

■确定待用螺钉的合适长度。根据使用的器械，在舟骨上钻孔和攻丝，插入合适长度的螺钉。使用 C 形臂机透视，确保导针或螺钉固定位于舟骨近极和远极的长轴中心。可将起初的克氏针作为附加固定，也可在选择螺钉固定后将其拔除。

■关闭关节囊瓣，修复伸肌支持带瓣。

■闭合皮肤，使用自肘上至包裹拇指的管型石膏或方糖铲夹板。

术后处理

2 周后拆线，更换夹板或管型。一些学者提倡拆线后就直接使用可拆卸夹板，然而其他作者建议继续用短臂拇指人字形石膏固定 2 ～ 4 周。X 线检查如发现愈合征象，改用短臂拇指人字形支具固定，直到骨折确切愈合。如果难以确定骨折是否愈合，可进行 CT 或 MRI 检查。在整个康复期间，应鼓励患者运动手指、拇指和肩关节；除去管型石膏固定后，逐渐增加腕和肘关节的活动，继之进行力量训练。

经皮内固定术

■这个术式需要以下手术设备：①无头空心加压螺钉（标准 Acutrak 螺钉）；②微型透视装置；③克氏针；④小的关节镜设备。

■如果要使用关节镜检查骨折复位和内固定固定情况，要让手术室准备腕关节镜。

■患者仰卧位，上肢尽量伸展。

■麻醉成功后，患者手术部位感觉消失后消毒铺巾，屈肘 90°。

■用 C 形臂机透视或者微型 C 形臂透视器检查骨折的部位及对位情况，并检查是否有其他骨或韧带损伤。

■在最佳背侧手术切口上用标记笔标记，准备好导针、钻头及螺钉。

■通过待复位舟骨的后前位图像的中轴线定位舟骨（图 80-4）。

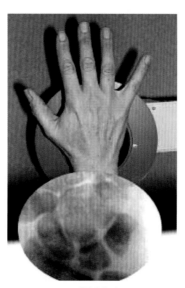

图 80-4

■在 X 线透视下轻度旋前并屈曲腕关节直至舟骨骨折远近两端对线复位。当它们对线后，在 X 线透视下舟骨呈现"环行"外观。圆环的中心就是舟骨的中轴线，也就是最佳的螺钉置入点（图 80-5）。

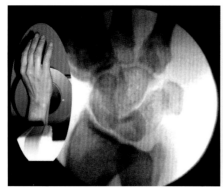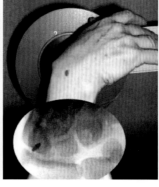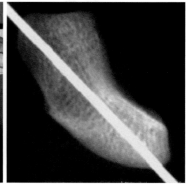

图 80-5

■为了更好地置入，在原来标记的地方做一切口钝性分离腕关节关节囊。

■在电钻中准备双根 1.14 mm（0.045 英寸）克氏针，透视下将克氏针插入舟骨近端。

■如果不确定克氏针的放置位置，在手术切口的远端和 Lister 结节内侧（尺侧），打开背侧关节囊的外侧（桡侧）至舟 - 月骨间室，暴露舟骨的近端。

■导针自背侧沿舟骨的中轴线穿过舟骨，继续通过大多角骨。用 12 号的血管探针帮助导针定位。保持腕关节屈曲，避免使导针弯曲（图 80-6）。

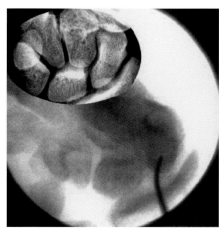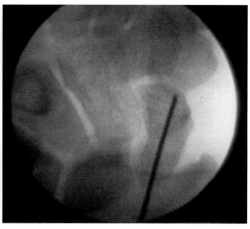

图 80-6

■导针穿过远端的掌侧皮肤。透视检查导针的位置。

■反转电钻将导针向远端拔出直至其末端刚好通过桡腕关节间隙，并检查腕关节此时是否已经可以完全伸直。

■C 形臂透视下确定舟骨骨折对位良好，导针在正确的位置（图 80-7）。

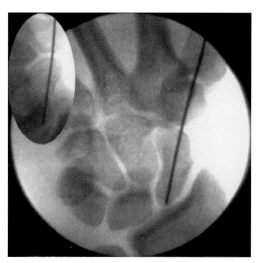

图 80-7

■如果直径 1.1 mm（0.045 英寸）的导针置入失败，则可换用直径 1.57 mm（0.062 英寸）导针。置入成功后再换成细的导针，让空心钻头得以通过。

■X 线透视下检查导针的位置以及骨折对位情况。如果骨折复位不满意，对于移位性骨折在每一个骨折块放置一根 1.57 mm（0.062 英寸）克氏针，垂直于舟骨的轴线，作为撬杆（"操作杆"）来操作骨折块。如果需要也可在月骨近端放置克氏针（图 80-8）。

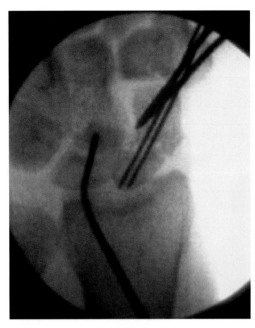

图 80-8

■ 在钢针远端安装电钻，向远端回拔钢针穿过骨折处，使钢针处于远端骨折块的中轴线上。

■ 用撬杆对位骨折片段。

■ 从骨折块远端至近端穿过导针，保持复位。

■ 如果更精确或更高质量地保持稳定和旋转，可沿背侧至掌侧，从舟骨的近端插入直径 1.1 mm（0.045 英寸）的克氏针，与第 1 根克氏针平行，控制旋转。插入螺钉时要利用 2 根克氏针控制旋转和稳定。

■ 透视下确定复位情况及克氏针放置情况。

■ 如果骨折很难复位，可经皮插入小的止血钳帮助复位。

■ 若骨折很难复位，或导针很难放置，放弃经皮固定术，采取开放复位，使用掌侧入路或背侧入路。

■ 用 2 根克氏针测量舟骨的长度。把第 1 根克氏针插入舟骨的远端皮质，再把第 2 根相同长度克氏针插入舟骨的近端皮支，2 根克氏针平行。2 根克氏针长度的差值便是舟骨的长度（图 80-9）。

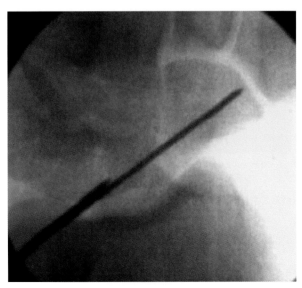

图 80-9

■为避免螺钉穿过舟骨，选用比舟骨长度短4 mm的螺钉。

■从掌侧或背侧插入螺钉主要看骨折的部位。近端骨折从背侧插入螺钉。腰部骨折可以从背侧或掌侧插入螺钉。远端骨折可从掌侧插入螺钉。

■使用手动空心钻钻一个距对侧骨皮质2 mm远的螺钉通道，要避免钻透对侧皮质（图80-10）。

■X线透视下观察钻的位置和深度。

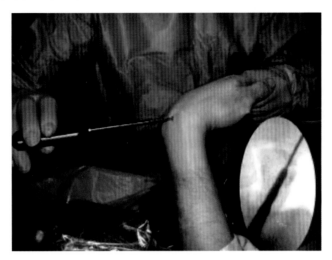

图 80-10

■使用比舟骨长度短4 mm的标准Acutrak螺钉。X线透视下拧入螺钉,拧至距对侧皮支1～2 mm处（图80-11）。

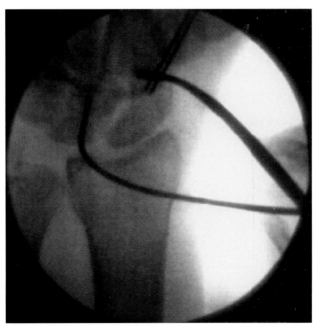

图 80-11

■在最终的透视图像上核实骨折复位和螺钉固定情况（图80-12）。

■如果怀疑韧带损伤或其他的腕骨损伤，可以用关节镜检查骨折情况。

■通过手指纵向牵引。

■通过X线透视定位腕骨间和桡腕入口。

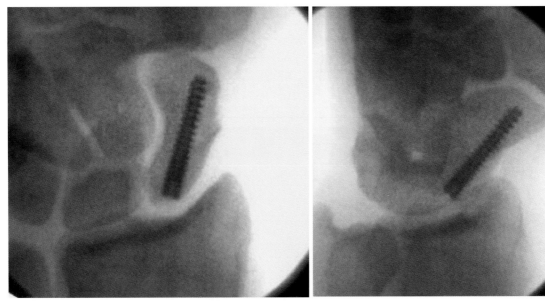

图 80-12

- 通过桡侧腕骨间入口插入关节镜检查骨折复位情况。
- 用桡骨刀去除血块和滑膜。
- 检查舟月和月三角韧带。
- 通过 3 ～ 4 入口检查确定螺钉在舟骨近端钻孔。
- 若遇到韧带撕裂,通过清除、腕骨间螺钉或者开放性背侧韧带修复。

术后处理

　　术后是否应用夹板视软组织损伤程度而定。如果没有韧带损伤,采用拇指人字形夹板。如果有韧带损伤,采用"方糖铲"拇指人字形夹板,过肘。2 周后移除缝线,换用短臂拇指人字形石膏。6 ～ 8 周时移去螺钉。放射学检查治愈后可移除石膏或可拆除拇指人字形夹板。CT 和 MRI 可帮助确定是否有连续骨小梁通过。当完全治愈后,进入康复理疗阶段。

动态外部夹板技术治疗近侧指间关节的骨折-脱位

James H. Calandruccio

近指间关节骨折及半脱位的复位治疗有几种不同的方法。这些技术都依赖于联合应用牵引及作用于关节上的直接掌侧应力。大部分设备的共同点是通过放置在近端和远端指间关节旋转轴上的固定针来实现牵引力。根据所选择的技术，各种方法作用于掌侧方向的力是不同的。

- 将近侧指间关节手法复位。用针找到关节间隙，穿入远侧和近侧克氏针（图81-1）。

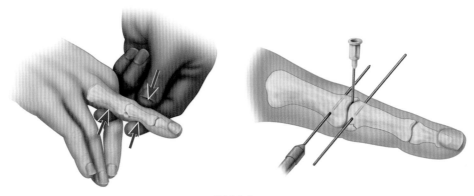

图 81-1

- 将克氏针从中节指骨背侧拧入掌侧皮质，并将远侧克氏针的两端弯90°（图81-2）。

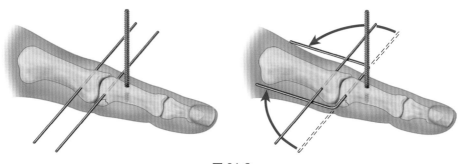

图 81-2

- 将远侧克氏针再弯第二个90°，在克氏针两端弯两个钩。将近侧克氏针的两端向掌侧弯90°（图81-3）。

- 将克氏针插入并制成机械连动装置后，放置1根小橡胶带，使其张力适合于维持复位后的位置，但必须避免过度的张力（图81-4）。

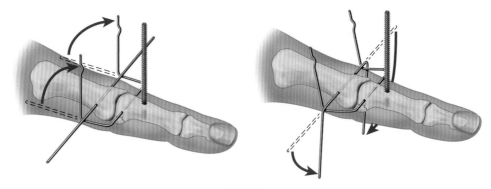

图 81-3

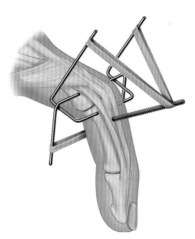

图 81-4

■如果能够闭合复位，可经皮穿针应用这一力偶原理的夹板，最好在手指阻滞麻醉下进行操作，这样可让患者展示关节的主动关节活动度。

■根据关节在屈曲位的 X 线前后位和侧位片，判断关节复位的质量。

■仔细查看屈伸时的 X 线侧位片，以确保中节指骨基底背侧已达到完好的同心复位，复位的依据是相对于近节指骨头能够平行滑动。

■要避免中节指骨在近节指骨上的摇摆运动，因为这样容易造成较高的关节面压力、继发创伤性关节炎和复发性关节半脱位。不幸的是，一种"轻巧而匀称的"（crisp and clean）滑动，仅可能出现在急性损伤中。力偶夹板在骨与软组织愈合期间可维持关节复位后的位置，允许进行主动的关节运动幅度练习，可最大限度地减少关节僵硬的发生。使用软敷料 1～2 d，然后拆除所有的限制性敷料，以便每天将抗生素软膏涂抹在克氏针穿出皮肤口处。

■按需要调整装置上光滑的克氏针臂，使它们位于手指的中心，从而避免压迫皮肤。装置至少要保持 5 周，对于粉碎与不稳定程度较重者需要固定 6～8 周。在确定骨与软组织愈合前，要间断地拍摄 X 线片。去除橡胶带后即可消除力偶作用；去除力偶夹板前，要再次拍摄屈伸侧位 X 线片，以了解关节的稳定性。

■对于慢性损伤，在腋窝阻滞麻醉下，通过侧正中切口切开复位；切断外侧支持带及副韧带背侧部分和邻近的关节囊。

■通常还必须通过另外 1 个侧正中切口切断对侧副韧带的背侧部分。

■用 1 个探针游离关节的掌侧，并用 1 个小而锐利的骨刀游离从中节指骨底掌侧撕脱的骨折片；

注意保留其血液供应。

■如果不能保留适度稳定性所必需的副韧带，则不能使用该夹板，因为这将把背侧脱位转为掌侧脱位。

■完好的中节指骨基底背侧部分达到充分复位后，其与近节指骨髁相对，使用力偶夹板，允许光滑的横向克氏针由手术切口穿出。

■如若可能，要修复软组织，并在止血后适当地修复皮肤。

■拍摄前后位、侧伸位与侧屈位 X 线片，以评价关节复位的合适程度。

■用软敷料包扎手指数天。

术后处理

允许患者进行主动的关节活动度练习，不用敷料包扎，但要使用抗生素软膏。

Mini-Palm 小切口和常规切开腕管松解术

James H. Calandruccio

腕管综合征的手术治疗是手外科的常规手术。70%～90% 的手术患者都能获得好的疗效，且大多数都能长期维持这一好的治疗效果。通常在腕管松解术后的 6 个月内，症状的恢复程度达到最佳。本节所述的"Mini-Palm"小切口腕管松解术只需要做一长为 1 英寸（≈ 2.54 cm）的切口，即可获得操作所需的肉眼视野（不像内镜下手术，需要从电子屏幕观察）。小切口腕管松解术可能较常规开放手术恢复时间缩短，但两者的疗效总体相似。

Mini-Palm 小切口腕管松解术

■ 用皮肤笔标出纵行切口位置以便从其远端开始向腕横纹远端方向切开，纵形切口位置向腕正中线轻微尺偏（以中心点为参照点），延伸至其远端 3.0 cm（图 82-1）（只在极少数必要情况下才延长切口到前臂远端）。

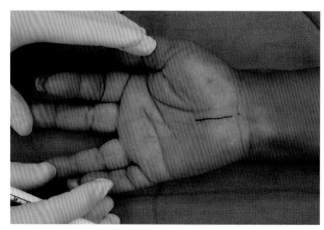

图 82-1

■ 暴露腕横韧带，剥开平行的掌腱膜纤维和小鱼际脂肪（图 82-2）。
■ 分离腕横韧带后，用 Metzenbaum 剪分离至前臂筋膜远端 2.0 cm（图 82-3）。
■ 如果正中神经与被分离的腕横韧带桡侧粘连，需行神经松解（图 82-4）。
■ 用常规方法缝合切口，加压包扎（图 82-5）。

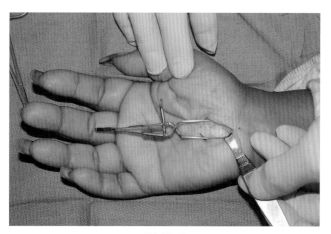

图 82-2

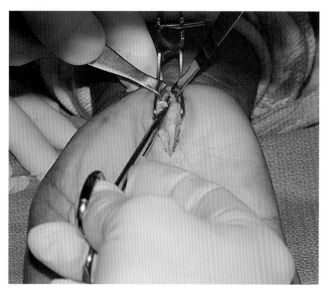

图 82-3

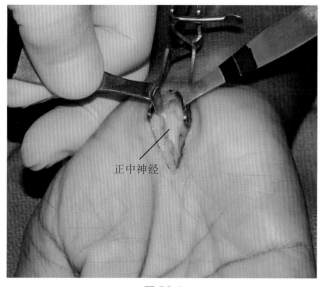

正中神经

图 82-4

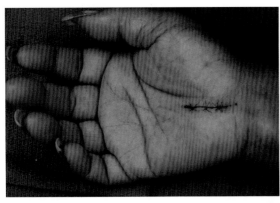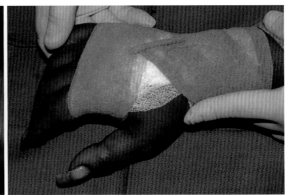

图 82-5

常规腕管松解术

　　■掌褶痕处有不同的入路，掌侧入路应适当地偏向尺侧，以避免损伤正中神经掌侧皮支。尺侧弧形切口和平行于掌褶痕切口是不可取的，可能会增加近掌侧正中神经皮支损伤的风险。我们更倾向于选择之前描述的 Mini-Palm 技术。

　　■切口向近侧延长至屈腕横纹，如果需要可继续向近侧延长。切口的弧顶朝向腕关节尺侧，避免成直角通过屈腕横纹，尤其应避免切断位于掌长肌腱与桡侧腕屈肌腱之间的正中神经的掌侧感觉支。保持切口纵行，始终在中指轴线的尺侧或环指的桡侧缘。该感觉支切断后，常引起痛性神经瘤，可能需要后期从瘢痕中切除。如果该感觉支被切断，不需修复，而应将其于起始部位切断（图 82-6）。

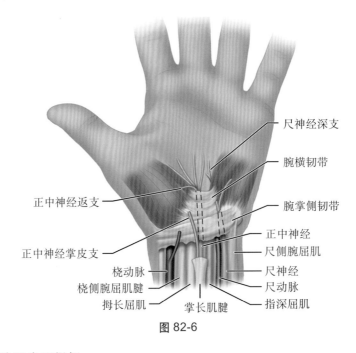

图 82-6

　　■切开、掀起皮肤及皮下组织。

　　■分清远侧屈腕横纹下的掌腱膜和远侧前臂筋膜，向近侧皮下钝性分离。切开掌腱膜并暴露下方的腕横韧带，注意避开下方的正中神经。

　　■确认腕横韧带。将腕横韧带小心切断，避免损伤正中神经及其返支，该返支通常于腕横韧带穿出，亦可于正中神经掌部分出。腕横韧带的纤维向远侧延伸得比预想的要远（图 82-7）。

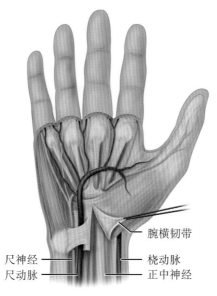

尺神经 —— 尺动脉 —— 腕横韧带 桡动脉 正中神经

图 82-7

■ 屈肌支持带包括前臂远端深筋膜的近端、腕横韧带以及在鱼际肌和小鱼际肌间的腱膜。有效的腕管松解术常需松解屈肌支持带的所有组分。

■ 要了解在拇长屈肌与示指深屈肌腱间的异常连接；指浅屈肌变异；掌长肌、小鱼际肌、蚓状肌肌腹；正中神经和尺神经分支和相互关系的变异。

■ 避免损伤掌浅动脉弓，该动脉弓位于腕横韧带远侧缘以远 5 ~ 8 mm 处。

■ 探查屈肌腱滑膜，有时需行肌腱的滑膜切除术，尤其是类风湿关节炎患者。

■ 放置引流后仅缝合皮肤。

术后处理

可行简单的加压包扎与掌侧夹板固定。术后手部尽早地主动锻炼，但要避免依赖性姿势。敷料通常在患者术后 2 d 或 3 d 去除，后用温水冲洗和浸润手部，并鼓励手部正常使用。术后 10 ~ 14 d 拆线。夹板需 14 ~ 21 d。

腕关节镜下单切口和双切口腕管松解术

James H. Calandruccio

采用内镜下腕管松解术治疗腕管综合征的倡导者列举了该术式的诸多优点：术后掌侧瘢痕形成少，较少发生尺侧柱疼痛，肌力恢复快且完全；与开放性松解术相比，术后恢复正常工作与活动至少提早 2 周。一些研究比较了切开与内镜下腕管松解术，功能恢复方面未发现明显差异。内镜技术在恢复握力和缓解疼痛方面在最初的 12 周会有所体现，并且可能对那些有不可逆损伤的患者也有益。鉴于有不少术中损伤屈肌腱、正中神经、尺神经、指神经及掌浅动脉弓的报道，在进行内镜操作过程中应非常小心谨慎。两种基本的腕管内镜松解技术分别是 Agee 的"单切口"与 Chow 的"双切口"术式。

腕关节镜下单切口腕管松解术

- 确保手术室设备完善。确保电视监视器和患者手部无障碍物阻挡术者的视线。采用全麻或者区域阻滞麻醉。
- 虽然手术也可以在局麻下安全地实施，但组织液增加会影响内镜的观察。
- 弹性绷带驱血，气囊止血带充气，止血带下应有适当的衬垫。完全露出止血带远侧的手臂。
- 如患者有两条以上的屈腕横纹，应于最近侧横纹桡侧腕屈肌腱与尺侧腕屈肌腱之间做切口（图 83-1）。

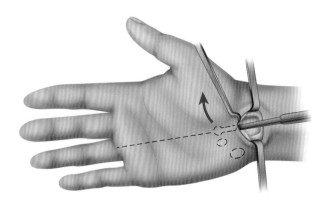

图 83-1

- 采用纵行钝性剥离以保护皮下神经、显露前臂筋膜。

■切开前臂筋膜，形成远侧为蒂的 "U" 形瓣，并将其掀起。将该瓣向掌侧牵开，以利于自韧带深面剥离滑膜，形成腕管近端的嘴样开口（图 83-2）。

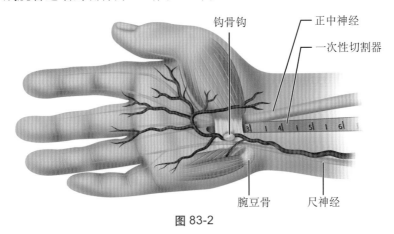

图 83-2

■当使用隧道器械与内镜切割装置时，保持其与环指呈直线，紧贴着钩骨的钩部，紧贴腕横韧带深面，从而保证装置在正中神经与尺神经之间的通道。

■用滑膜剥离子将滑膜自腕横韧带深面剥离。轻度伸腕，将切割装置插入腕管，将视窗紧抵在腕横韧带深面。当切割装置向远侧推进时，保持与环指呈直线，并且紧贴钩骨钩部，始终位于腕管的尺侧。将内镜由近至远反复进退几次，根据覆盖腕横韧带的脂肪确认腕横韧带的远侧缘（图 83-3）。

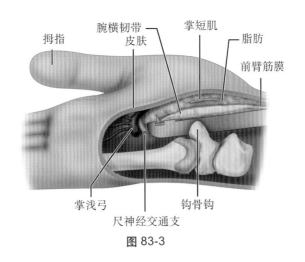

图 83-3

■通过观察影像、触诊及皮肤透光试验来确定腕横韧带远侧缘。正确放置切割装置，用部分翘起的刀片接触韧带远端，确定韧带切开的起始点。升起刀片，向后回拉切割装置以切割韧带。

■掌近侧脂肪会向近侧半韧带的切开处突入，并在镜头上留下一层油迹，阻碍经内镜观察。为避免这一不利影响，首先应仅切开韧带的远侧 1/2 ～ 2/3（图 83-4）。

■通过这一通畅的隧道再向远侧插进器械，在良好的视野下准确而彻底地切开韧带远侧。最后，升起的刀片向近侧回拉，完全切开近侧韧带。

■利用以下的内镜影像观察，判断韧带切开是否完全。

■通过内镜可见韧带深面部分切开后呈 "V" 形缺损（图 83-5）。

■继续切开则呈梯形缺损，因为完全切开后韧带两端发生弹性回缩。通过这一缺损观察掌腱膜的横行纤维及相混的脂肪和肌肉。按压掌侧皮肤使这些结构突起。

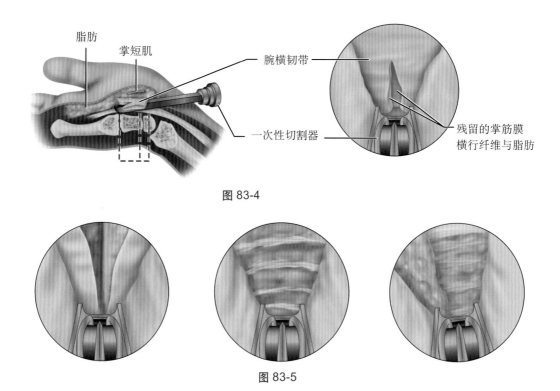

脂肪
掌短肌
腕横韧带
一次性切割器
残留的掌筋膜
横行纤维与脂肪

图 83-4

图 83-5

■向尺侧、桡侧旋转切割装置，看到韧带边缘突然滑入切割窗内，并且阻碍视野时，即可确定韧带已完全切开。

■按压切割窗上方的掌侧皮肤，观察纵行的掌筋膜纤维及其周围的脂肪和肌肉组织。

■为确保正中神经彻底减压，用肌腱剪刀松解前臂筋膜（图 83-6）。

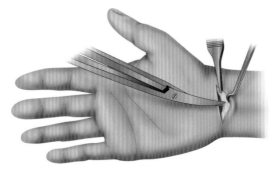

图 83-6

■使用小的直角拉钩直接观察筋膜，避免神经、肌腱的损伤。

■皮下缝合或单纯缝合皮肤。

■用不粘皮肤的敷料包扎，掌侧厚衬夹板制动，部分患者可不行腕关节夹板固定。

术后处理

术后 10 ～ 14 d 可拆除缝线与夹板。术后早期进行手指的主动性活动。术后 4 ～ 6 周，不鼓励做屈腕用力牵拉的动作，以保证软组织愈合成熟。术后 2 ～ 3 周允许日常生活中循序渐进地轻度主动活动，4 ～ 6 周后逐渐增加活动力度。

腕关节镜下双切口腕管松解术

■采用患者与外科医生、麻醉师最可能接受的麻醉方式来实施手术。在某些情况下可能更适合应用区域阻滞或是全身麻醉，但最常用的仍是辅以静脉镇静作用的局部麻醉。

■患者仰卧位，将手与腕置于手桌上。术者应位于上肢的腋侧，助手位于头侧。然而内镜下解剖应从近侧到远侧，术者也可以根据惯用手的不同，选择在头侧实施手术。

■如果需要，使用有良好衬垫的气囊止血带。

■至少有一个电视监视器应位于术者对面的肢体侧（面向手桌的头侧），Chow 建议应使用两部监视器，一部面对术者，一部面对助手。

■用皮肤笔标记入口与出口。按照手的大小，自豆状骨近端向桡侧画 1.0 ～ 1.5 cm 长的线。自此线的末端并与其垂直向近侧约 0.5 cm 画第二条线，自第二条线末端并与之垂直再向桡侧画 1.0 cm 长第三条线，第三条线为入口。被动充分外展拇指。沿充分外展拇指的远侧缘，通过手掌向手的尺侧缘画一条线。自中指与环指间的指蹼向近侧画另一条线，与拇指的画线垂直相交。在这两条直线交点近侧约 1.0 cm，横过手的长轴画第三条线，长约 0.5 cm（图 83-7）。

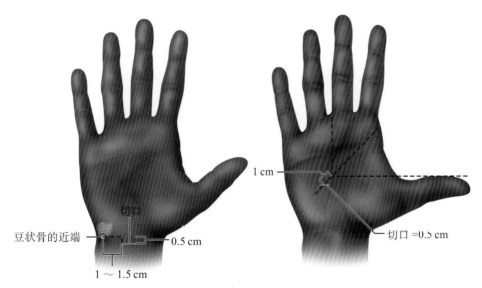

图 83-7

■于前面标记的入口经皮做切口，钝性分离至前臂筋膜的横行纤维。如果能看到掌侧肌腱，需保证它位于术区的桡侧。轻轻提起前臂筋膜，在筋膜上做纵形切口，仅需切除前臂筋膜远端 2.0 cm，由远端开始松解前臂筋膜，直到腕横韧带近侧缘。

■用小的直角拉钩将切口远侧轻轻抬起，在腕横韧带与尺侧滑囊间显露缝隙，在两者间钝性分离，扩大空间。

■用带套管的弧形剥离子，尖锐侧朝向腕横韧带进入缝隙，并将尺侧滑囊自腕横韧带深面推离。

■用弧形剥离子感觉腕横韧带深面的弧形结构，前后移动剥离子，体会腕横韧带横行纤维的"搓衣板"样感觉。

■用力抬起剥离子以测试韧带的张力，并确定剥离子位于韧带下方，而不是在韧带浅面的筋膜组织中。确保剥离子与套芯位于前臂的纵轴方向。

　　■用套管的尖部触及钩骨钩,将患手抬起,伸直腕与手指放于手架上。将带槽套管装置对准出口,轻轻向远侧推进。于手掌部触及套管的尖部。

　　■按掌部的出口标记做第二个切口。套管自出口穿出,手固定于手架上。

　　■于套管近侧开口插入内镜(图83-8)。

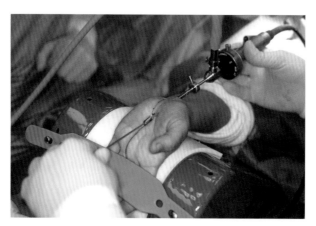

图83-8

　　■检查套管的全长,确定套管与腕横韧带之间没有其他组织存在。如果有疑问,拔除套管,重新估量套管的正确放置位置(图83-9)。

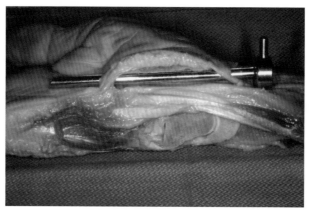

图83-9

　　■自近侧插入内镜后,保留于套管内,远侧插入探针以确定腕横韧带的远侧缘(图83-10)。

腕韧带横行纤维

套管壁

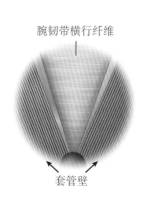
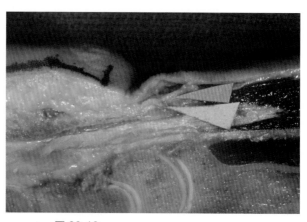

图83-10

■利用探针刀由远至近切开，松解韧带的远侧缘（图 83-11）。

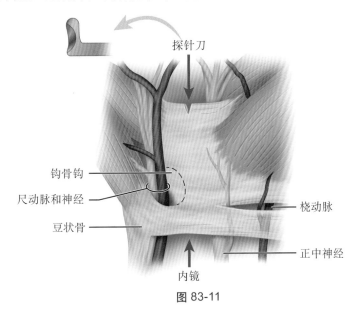

探针刀

钩骨钩

尺动脉和神经

豆状骨

桡动脉

正中神经

内镜

图 83-11

■插入三角刀切开腕横韧带中央部（图 83-12）。

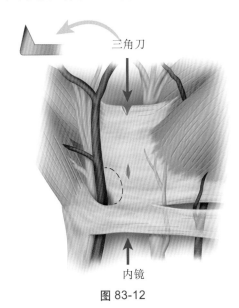

三角刀

内镜

图 83-12

■插入反向刀，并使其位于第二次切开处，向远侧抽拉反向刀，连接第一次切开处，从而使韧带远侧 1/2 完全减压（图 83-13）。

　■自套管近侧口拔出内镜，插入远侧口。

　■自近侧切口插入器械。

　■找到未切开的近侧韧带，用探针刀切开其近侧缘。向近侧抽拉反向刀，从而完成韧带松解（图 83-14）。

　■选择合适的刀，按需要补充切除以使韧带完全横断。

　■再次插入套芯，从手部拔出带槽套管。

　■如果使用了止血带，松开后彻底止血，从而保证无活动性或广泛出血。

　■缝合切口，柔软敷料包扎。

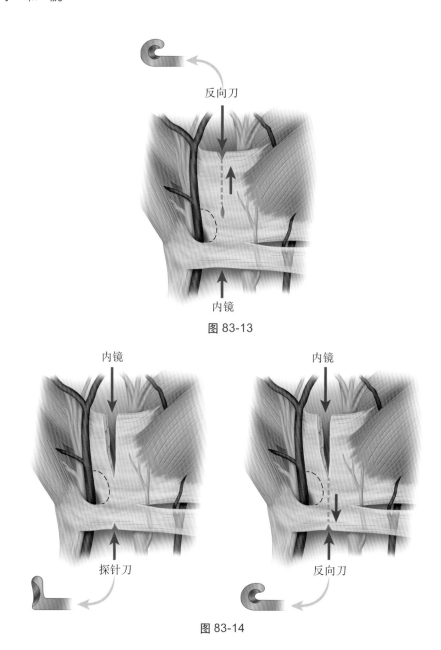

图 83-13

图 83-14

术后处理

鼓励术后立即进行主动活动。术后 2 ～ 3 d 的患者往往在家中去除敷料，在术后 10 ～ 14 d 第一次回医院随访时拆除缝线。术后 2 ～ 3 周或不适症状消失前，避免掌部直接受压或提举重物。

扳机指的手术松解：切开松解术和经皮松解术

James H. Calandruccio

对于多数扳机指患者来说，手术松解切实地解决了这个问题：近97%的患者经手术治疗后症状完全消退。顽固扳机指比复发的扳机指更加常见。扳机指的松解手术需在局部麻醉下进行，这样才能在术中判断扳机指是否已经被松解。当主要症状的手指松解后，其他手指的症状往往明显起来，因此都应在一次手术中同时松解。一些文献报道了采用针或是推刀经皮松解扳机指的方法安全、有效。此法的不足包括可能会出现松解不彻底、损伤屈肌腱和指神经，特别是示指和拇指。

扳机指的常规手术松解

■近切口处的手掌部局麻药浸润作为首选麻醉方法。虽然通常情况下高位前臂止血带有效，但使用臂部充气止血带将更有助于手术操作（图84-1）。

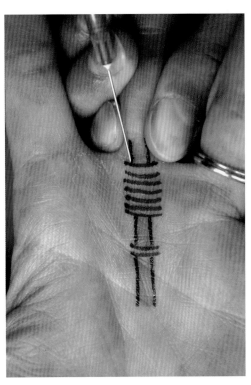

图 84-1

■在位于远侧掌横纹的远侧做长约 2 cm 的横切口用于中指、环指和小指扳机指的松解。在位于近端掌横纹的远侧做同样的切口松解示指扳机指。拇指扳机指的松解在掌指关节横纹近侧或远侧切口都是可以的。对于手指可在掌指与远侧掌褶间选择作斜形或纵行切口，经拇指掌指屈褶纹做斜形切口（图 84-2）。

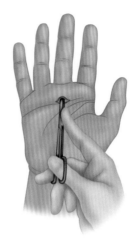

图 84-2

■注意避开指神经。拇指指神经偏掌侧，比预想的更接近肌腱鞘，拇指桡侧指神经特别容易被损伤。

■用小探针找到并分离第一个环形滑车近侧缘。

■将小刀片或者略张开的钝头剪刀的一侧刀刃置于腱鞘缘下方，逐渐向远侧推进，切开第一个环形滑车。避免切除的过远而扰乱斜形滑车由近及远切开腱鞘大约 1 cm，再检查手指弹响情况。若当患者主动伸曲手指时发生弹响，表示 A1 和掌滑车松解不完全或有代替性的扳机指 部位出现。A1 和 A2 滑车的区别并不明显，然而，当远端 A1 滑车边缘被松解后，分开的滑车部分是平行的而不是末端呈现 V 形（图 84-3）。

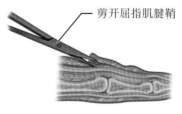

剪开屈指肌腱鞘

图 84-3

■评估掌腱膜顶部与近端屈肌腱滑膜脂肪瘤情况，松解近端所有可能束缚肌腱的结构。确保所有神经血管结构均被牵开，并且欲切开组织均在视野内。

■腱鞘松解后鼓励患者主动进行屈伸手指，以确保松解彻底。

■缝合皮肤切口，用小块干燥敷料加压包扎。

术后处理

48 h 后去除加压包扎，10 ～ 14 d 拆除缝线。建议伤口愈合后再正常使用手指。

扳机指的经皮松解术

■在准备经皮松解前，要让患者明白这种手术可能会失败，需要改行切开松解术，这是很有必要的。

■将局麻药注入掌侧皮肤，位置在要松解区域的近侧，并且要深于被松解区域（麻醉位置在远近掌横纹之间用于中指、环指和小指的松解，在近端掌横纹近侧适用于示指的松解）保持手指掌中线的定位。保持屈肌腱鞘位于被松解的手指正中。

■松解时采用 18 或 19 号针。

■将掌面向上，把手置于折叠的毛巾上，允许掌指关节轻度过伸（图 84-4）。

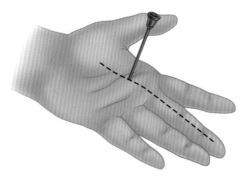

图 84-4

■将针插入 A1 滑车，定位针的倾斜角使其长轴与屈肌腱平行。

■在 A1 滑车的远近端移动针，对远近端加压。与摸索着切开腱鞘的感觉相似（图 84-5）。

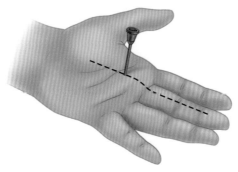

图 84-5

■当阻隔物清除后，取出小针刀，让患者屈伸手指检查有无弹响。可能需要再次插入针刀。

■根据情况选择是否注射皮质类固醇。

术后处理

进针点由弹力绷带或轻便的非限制性敷料覆盖，鼓励患者进行手指主动伸展训练。

拇指掌指关节融合术

James H. Calandruccio

关节融合可用于因类风湿关节炎或骨关节炎引起的拇指关节畸形。关节融合能极大地缓解疼痛并通过牢固的固定提升力量，主要用于掌指关节。如果骨量充分，可以组合使用克氏针、钢板和螺钉进行固定，或用张力带的形式进行钢丝环扎。固定得越稳定、越牢固，制动所需的时间越短。首选的拇指关节融合的位置是"握拳"位：指间关节屈曲 20°，掌指关节屈曲 25°，腕掌关节外展约 40° 并使拇指处于对掌位。

张力带行拇指掌指关节融合

■行背侧弧形切口并从下方的伸指装置中安全地分离感觉神经（图 85-1）。

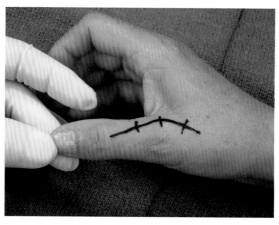

图 85-1

■通过拇短伸肌腱和桡侧的腱膜行切口并暴露背侧关节囊（图 85-2）。

■纵行切开关节囊，暴露掌骨头、近节指骨基底部，清理骨赘、侧副韧带和滑膜组织（图 85-3）。

■利用咬骨钳、粗齿摆锯或大小匹配的扩髓器处理软骨下骨，使得掌骨和近节指骨粗糙的松质骨骨面能于屈曲 20° 位完全接触（图 85-4）。

■用直径 0.045 英寸（1 英寸 ≈ 2.54 cm）的克氏针于近节指骨颈远 1/3 处钻横行孔，并从此孔穿一根 22 号钢丝（图 85-5）。

■将掌指关节维持于理想的位置，用 2 根 0.045 英寸的克氏针纵向穿过关节融合处并进入近节指骨髓腔。透视确认融合位置后再完全拧紧张力带装置。

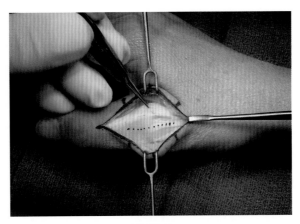

图 85-2

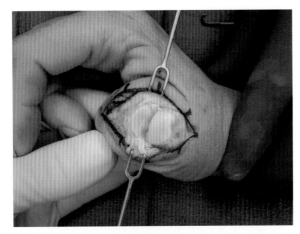

图 85-3

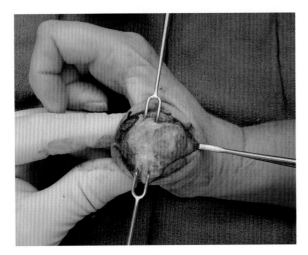

图 85-4

- 将 22 号钢丝的一端从穿入指骨颈的克氏针下方横穿过来。
- 松松地将 22 号钢丝拉出后再完全扭紧，扭紧后将断端埋于关节融合处（图 85-6）。
- 维持克氏针的位置，用细头吸引器折弯克氏针断端，将剪断的折弯端埋入掌骨颈（图 85-7）。

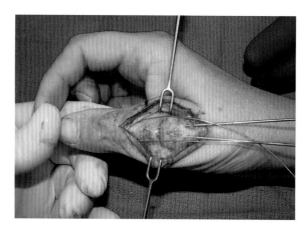

图 85-5

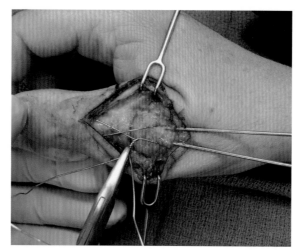

图 85-6

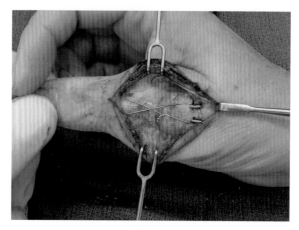

图 85-7

■于低弹性模量的固定装置上方缝合关节囊，并用 4-0 不可吸收编织线缝合拇短伸肌腱（图 85-8）。

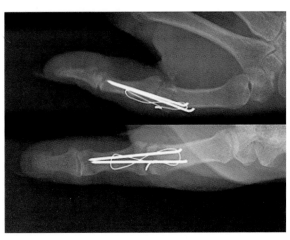

图 85-8

髓内钉行拇指掌指关节融合

- 按上述方法切开皮肤和关节囊。
- 利用咬骨钳、粗齿摆锯或大小匹配的扩髓器处理软骨下骨，使得掌骨和近节指骨粗糙的松质骨骨面能于屈曲 20° 位完全接触（图 85-4）。
- 将掌指关节处于所需的位置，使得掌骨和近节指骨粗糙的松质骨骨面完全接触，透视确认导针位置。
- 根据螺钉直径进行扩髓。
- 将螺钉置于掌骨颈皮质下方少许，评价固定结构的稳定性（图 85-9）。
- 获取影像图片并确认关节融合位置后，常规闭合切口。

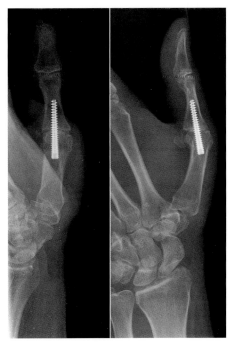

图 85-9

拇指掌指关节融合

- 用骨刀或摆锯垂直于近节指骨纵轴切断近节指骨关节面。关节面也可以按"杯形凹凸"构型去除。

- 去除关节面后,将指骨相对于掌骨置于屈曲 15° 位。虽然目前另有趋势将掌骨远端行垂直截骨,但还是应该将掌指关节置于屈曲 15° 位,这一步需要从掌侧去除更多骨质,两个粗糙面应该对齐。

- 去除边缘突出的骨质, 使关节融合处更平滑。

- 纵行置入 3 根克氏针固定关节融合处。从掌骨处进针并置于指骨内。保证克氏针不穿透屈肌腱或远端关节。剪断克氏针并置于皮内,用细的可吸收线缝合肌腱。

- 关闭切口,将手用小夹板固定,如果需要则后期更换为石膏。

- 如果该关节是半脱位的, 则需要缩短骨头。

- 于关节背侧行纵切口,将拇长伸肌腱置于尺侧。

- 将近节指骨的近端修成舌形;于第一掌骨远端,制作 V 形骨槽。并使舌形和 V 形骨槽互相匹配。这样相互的接触骨面会更大,同时融合角度也易于调整。

- 用 2 根克氏针将关节固定于适当位置, 剪断克氏针使其与骨面平齐。

- 将骨碎屑填塞于关节边缘的空隙内。

- 闭合切口, 用掌侧塑形夹板固定拇指, 但不包括其余各指。

- 对于上述 2 项技术,都要保证拇指处于适度旋前位,以使拇指指蹼与其余四指相对。如果第一掌骨是内翻畸形的,那么应该将关节融合于轻度外翻位,以一定程度纠正内翻。这样可以将拇指处于合适的位置,同时不需要松解手掌的软组织。

术后处理

对于拇指的所有关节,夹板和缝线于术后 10 ～ 14 d 去除。用短臂拇指人字石膏托再保护拇指 4 周。于术后 6 周去除克氏针,同时再用夹板固定 3 ～ 4 周。此时开始逐渐主动活动拇指,即使没有放射学骨端融合的证据。

指端截指术：鱼际皮瓣、局部血管神经岛状皮瓣和岛状带蒂皮瓣

James H. Calandruccio

　　指端截指术根据皮肤缺损的程度、形状以及深度的不同而不同。如果指端截指术后，深部组织和皮肤必须进行替换，就有可能使用不同类型的皮瓣。

鱼际皮瓣

　　中指和环指指端可以用鱼际皮瓣进行覆盖。这一技术有 2 个步骤，但其优势是仅对 1 个手指实施手术。有可能发生供区触痛和近端指间关节屈曲挛缩，同时皮瓣不应该留在原位超过 3 周。

第一步

　■将拇指处于外展位，屈曲患指以使其指端接触鱼际隆起的中部。在鱼际隆起上勾画出皮瓣轮廓，以使皮瓣掀起时足够大以便覆盖受区，并且位于正确位置。将带血渍的患指残端压向鱼际皮肤，用残端的血渍勾画出覆盖缺损所需的轮廓大小（图 86-1）。

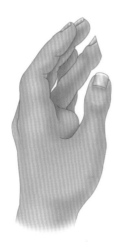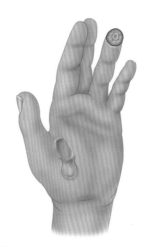

图 86-1

　■将皮瓣蒂位于近端，掀起鱼际皮瓣，包括其下方大部分的脂肪组织。用皮肤拉钩处理皮瓣以免夹碎皮肤，使用小钳子时也应注意。皮瓣应做得足够大，以使其缝至凸起的指端时不会产生张力，同时其长度不应超过宽度的 2 倍。轻柔地游离供区的皮肤边缘，这样可以直接缝合供区的皮肤缺损，从而避免再使用植皮。

　　■将皮瓣远端贴附至边缘修剪过的指甲，并通过指甲予以缝合。皮瓣的侧缘应与缺损的边缘匹配。为了避免破坏皮瓣的血供，如果可能，仅将皮瓣的最远端缝合至手指。避免皮瓣翻折至其皮肤表面，这样会扭曲其血管（图 86-2）。

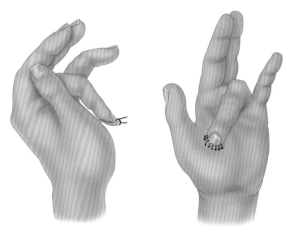

图 86-2

　　■控制所有出血，检查皮瓣和指头的位置。用湿纱布沿皮瓣和指端轮廓轻轻地予以压迫。
　　■用纱布和胶带包扎使指头维持于正确位置，并用夹板固定腕关节。

第二步

　　术后 4 d 换药重新包扎移植区域，每隔 1～2 d 重新包扎一次并尽可能保持干燥，同时予以部分暴露。术后 2 周离断皮瓣的蒂部并在原位缝合皮肤游离缘。指端和鱼际隆起的轮廓会随着时间的推移而改善。

局部血管神经岛状皮瓣

　　顺行血管神经岛状移植物能为手指最重要的工作区域提供满意的衬垫和正常感觉。
　　■于手指两侧中线行直切口，由远端缺损处向近端延伸至近指间关节或拇指指间关节水平。
　　■从两侧切口近端开始，仔细向远端分离血管神经束，直至所选取皮瓣的近端（图 86-3）。

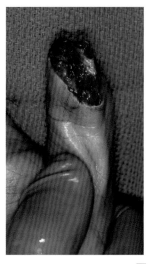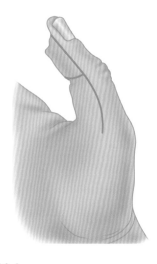

图 86-3

■此时于掌侧行横切口切开皮肤、皮下组织，仔细保护神经血管束（图 86-4）。

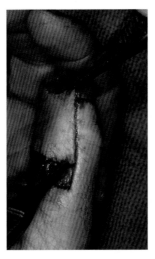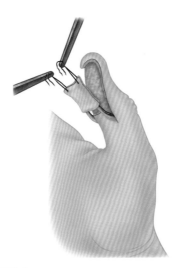

图 86-4

　　■如果需要，于缺损边缘另开一个横切口，游离并制作一个长方形皮瓣，包括附着有两侧血管神经束的皮下脂肪组织。

　　■小心向远端牵拉这一岛状皮瓣移植物并将其置于缺损区上方。避免对血管神经束形成太大张力。如果形成的张力有可能破坏移植物的血供，则应向近端继续分离血管束或屈曲远端指间关节，或两者同时进行（图 86-5）。

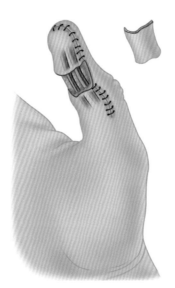

图 86-5

■用细的不可吸收线将移植物缝合于原位。

■用全厚的游离皮瓣覆盖手指掌侧的缺损区域。

■仔细制作形状大小合适的无菌辅料，如甘油棉球，并置于移植物表面，以降低对血管神经束形成过度张力的可能。

■使用加压包扎直至术后 10 ～ 14 d 拆线。

术后处理

一旦创面允许，即可开始手指运动治疗。

岛状带蒂皮瓣

轴型岛状带蒂皮瓣可用于向邻指提供感觉或复合软组织。皮肤衬垫大小可根据缺损需要进行调整。

- 这一手术可用于门诊患者，最好使用全麻。
- 设计并用画笔清晰地画出所需皮瓣的轮廓后，充气上臂止血带。
- 适当清创后测量缺损大小，并用画笔于供区画出稍大一点的皮瓣。
- 使用侧正中线或掌侧 Z 形切口暴露掌浅弓区域的血管神经束，此处通常是皮瓣的轴点。
- 如果需要用神经血管束岛状皮瓣为指定区域提供感觉功能，需要注意小指的尺侧和示指的桡侧一定不能作为供区，因为保留这些区域的感觉是非常必要的。皮岛最好以神经血管束为中心。
- 在止血带的控制下，定位神经血管束的近端，并向其掌浅弓起点仔细分离。在血管神经束周围保留软组织套，因为通常虽然观察不到明显的静脉，但其会存在于动脉周围的软组织中。仔细向深层分离血管神经束，用双极电凝控制指固有动脉向屈指肌腱腱鞘的穿支。
- 小心提起皮岛，确保血管束位于皮瓣正下方，再向远端分离动脉。
- 用 5-0 尼龙线将远端的血管束固定在皮瓣的远端皮缘。
- 将皮岛置于受区上方，使蒂部处于最佳路径以确保蒂部无任何张力。轴部的皮肤可进行轻柔的游离和扩大，但必须于蒂部目标路径进一步仔细止血。皮下隧道必须能轻易通过皮瓣。近端供区和远端受区切口之间通常应保留 2～3 cm 的皮桥。如果蒂部有任何张力或阻挡，那么这些切口应予以连接。
- 松止血带并进行止血。
- 通过皮桥轻轻地拉 5-0 尼龙线，确保皮瓣和蒂之间没有任何剪切力。
- 将皮瓣松松地缝至原位，闭合剩余切口。确保皮瓣血供良好后再松松地用敷料包扎并用保护性夹板。
- 如果使用此带血管蒂的岛状皮瓣，手指的固有神经应仔细保留并予以保护，以免引起神经瘤。常与此技术相伴的一过性感觉缺失，通常会在术后 6～8 周好转。

术后处理

术后 5～7 d 访视患者。一旦伤口允许即可进行运动功能锻炼，通常在术后 2～3 周。

前足神经阻滞

E. Greer Richardson

前足神经阻滞适用于前足远端手术，包括第一跖骨截骨术、籽骨摘除术、一个或两个锤状趾手术。

■在第一跖骨间隙的走行处触摸足背动脉。腓深神经行至第一趾蹼通常与此动脉伴行（图 87-1）。

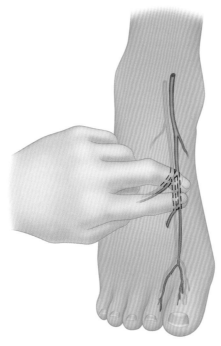

图 87-1

■用 25 号针头避开动脉，于皮下注射 2 ～ 3 ml 长效和短效局麻药混合液。

■如果要行第二和第三锤状趾手术，从相同进针点经背侧静脉下方向侧方进针，阻滞腓浅神经至第二（根据需要，也可以是第三）指蹼的趾总神经分支。多注射 2 ～ 3 ml 麻药通常就已足够（图 87-2）。

■将针头退回至原入针点，向内侧进针。仍将针头置于背侧静脉下方、姆长伸肌腱浅层，阻滞背内侧腓浅神经的姆趾内侧分支。这一神经通常会在姆外翻手术"姆囊"的背内侧遇到。

■于前足背内侧第一跖楔关节远端约 1 cm 处完成背侧感觉神经的阻滞。此时，共注射了 6 ～ 8 ml 局麻药（图 87-3）。

■进入前足背内侧的麻醉区域，于姆展肌浅层的皮下区域向跖侧推进，直到抵达足内侧跖侧面。针头进入跖侧面后注射少量局麻药会减轻不适（图 87-4）。

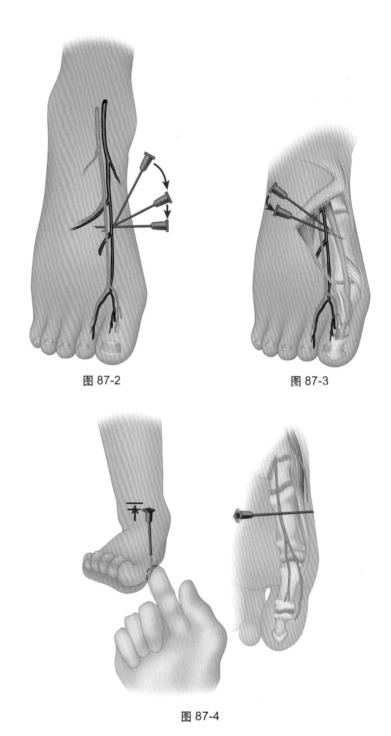

图 87-2　　　　　　　　　图 87-3

图 87-4

■趾侧固有神经至踇趾内侧的分支比较表浅，会在第一跖楔关节水平的内侧穿透踇展肌和踇短屈肌的深筋膜。

■触摸位于皮下的针头并回退 2～3 mm。注入 2～3 ml 局麻药。

■按如下步骤阻滞跖内侧神经支配第一指蹼的指总神经支，并完成整个阻滞过程：

•将针头回退至第一跖骨间隙基底部的背侧面（图 87-5）。

•足背动脉于此处分为第一跖间背侧动脉和足底穿支，后者于其起点处呈直角向足底走行、并与足底深弓相交通。类似于桡动脉背侧支在手部的情况。为避开这一动脉分叉处，将进针点向远端移 1～1.5 cm，并与皮肤呈 10°～20° 倾斜，在第一和第二跖骨之间向足底推进 1.5 英寸长的 25

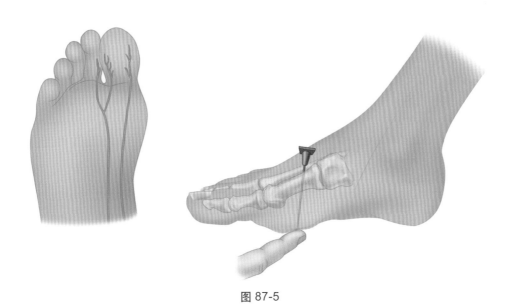

图 87-5

号针头，直至于足底皮下能触及针头。注入少量局麻药，并向足底推进缓慢推进针头，以减少不适。
将针头回退 2 ～ 3 mm 并注射 4 ～ 5 ml 局麻药（图 87-6）。

　　•如果计划行锤状趾手术，于第二和第三跖骨之间重复相同的步骤。根据需要，这样能为第
三趾提供充分麻醉效果。有时可于第三趾近基底指蹼附近注射 1 ml 局麻药作为补充麻醉。

　　■局麻药的最大推荐剂量应根据每个患者单独计算。并且患者应该没有局麻药过敏史。

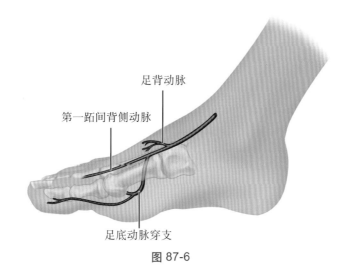

足背动脉

第一跖间背侧动脉

足底动脉穿支

图 87-6

踝部阻滞

E. Greer Richardson

　　许多后足手术可以在长短效局麻药混合后在踝部神经阻滞下进行。我们采用踝部神经阻滞和橡皮止血带进行的手术有跗跖关节、中跗关节和距下关节损伤的切开复位内固定术，踝关节远端的截骨和关节融合术，踝管减压术和跟腱止点处的钙化沉积物摘除术。

腓浅神经

■触摸外踝尖后，于腓骨干皮下边界前缘向近端移 8 ～ 10 cm（图 88-1）。

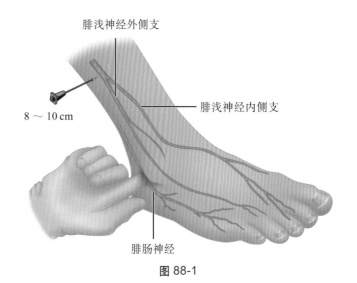

腓浅神经外侧支

8 ～ 10 cm

腓浅神经内侧支

腓肠神经

图 88-1

■于皮下注射 5 ～ 7 ml 局麻药。大多数患者的腓浅神经于此处穿出深筋膜至皮下。腓浅神经于此处分为内外侧两支，但两支彼此距离较近，因此，这一剂量的局麻药能同时浸润两个分支。

腓深神经

■胫前动脉可在胫骨远端关节面近端 4 ～ 5 cm 处、伸肌上支持带下面触及。这一动脉和与其伴随的腓深神经走行于胫前肌腱和趾长伸肌之间、并紧靠踇长伸肌外侧，其位置通常较深。神经通常在动脉外侧。

■如果动脉无法触及，位于胫骨皮下外侧缘的粗大的胫前肌腱可作为标志。于此肌腱外侧进入皮肤；神经通常距离皮肤 1 ～ 1.5 cm（图 88-2）。

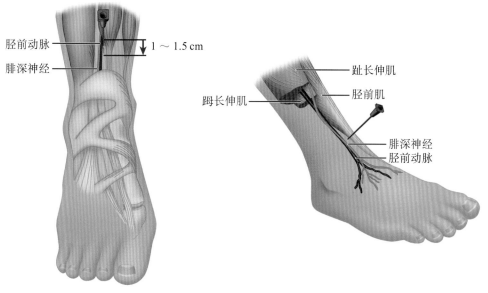

图 88-2

■局麻药应该无阻力注入。如果不是这样，轻微调整针头的位置，注入 3 ～ 5 ml 麻药，注射前应注意进行回抽。

隐神经

■触摸内踝尖，于其近端 3 ～ 5 cm 处进入皮下间隙，将针头朝向前方。隐神经在大隐静脉的内后方，并位于较深层次（图 88-3）。

■抽取并注射 2 ml 局麻药。

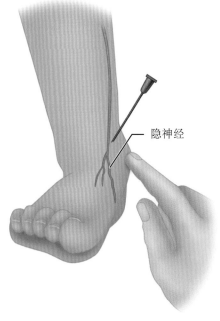

图 88-3

腓肠神经

■触摸外踝尖并于其近端5 cm处沿腓骨后缘皮下触摸腓骨长肌腱。于腓骨长肌腱和跟腱外缘之间，腓肠神经走行于小隐静脉前外侧。这两个结构通常会在外踝后方彼此交叉走行，此时神经会位于静脉的后方（图88-4）。

■在该区域皮下注射2～3 ml局麻药。

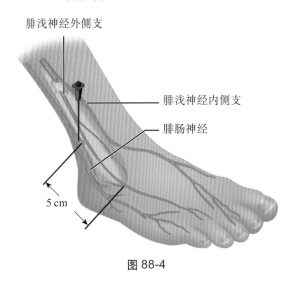

腓浅神经外侧支

腓浅神经内侧支

腓肠神经

5 cm

图 88-4

胫神经

■胫神经阻滞是最难阻滞，却是保证足够麻醉效果最重要的神经。

■于内踝尖近端5 cm处触摸胫骨后内侧缘。用示指和中指在趾长屈肌腱和深部的胫后肌腱表面滑动。在这两条肌腱后缘用记号笔进行标记。

■触摸跟腱内缘。在两者之间即为胫后动脉，在此处可以触及并作为有用的标记点。

■将针头向下倾斜，与皮肤呈60°角，进针1～1.5 cm（图88-5）。

■回抽确保未进入胫后动静脉，注射8～10 ml局麻药。

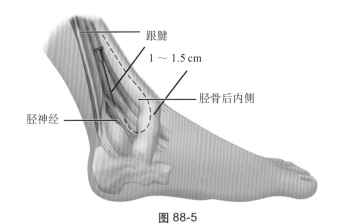

跟腱

1～1.5 cm

胫骨后内侧

胫神经

图 88-5

改良 Mcbride 跚囊炎切除术

E. Greer Richardson

　　跚外翻软组织矫形手术适用于 30 ～ 50 岁有临床症状的老年女性，并且跖趾关节外翻角在 15° ～ 25° 之间、跖骨间夹角小于 13°，或趾骨间外翻角小于 15°，并且跖趾关节没有退变，同时有保守治疗失败的病史。改良 McBride 手术对于合适的病例会比较成功。

皮肤和关节囊切口

- 患者仰卧位并使用下肢止血带，于第一趾骨内侧中点行正中直切口，延伸至跖骨干与内侧隆突交点近端 2 cm。这一切口位于足背腓浅神经最内侧分支与足底跖内侧神经内侧趾固有神经分支之间（图 89-1）。（McBride 建议的切口起始于第一趾蹼，跨过跖骨向近端内侧延伸，止于第一跖骨骨赘近端内侧面。）

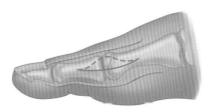

图 89-1

- 向背侧和跖侧游离皮肤 2 ～ 3 mm，确保切开关节囊时不会损伤感觉神经。
- 电凝遇到的浅表静脉，最大限度减少术后出血。
- 初始剥离时用小的两齿拉钩和 1.5 mm 的血管钳，避免不必要的皮肤损伤。
- 在皮肤切口跖侧 3 ～ 4 mm 做纵行关节囊切口（原始 McBride 关节囊切口是横行的）（图 89-2）。

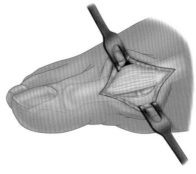

图 89-2

■自第一趾骨基底至内侧隆突近端分别向背侧和跖侧锐性分离并掀起骨膜和关节囊。暴露内侧隆突时，在内侧隆突近端（尤其是向背侧分离时），避免在跖骨颈的骨性止点游离内侧关节囊。为获得最大限度的暴露而不损伤关节囊近端的止点，建议使用纵向关节囊切口（图 89-3）。

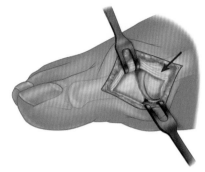

图 89-3

■锐性剥离，向背侧和跖侧掀起关节囊，暴露跖骨头背侧面、整个内侧隆突和跖板。不建议使用骨膜剥离器，因为有可能剥离起关节囊近端的止点。

L 形关节囊切口

■关节囊切口也可以使用倒 L 形（图 89-4）。

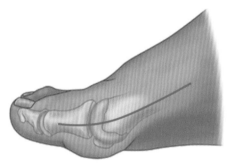

图 89-4

■于神经和静脉深层掀起背侧皮瓣，直至在切口近端看到姆长伸肌腱的副头，这一结构在此处较易辨认。这一肌腱通过仔细探查通常都能找到。不过，如果在第一跖骨背内侧无法找到，则于跖骨的斜坡处由背侧向内侧做切口的纵行臂。

■在第一跖骨干背内侧、姆长伸肌腱的副头内侧 2 ～ 3 mm 朝向近端做切口。在第一跖趾关节处将切口切至骨面，向近端延伸 4 ～ 6 cm。

■在第一跖趾关节水平做关节囊切口的横行臂，止于距胫侧籽骨 2 ～ 3 mm 处；切口这一横行臂会横断姆短展肌的关节囊止点（图 89-5）。

■从切口跖侧开始，由内向外从内侧隆突处剥离关节囊。用小刀片沿内侧隆突的坡向下剥离，避免在内侧隆突和跖骨干的连接处形成关节囊纽扣孔。

■在背内侧行骨膜下剥离关节囊，并向跖侧和近端牵拉（图 89-6）。

■在跖骨头背外侧和头颈交界处跖骨头的下方分别放置一把小的 Hohmann 拉钩，同时牵拉并屈曲拇指，暴露跖骨头关节面，评估其状态和方向。将姆指复位于跖骨头上并恢复匹配关系。

■如果复位后姆指仍呈超过 15° 的外翻，就需要行跖骨远端截骨术。

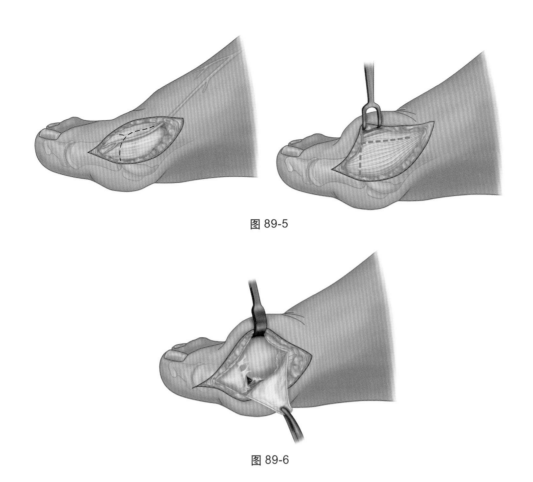

图 89-5

图 89-6

内侧隆突切除术

■ 检查完跖趾关节退变程度、游离体或滑膜异常后，用骨刀从内侧隆突的近端、与跖骨干的交接处先做标记。经常对照术前 X 线片以确定所需切除内侧隆突的大小。

■ 使用相同的骨刀或摆锯，由远端的偏失状沟朝向内侧跖骨干标记处切除隆突。如果使用摆锯，应使用 9 mm 的刀片而不是 4 ～ 5 mm 的。骨刀向内可预防跖骨干劈裂，尤其是截骨近端已按建议做出标记（图 89-7）。

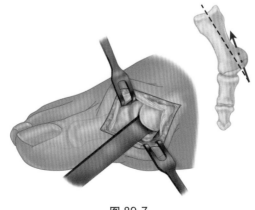

图 89-7

■ 内侧隆突切除后，使用小咬骨钳修圆跖骨头内侧的背侧和跖侧缘。用锉刀使骨面粗糙，即可完成第一步。用骨蜡封闭跖骨头粗糙的骨面。

踇收肌腱和外侧关节囊松解

■手术的第二步先自第一趾蹼背侧近端 2 ～ 3 mm 行纵行切口，避免术后趾蹼挛缩；在第一、第二跖骨头之间向近端延伸 3 ～ 4 cm。这样足以充分暴露踇收肌于近节趾骨基底部的止点、踇短屈肌附着于腓侧籽骨的外侧头，以及自踇长伸肌至跖板之间的整个外侧关节囊（图 89-8）。

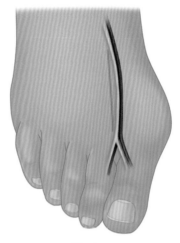

图 89-8

■小心牵拉皮肤暴露趾背侧静脉分支，如果其阻碍继续向深层剥离则电凝止血。在腓深神经趾固有神经至第一趾蹼的分支旁，还会遇到第一跖背动脉的终末支。

■踇收肌的主要部分止于第一趾骨近节的基底部、近邻趾骨纵轴的跖侧。此外，踇收肌于腓侧籽骨还有一止点，与踇短屈肌外侧头相伴行。找到踇收肌止点最简单的方法是将一个小的尖头弯钳放在第一趾骨基底背外侧，并紧贴骨面向跖侧滑动，向背侧和外侧提起弯钳；弯钳尖端通常就会处于踇收肌止点的腋侧。这类似于行髂腰肌小转子止点切断术时的情形（图 89-9）。

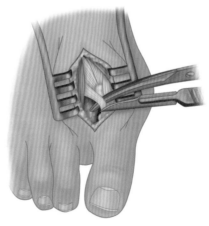

图 89-9

■松解完主要止点后，用镊子或钳子夹住肌腱并向背外侧的第二跖骨牵拉，以便接下来对收肌内侧进行进一步分离，也可以通过之前做的第一个切口向外侧推籽骨以辅助暴露。

■用小的 Inge 拉钩、粗的两齿拉钩或 Weitlaner 拉钩拉开第一、第二跖骨头，使收肌腱保持张力，有利于暴露术野。位于切口深层的踇短屈肌腱外侧头、腓侧籽骨外缘和踇收肌腱副头（与踇短屈肌腱外侧头结合）即会进入视野。

■跆收肌腱与跆短屈肌腱外侧头结合后止于腓侧籽骨的所有附丽点均应予以切断；牵拉跆收肌时其可以自由独立移动，且不与腓侧籽骨栓系（图 89-10）。

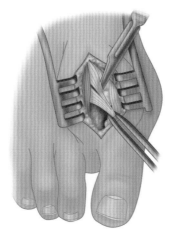

图 89-10

■紧邻跆收肌跖侧的跖间横韧带应在其籽骨外缘处切断松解。如果不松解此韧带，则应仔细保护紧贴其下方的神经血管束，再切开外侧关节囊。Mann 强调松解跖深横韧带会危及紧贴其下方的第一趾蹼的神经血管束。在此韧带和神经血管束之间滑动置入一小的 Freer 剥离器可保护后者。

腓侧（外侧）籽骨切除术：背侧入路

■最好是松解外侧关节囊后再完全松解跆收肌，此时需行腓侧籽骨切除术以完全纠正跆外翻畸形。
■充分牵开第一、第二跖骨头以便暴露术野。
■跖屈跖趾关节 10° ~ 20° 可减小籽骨张力。
■将用小的 Kocher 钳或硬质组织钳向外侧牵拉腓侧籽骨至跖骨间间隙（图 89-11）。

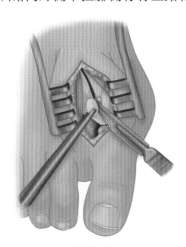

图 89-11

■松解籽骨间韧带。剪断这一韧带后向跖骨间间隙牵拉腓侧籽骨，并直接切除。切断籽骨间韧带时，应小心避免切断紧邻其跖侧的跆长屈肌腱。如果切断了跆长屈肌腱，此时是不可能进行修复的；即使有功能丢失，切断这一肌腱也仅会造成很小的影响，但对其修复就会造成趾间关节的固定屈曲挛缩。

腓侧籽骨切除术：掌侧入路

■如果腓侧籽骨切除术选择掌侧入路，需要一个助手将踝关节维持在背屈位，而且需要使用头灯观察切口的深层。注意避开第一趾蹼内的姆长屈肌腱和神经血管束（图 89-12）。

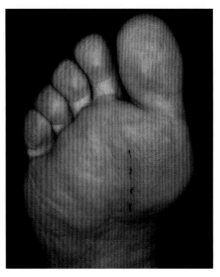

图 89-12

■屈伸姆趾，检查 X 线片确定籽骨位置。于跖趾关节远端 1 ～ 1.5 cm 于足底行纵行切口，在第一、第二跖骨之间向近端延伸切口 3.5 ～ 4 cm。

■如果需要切除腓侧籽骨，它通常是半脱位的。

■切开皮肤和足底脂肪垫内的深筋膜隔后，可置入一个小的自动牵开器。

■使用小的钝头组织剪，找到第一趾蹼内的血管神经束并根据籽骨位置将其向外或内牵开（图 89-13）。

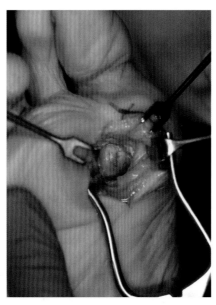

图 89-13

■触摸籽骨并屈伸踇趾，以定位踇长屈肌腱。

■打开踇长屈肌腱滑车并将肌腱牵向内侧。让助手一只手握住足弓将足维持在背伸位，另一只手屈曲跖趾关节放松踇长屈肌腱，以便利于操作。

■此时，籽骨间韧带即可进入视野，将其完全切断。将刀片向外或内移动 1 ～ 2 mm，找到籽骨间沟并进行此操作（图 89-14）。

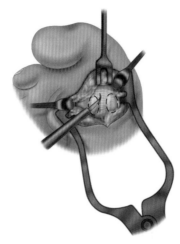

图 89-14

■向内侧牵开踇长屈肌腱、向外侧牵开神经血管束，切断两籽骨间的分界面。

■用较硬的钳子（pick-up）或小 Kocher 钳夹住腓侧籽骨，并在直视下（小型放大镜可以使操作更容易，但不是必需的）剪断踇短屈肌腱于腓侧籽骨近端的止点。

■当籽骨内外侧限制结构都被松解后，用剪刀或刀片紧贴骨面剪断踇收肌在其外缘的附着。

■剪断跖板在籽骨远端最后的附着，跖板仍有向远端止于近节趾骨的部分（图 89-15）。

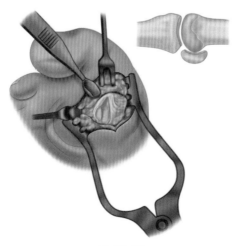

图 89-15

■去除籽骨后，仔细检查术区的所有出血点。压迫切口边缘能辨认所有潜在出血血管，并予以电凝止血。

■剪除籽骨后并不会松解踇收肌在近节趾骨上的止点。可以通过掌侧入路进行松解。继续向外侧牵拉血管神经束、向内侧牵拉拇长屈肌腱，内收踇趾并用术者另一个示指触摸踇收肌可以帮助辨认此结构（图 89-16）。

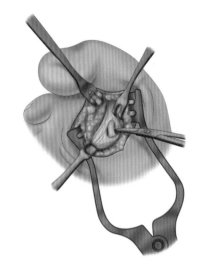

图 89-16

- 用直角拉钩暴露踇收肌，剪断一小部分肌腱，并将踇趾内移。
- 在这一操作完毕时，术者不应该在跖趾关节腓侧触及任何限制结构。第一趾蹼背侧的横行 Natatory 韧带应予以手法松解。将踇趾拉向外侧的所有限制结构（除了外源性肌腱）都应去除。
- 检查神经血管束和拇长屈肌腱。

内侧关节囊重叠缝合并闭合切口

- 由一名助手维持跖趾关节在内收外展和屈伸平面内的复位位置，按下述步骤重叠缝合内侧关节囊（图 89-17）。

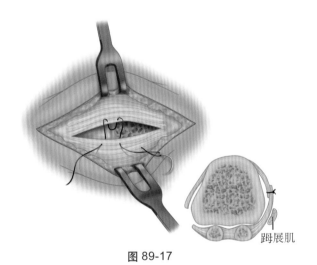

踇展肌

图 89-17

- 用 3-0 可吸收线间断缝合，缝合由关节囊切口跖侧进针，起始于内侧（胫侧）籽骨内缘近端内侧 4～5 mm，按自外而内的方向缝合。
- 进针后自行调转针头并穿入切口背侧，仍按自外而内的方向进针。立即将针由自内而外的方向从切口背侧穿出，并最终自内而外从切口跖侧穿出（可以用带线缝针，但推荐使用小号三角针）。
- 将踇趾维持在理想位置，打结缝线，将切口跖侧瓣拉向背侧瓣上方，将向跖侧移位的踇展肌拉向近节趾骨和第一跖骨纵轴的中线。

■放松指头，判断其休息时的位置和关节囊修复的张力。

■如果已行腓侧籽骨切除术，则不要重叠缝合内侧关节囊，以免将胫侧籽骨拉向距骨头内侧，这样会形成跚内翻畸形。如果内侧隆突很大且持续很多年并伴有较重的关节囊反应和增生，关闭切口前就需要切除一部分切口背侧瓣（图 89-18）。

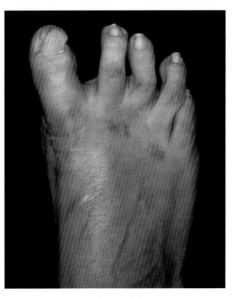

图 89-18

■一定要避免将胫侧籽骨的内缘拉的超过第一跖骨头关节面的内缘；不要暴露胫侧籽骨，因为这样会造成籽骨脱位（图 89-19）。

■如果跚指休息位置可接受，用 2-0 或 3-0 可吸收线关闭关节囊的其余部分。

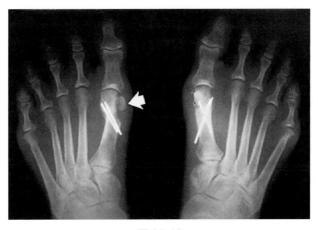

图 89-19

倒 L 形关节囊切口的闭合

■用细的 3-0 带线缝针由近端开始闭合切口；弯曲缝针以增加弧度可使在小切口内穿针更加容易（图 89-20）。

■由一名助手向远端牵拉关节囊切口游离端，开始缝合关节囊切口纵行臂的最近端；用 2 ～ 3 针间隔 5 mm 缝合。不要缝合切口拐角处。

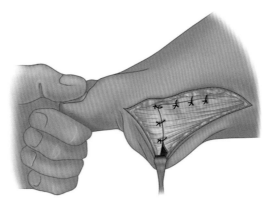

图 89-20

■于跖内侧拐角处开始关闭切口横行臂。

■进行所有打结时均要将姆趾保持在复位位置。

■除非关节囊冗赘，不要将内侧关节囊在内侧隆突去除处重叠缝合。用边边缝合关闭切口横行臂，在关节囊背内侧拐角行重叠缝合。

■倒 L 形的最后缝合从远端的横行臂开始，按由外而内的方式穿针。

■调转针头由外而内进入关节囊切口横行臂。

■调转针头按由内而外的方式再次进入关节囊切口的纵行臂。

■最终按由内而外的方式穿过切口纵行臂的背侧。打结时维持关节复位位置。

■如果关节复位匹配较好，但姆趾仍处于不可接受的外翻位，则应考虑跖骨截骨术。

■如果切口横行臂缝的太松，姆趾可因此滑向外翻位，则去除横行臂中线内侧的缝线。将姆趾维持在正确位置，在远离切口 2～3 mm 处进行缝合，或剪除切口近端多余的关节囊。去除关节囊时要小心，因为过多的去除甚至是一小部分关节囊都会明显的纠正关节囊松弛，并有可能导致姆内翻。

■手术结束时，姆趾应处于 5° 外翻位和 10° 背伸位。

■如果用橡皮条环扎止血，去掉它，让患者屈伸活动大姆趾（如果使用局部麻醉），评估关节功能及姆趾复位后的匹配情况。

■冲洗切口，仔细止血，间断或简单褥式缝合关闭皮肤。如果用简单缝合，确保皮缘没有内翻或重叠。如果使用外翻褥式缝合，不要将皮缘外翻过多，以免皮缘对合不齐。

术后处理

大量纱布加压包扎前足，将足抬得尽量高，保持 48～72 h。仅允许下地上厕所，而且患者必须穿木底鞋。根据患者承受情况，72 h 后增加活动。拐杖或助行器都可使用，但并不鼓励，除非患者走路有明显不稳。

术后 3 周，如果伤口愈合，可拆线，根据需要可使用胶带；将缝线留更长时间也不会有不良影响。可使用特定类型的固定物或脚趾垫片将姆趾维持在正确的位置。穿木底鞋 3～4 周后，建议换为前方空间宽大且较深的鞋子；可以穿慢跑鞋；也可以穿额外加深的软的矫形鞋。脚趾垫片穿 6 周。术后 12～14 周可以换穿自己喜欢的合适的鞋子。术后水肿期可长可短，不过可能需要 4～6 个月才能适应自己想穿的鞋子。术前就需要将这些内容向患者交代清楚。

姆外翻 Keller 关节矫形术

E. Greer Richardson

Keller 术式结合了第一跖趾关节半关节切除矫形和第一跖骨内侧隆突切除（图 90-1）。虽然去除近节趾骨基底部后能减轻关节压力并活动姆趾，很大程度上纠正姆外翻，但第一跖骨内翻却无法纠正，因此很难维持姆外翻的纠正位置。Keller 手术的其他并发症均有文献反复提出（但并发症的发生率和严重程度并没有明确记载），以致这一术式的适应证被极大地限制。但根据我们的经验，如果仔细选择患者，并发症并不常见。原始术式的改良手术将 Keller 姆囊炎切除术的适应证进一步扩大。

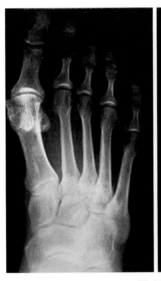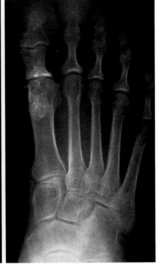

图 90-1

Keller 手术适用于伴有以下情况的 50 岁以上老年患者中：到重度姆外翻（30°～45°）；跖骨间角度≤ 13°，即轻到中度第一跖骨内翻；穿所有鞋子都会引起内侧隆突处疼痛，因此患者穿鞋会严重受限。由趾骨在跖骨头上向外侧半脱位引起的第一跖趾关节不匹配、籽骨严重外移和关节软骨退变的任何证据都是 Keller 手术的影像学指证。

两个改良术式可将适应证扩大至畸形更严重的患者（但不包括年轻患者）：腓侧籽骨切除术和第一跖骨外移。50° 或更大角度的姆外翻（第一跖骨内翻 18°～20°）、籽骨完全外侧脱位、明显的关节退变以及姆趾严重旋前都会从标准术式的改良手术中获得功能和外观上的益处。

- 如果足部脉搏搏动良好，使用 Esmarch 环扎止血带。
- 使用不超过标准剂量上限的 1% 利多卡因（Xylocaine）和 0.5% 丁哌卡因（Marcaine）等量混合，

进行前足神经阻滞。

■做内侧正中直切口,自踇趾趾间关节近端 1 cm 处向近端延伸至第一跖骨远中 1/3 交界处。这一长切口可避免对皮肤的过度牵拉。

■通过钝性分离,在内侧隆突近端背侧缘找到腓浅神经的最内侧分支,牵拉予以保护。

■自内侧切口近端于内侧正中线行分离暴露直至第一跖骨,沿内侧隆突的中线向远端的近节趾骨延长、暴露切口远端。

■从内侧隆突与第一趾骨干交界处开始锐性剥离并向背侧掀开深层的组织瓣。

■向背侧掀起骨膜和关节囊至趾骨宽度的 1/3 至 1/2 处。

■在关节水平,沿踇短伸肌止点继续剥离关节囊,直至近节趾骨近端 1/3 能在直视下向外侧尽可能地予以暴露。为了更好地暴露,向外侧剥离时让一名助手旋前踇趾。骨膜下剥离应仅暴露近节趾骨予以切除的部分。

■跖侧的剥离应仅足以暴露内侧隆突近端的跖侧面,位于切口中部的胫侧籽骨和近节趾骨的跖内侧角。

■旋后近节趾骨以锐性分离并暴露趾骨干的跖侧角和近端 1/3。近节趾骨的三面都比较圆,但跖侧面较平,且因有踇长屈肌腱走行,其中线处呈凹陷。剥离时这一结构必须考虑在内,以免损伤踇长屈肌腱。

■钝性分离时,找到踇长屈肌腱并用一个小的直角拉钩将其拉向跖侧并在暴露近节趾骨的过程中予以保护。

■从内侧隆起背侧远端开始,于矢状沟处用 9 mm 摆锯(或骨刀)向跖侧并稍偏内(5°～10°)切除内侧隆起。

■于干骺交接处切断近节趾骨,通常包括近节趾骨的近 1/3。为避免损伤踇长屈肌腱和血管神经束,放置一把拉钩于骨面背侧并向跖侧旋转趾骨使之进入视野。同时,避免摆锯超过骨面 1～2 mm(图 90-2)。

■完成截骨后,用小 Kocher 钳或巾钳抓取并旋转基底部骨块,向内拉并剪除。将骨块拉的远离

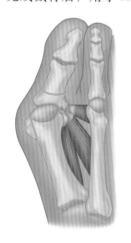
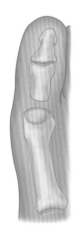
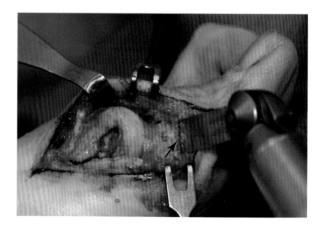

图 90-2

其外侧附着处,通常主要是外侧副韧带和内收肌腱止点(图 90-3)。

■保持踝关节于 90° 位,将踇趾拉至矫正位,同时将第一跖骨尽可能向外推。评价对线情况,保持跖骨和踇趾位于一直线上。

■一只手抓住踇趾,将近端的残端向内移,直视下纵向插入两根 0.062 英寸(≈ 1.6 mm)的克氏针。

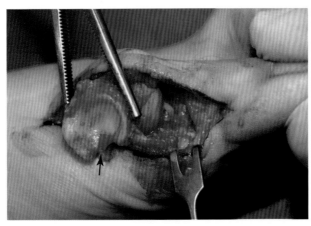

图 90-3

- 维持趾骨间关节于直线位，将克氏针由近向远钻出，于甲床跖侧穿出几毫米。

- 将足恢复至矫形位置，将克氏针钻入跖骨头中。

- 最大限度地将跖骨维持在外偏位，将克氏针穿过关节并穿出跖骨头近端的跖侧皮质，同时将踇趾维持在 10°～15° 背伸位、内外偏和旋转中立位，同时相对于跖骨头无任何背侧或掌侧移位。克氏针仅可穿出皮质 2～3 mm，以避免负重时引起触痛。

- 如果克氏针在圆的关节面上有滑动的倾向，钻克氏针时使用一个小的止血钳夹住并向克氏针方向抵住，以钻入准确的位置。找到克氏针正确的位置和踇趾相对于跖骨的理想位置可能需要尝试几次。近节趾骨内缘不应该超过跖骨头内缘的内侧。

- 将踇趾位于内外向中立位和 10° 伸展位。

- 在将第二根克氏针钻入第一跖骨头之前，以趾甲平面方向为引导，将踇趾置于正确的旋转位。踇趾的初始长度可用克氏针维持。克氏针拔除以后可能会发生塌陷，但通过最初几周的长度维持，半关节成形术所提供的较好的包裹作用会将关节长期维持在一个理想的位置。

- 在远离皮缘 2～3 mm 的位置剪断克氏针。

- 去除止血带并完成止血。

- 用 2-0 或 3-0 可吸收线间断缝合关节囊。必须进行牢固且完整的关节囊缝合。建议使用盒形缝合（box stitch）。用手增大针的弧度会有利于操作。

- 从近端跖侧开始缝合，用由外而内的方式经关节囊穿针。

- 第二针用由内而外的方式穿过趾骨基底部跖内侧下方的软组织。

- 在趾骨近端残端的基底部背内侧再次进入软组织完成第三针。来回拉动缝线以确保无障碍过线。

- 沿初始关节囊跖侧的缝合方向按由内而外的方向穿过背侧关节囊完成第四针。由一名助手抓住关节囊的边缘并将其拉紧再完成打结。这是基本的四边（four-corner）盒形缝合，会在关节囊中线处留有一小块区域不能对合，但这不会有什么影响。

- 根据需要间断分布缝线，完成牢固缝合。

- 松止血带并用 4-0 不可吸收线缝合皮肤。

- 对前足加压包扎至距舟结节远端，确保趾尖暴露在外并且没有松松的纱布边缘露在包扎敷料外面。一个紧密但不压榨、分层的、外形良好的前足敷料对于消肿至关重要。

- 用环形胶布绷带或商用"针球头"（pin balls）覆盖克氏针尖端。

几个 Keller 改良术式可用于更加严重的畸形。

腓侧籽骨摘除术

■如果内侧隆突和趾骨基底部已切除，则摘除腓侧籽骨。

■将一个硬的两齿拉钩放置于距骨头下方，并由一名助手拉向背侧。用一个 Freer 拉钩或一个小的骨刀，利用其硬度活动腓侧籽骨。对于伴有明显畸形并且籽骨附着于距骨头上的老年患者，这一操作会比较困难。当腓侧籽骨能完全活动后，就能在直视下予以摘除（图 90-4）。

■腓侧籽骨切除后，由踇收肌和踇短屈肌组成的联合腱形成的外展力臂将不再通过关节囊 - 籽

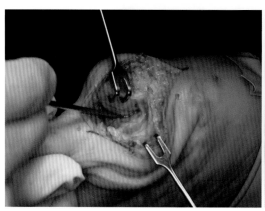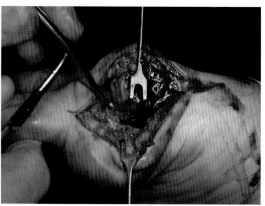

图 90-4

骨跖板和滑车系统向外拉踇长屈肌腱（一同将踇趾向外拉）（图 90-5）。

■将距骨拉向背侧以便暴露（图 90-6）。

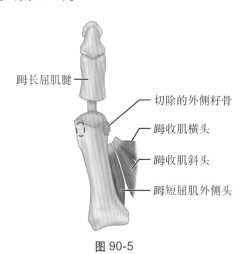

踇长屈肌腱 —

— 切除的外侧籽骨

— 踇收肌横头

— 踇收肌斜头

— 踇短屈肌外侧头

图 90-5

■籽骨变活动后，牵拉踇指并屈伸活动拇指趾间关节，找到踇长屈肌腱。肌腱于籽骨远端可见。籽骨与肌腱共线且骑跨于该肌腱上。

■通过钝性分离找到并暴露紧靠肌腱外侧的血管神经束。

■将距内侧关节囊向内拉。这一操作需要抓牢关节囊。向内拉能将籽骨间"韧带"拉进视野。

■用 67 号 Beaver 或 15 号 Bard-Parker 刀片将籽骨间韧带纵行切断。如果使用断腱剪刀，将剪刀一头放在韧带下方（坐于踇长屈肌腱上方），一头位于韧带背侧。

■籽骨间韧带切断后，用镊子或小 Kocher 钳牢牢地抓住籽骨，屈曲趾间关节和距趾关节以放松

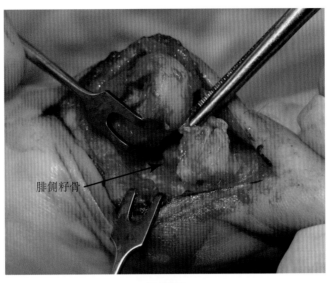

图 90-6

踇长屈肌腱，将腓侧籽骨拉向远端和内侧。

- 松解籽骨间韧带后，腓侧籽骨内侧面就会与软组织游离。由于近节趾骨基底部已切断，籽骨远端也是游离的。这样就可以使籽骨的远端和内侧两个面都与软组织游离。

- 将籽骨向远端和内侧牵拉时，用一个小刀片沿籽骨外侧缘在直视下切断。持续向背侧牵拉跖骨头，并且持续牵拉并屈曲踇指。这样非常有助于分辨腓侧籽骨的边缘，尤其是外侧和近端。

- 籽骨切除术最困难的操作也是最后一步，是松解籽骨近端外侧角，即踇短屈肌外侧头的止点。切断外侧关节囊在籽骨的止点时，不要将刀片埋于组织内，因为至踇趾外侧的神经血管束就在关节囊外侧。

- 现在，除了止于籽骨近端外侧缘的踇短屈肌外侧头，止于腓侧籽骨的所有附着物都已被去除。这一结构比较难去除；但是，可以将籽骨拉向远端和内侧同时用一个硬的两齿拉钩将跖骨头向背侧拉，此时就能在直视下松解这一区域。

- 去除籽骨后，从趾头尖端甲床跖侧 2 ～ 3 mm 处逆向穿入两根 0.062 英寸的克氏针，在趾骨基底部残端外留 5 ～ 7 mm 克氏针以帮助将趾骨与跖骨对线，然后将克氏针顺行穿入跖骨（图 90-7）。

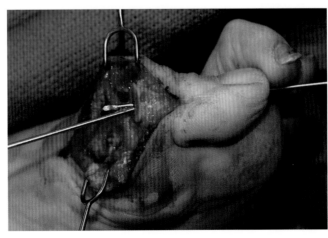

图 90-7

第一跖骨外移

- ■将跖骨向外推数次。有时，这样不会移动跖骨，但通常会有一定活动度。
- ■站在患者旁沿足背向远端观察，并将足背屈至中立位。
- ■像患者一样观察患足，牢牢抓住第一跖骨并将远端向外侧推移。用一只手维持这一位置，用另一只手将蹈趾置于跖骨头上并恢复长度。
- ■将足置于垂直位，将第一趾列拉直并维持，让一个助手从远向近穿克氏针。通常，穿过跖骨和蹈趾的几根克氏针能将第一趾列拉呈直的，大多数情况下，去除克氏针后，这种矫形位置还能继续维持（图 90-8）。
- ■用荷包缝合关闭关节囊（图 90-9）。

假设，当放松的蹈短屈肌外侧头将外移的腓侧籽骨拉向近端，蹈长屈肌可向外牵拉籽骨装置，

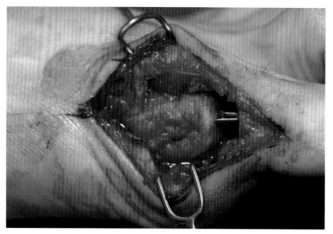

图 90-8

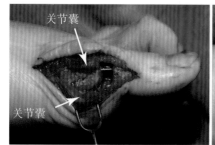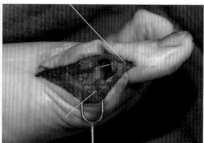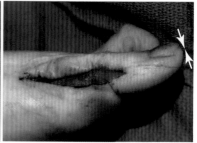

图 90-9

而该装置包裹籽骨并可使蹈外翻复发。此外，Keller 手术失败后行二次手术时，我们观察到一个强有力的、条状的腓侧籽骨至近节趾骨残端的纤维止点（图 90-10），如果施加张力就能将蹈指拉至外翻位。基于以上原因，如果畸形很严重，同时行腓侧籽骨切除术并外移跖骨、蹈趾和第一跖骨会维持更好的对线。

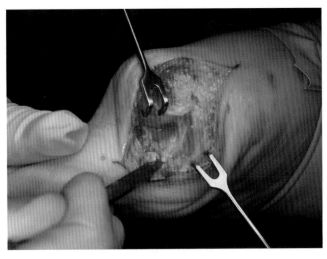

图 90-10

术后处理

术后应穿硬底鞋，根据情况可负重，用不用拐杖或助行器都可以。术后 72 h 内仅允许上厕所。除了就餐或如厕，其余时候都要抬高患足。过了这一时期，如果症状允许，患者就可以站起来。不建议为了加大活动量而服更多的止痛药。术后 7 ~ 10 d，患者坐着的时候应该抬高患足。

术后 19 ~ 23 d 更换敷料，保留克氏针 21 ~ 28 d。如果在拔除之前，姆趾在克氏针上向近端移位，克氏针在远端突出太多，可以在皮缘外 1 ~ 2 mm 处剪断克氏针。克氏针可在门诊中取出。用大号或中号持针器夹住克氏针尖端，轻轻地来回纵向旋转，施加轻微拉力将其拉出。为避免过度出血，拔除克氏针后将患足抬高 5 min。一个办法是使患者仰卧、患足平放，健侧膝关节屈曲 90°，患足置于健侧膝关节上方。一旦出血停止，可用小胶布绷带封闭钉道。

于第一趾蹼再使用小号或中号脚趾垫片（可购买到）4 ~ 6 周，仅在泡澡时去除。克氏针去除后允许穿空间宽大的软鞋。在大部分水肿消退后才允许穿正常鞋子，通常需要 3 ~ 4 个月。理想的结果是姆趾对线满意，跖趾关节有 40° ~ 50° 的活动度，疼痛缓解，并且可以穿更多款式的鞋子。

姆外翻跖骨远端 Chevron 截骨术

E. Greer Richardson

跖骨远端改良 Chevron 截骨术

改良 Chevron 截骨术是仅将跖骨头截骨的顶点向近端移。Chevron 截骨术这一改良的潜在问题是截骨处不稳定并且干骺端骨接触面不足。因此，必须找到正确的截骨位置。跖骨截骨后必须使用内固定。然而，经过某些改良后，Chevron 截骨术可用于更严重的畸形（最高达 35° 的姆外翻和最高 15° 的第一、第二跖骨夹角）。作为补充，姆外翻的外观可通过对近节趾骨再多行一次截骨来纠正更大的外翻度数。这一趾骨截骨仅用于跖趾关节已被纠正至匹配的位置后，再对外观进行进一步改善的患者。与此同时，与一处截骨相比，紧邻跖骨远端截骨处的近节趾骨基底部截骨术会使第一跖趾关节活动度受限更多。应该告知患者这一可能性。

■做内侧正中切口，保护背侧的静脉和背侧和跖侧支配姆趾内侧的感觉神经（图 91-1）。

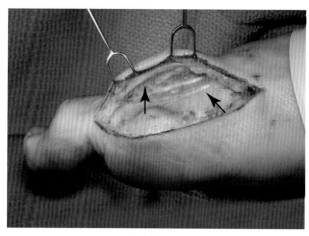

图 91-1

■显露关节囊后，沿第一跖骨背内侧做一纵行切口。

■在第一趾骨基底部近端 1 ～ 2 mm 做关节囊切口的第二个臂，使之与关节囊切口的第一个臂在冠状面内垂直（图 91-2）。

■将冠状面内的切口向跖侧延长，至胫侧籽骨近端 1 ～ 2 mm 处（图 91-3）。

■由内而外、向内侧和跖侧锐性剥离关节囊，使之离开内侧隆突最凸起处，直至完全暴露背侧面（图 91-4）。

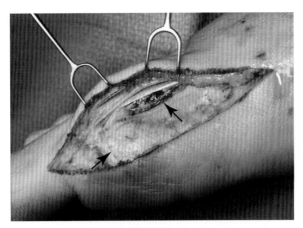

图 91-2

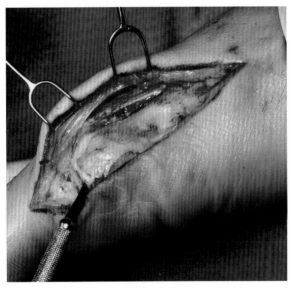

图 91-3

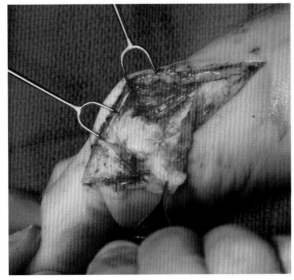

图 91-4

■紧贴骨面进行剥离，按骨的轮廓沿内侧隆突行弧形切口，从内侧隆突处将关节囊全层剥离，并沿跖骨干向近端延伸 3～4 cm。应保留拇展肌筋膜止点与骨膜的连续性，以及覆盖第一跖骨干的筋膜。

■确保跖骨头与干交界的跖侧面充分暴露，以便能在直视下对跖侧进行截骨。去除内侧隆突。

■使用 0.062 英寸（≈ 1.6 mm）的克氏针，于软骨下骨近端 1～1.3 cm 处，正对第一跖骨头中心，从内向外钻孔标记预计截骨顶点的位置（图 91-5）。

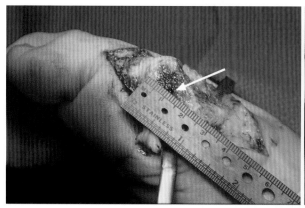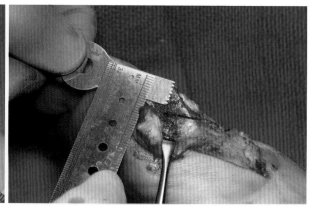

图 91-5

■用尖骨刀或记号笔标记截骨的线路，从背侧线路开始截骨。避免将摆锯刀片推进和拔出骨头；经跖骨头颈，缓慢地前后滑动刀片，而不是做向里推和向外拔的动作。

■当侧方没有阻力阻碍刀片时，拔出刀片并再回到中心钉孔处。确保背侧和掌侧皮质骨都已被切断。

■截骨的跖侧线路与中线呈 30° 角或与第一条背侧截骨线路呈 60° 角。缓慢截骨，且尽量与骨面垂直，截骨线路的跖侧终点在跖骨头关节面与跖骨干交界近端 2～3 mm 处。用小的直角拉钩将关节囊拉向跖侧可增加暴露（图 91-6）。

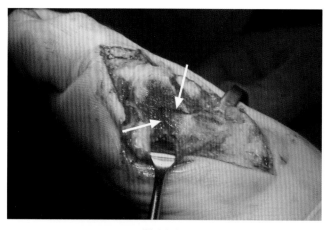

图 91-6

■如果截骨能正确完成，由于外侧几乎没有压力，跖骨头骨块通常会向外移。如果情况不是这样的，那么，有可能是截骨的线路不平行，也可能是跖侧、背侧或两侧的截骨没有完全穿透外侧面。

　　■如果维持跖骨干位置的情况下，轻轻的压跖骨头骨块不能向外移它，再将刀片放回去，注意应将刀片放至截骨的最深处再开始截骨。

　　■跖骨头骨块从近端游离后，将其向外侧推移 4 ～ 5 mm（图 91-7）。

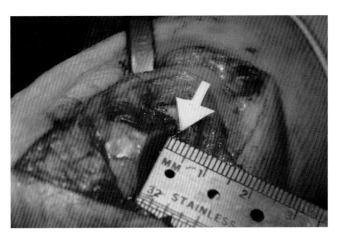

图 91-7

　　■对蹬趾施加轻微压力，将跖骨头骨块压向跖骨干。

　　■将跖骨头骨块维持在跖骨干上呈一直线，对截骨进行内固定。经截骨处斜行置入 1 ～ 2 枚 0.062 英寸的克氏针（图 91-8）。

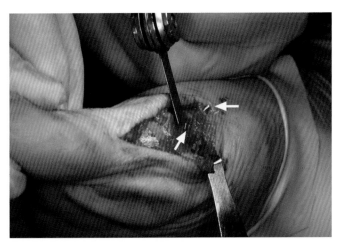

图 91-8

　　■从背内侧开始置入第一根克氏针，将截骨处骨面与跖骨头骨块处理的平齐后，在克氏针和跖骨干远端内侧的松质骨之间保留皮质骨。调整克氏针的方向使之抵达跖骨头骨块的外侧面。

　　■位于第一根克氏针跖侧 3 ～ 4 mm 且与之平行，将第二根克氏针置入跖骨头。

　　■检测截骨的稳定性，轻轻地将蹬趾向外推、打开蹬趾关节。

　　■用小的 Freer 骨膜剥离器检查跖骨头的四个面，找到克氏针的位置。如果克氏针进入关节，轻轻回退克氏针使之埋入软骨下骨。因为将克氏针钻入软骨下骨并穿出跖骨头软骨时，通常能感受到，此时将克氏针回退约 2 mm 常可将其置于正确的位置。

　　■再次将第一跖骨头检查一周；如果还能发现克氏针，再次检查克氏针位于关节的位置。如果还有疑问，应拍 X 线片检查。

■切除截骨近端跖骨干突出的部分，用锉刀磨的与跖骨头骨块一样平（图91-9）。

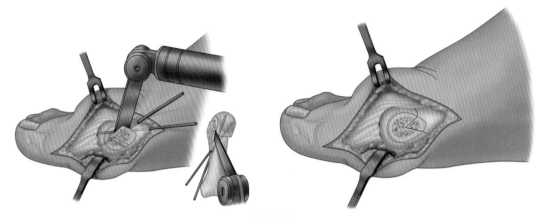

图 91-9

■将姆趾置于跖骨头上，并置于匹配位置，可以通过在第一跖骨头上屈伸、内收、外展、旋转姆趾，并从上向下观察患足（图91-10）。

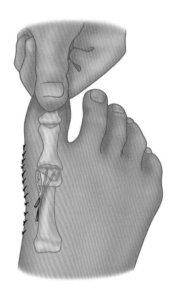

图 91-10

■让助手将姆趾置于复位位置，从切口的近端部分开始关闭关节囊，用 2-0 或 3-0 可吸收线剪断缝合。

■缝合背侧切口时，将针在跖骨干上穿过骨膜和深筋膜，并穿过姆长伸肌腱的附属部分。

■缝合跖侧时，较硬的组织覆盖在姆展肌上的深筋膜和姆展肌的腱性边缘；缝合关节囊远端前先将近端修复牢固是至关重要的。用一到两针间断缝合关节囊跖内侧角。

■将姆趾牢并匹配在跖骨头上进行的最重要的缝合是称为"将衣服束进裤子里"的如下缝合方法：按由外而内的方向，从切口顶点跖侧 2 ~ 3 mm 进入关节囊切口横行臂；将针调转 180° 按由外而内的方式再次进入关节囊切口拐角。调转针的方向180°，由内而外再次在切口近端进入关节囊。最后一针于关节囊切口拐角的背侧穿过关节囊远端。 按"将衣服束进裤子里"的方式将关节囊拉进拐角处并进行缝合。关闭关节囊时，一名助手轻轻地外旋足，观察患足背侧并判断姆趾的对线是否正确。

■为更多地矫正拇外翻畸形，仔细重叠缝合关节囊切口位于冠状面的横行臂。不要将拇趾在跖趾关节拉至一个更内翻的位置并重叠缝合关节囊以尝试纠正趾骨间外翻，如果重叠缝合得太紧会造成拇内翻。大多数情况下，可以对合切口边缘以关闭关节囊切口横行臂，除非关节囊冗赘太多才需要部分切除。在所有薄弱处最后缝合。

■关节囊缝合完后拇趾应位于中立位或 5° 外翻位。一次去除关节囊缝合处一针并观察拇趾的位置以纠正拇内翻。可去除切口横行臂一针或更多针。如果需要，去除关节囊远端切口所有缝线再重新缝合。

■仔细止血，逐层缝合切口。将拇趾置于正确位置行前足包扎（图 91-11）。

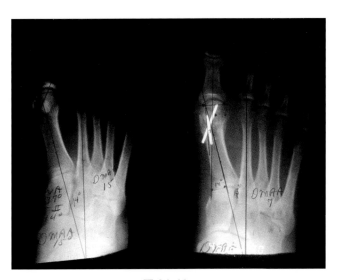

图 91-11

术后处理

术后 19 ～ 23 d 去除包扎和缝线，使用脚趾垫片将拇趾保持在正确位置。穿木底鞋 4 周，再换宽的慢跑鞋及并使用脚趾垫片 6 ～ 8 周。通常情况下，第 3 或第 4 个月可以穿自己喜欢的鞋子，但时间长短不一。除青少年之外，术后 4 周内也可以穿短腿石膏，但这不是常规建议。克氏针可以保留 3 个月，如果引起症状可以早点拔除，如果没有症状也可以一直保留。

Chevron 截骨术 Johnson 改良术式

Johnson 推广了 Chevron 截骨术，同时通过改变跖骨头截骨线路的长度和位置对其进行了改良，将这一截骨术的适应证扩大到更严重的畸形，包括趾骨间角度 15° ～ 16° 的情况。用 2.7 mm 的螺钉进行内固定。Johnson 不建议用于超过 60 岁的患者，或有拇外翻手术史的，或关节活动度减小并且活动时有摩擦音的患者。

■做内侧正中纵切口切开关节囊，暴露内侧隆突。

■暴露跖骨头的跖侧和背侧，需要能看到截骨的跖侧和背侧线路，侧方需要足以放置 2.7 mm 螺钉。避免过度剥离关节囊。

■用 9 mm 刀片的摆锯平行于跖骨干皮质内侧缘切除内侧隆突。

- 于第一跖骨头内侧关节面近端 5 ～ 6 mm 处开始行跖侧或下方的截骨线路，线路通过跖骨头上下缘中点即跖骨头中心。这条截骨线路向跖侧延伸会位于关节囊外，且位于跖骨头颈交界处或位于其近端。

- 这一截骨的外侧部分可能比较困难，所以要确保截骨完全穿透骨质后在尝试将跖骨头向外移。

- 与第一条截骨线呈约 70° 夹角，经第一条截骨线的顶点或其远端延长线，向背侧行第二条截骨线。截骨线止于跖骨头背侧关节面近端。

- 用手或巾钳稳定近端的跖骨干，同时向外推跖骨头骨块 4 ～ 6 mm，但避免形成向内、外、上、或下的任何倾斜或张开。

- 将踇趾纵向压向跖骨头，压紧截骨处。

- 置入 2.7 mm 的螺钉需使用 2 mm 的钻头于跖骨干远端背侧、截骨背侧线的近端钻孔。于截骨线路上缘和钻孔之间保留约 3 mm 的距离。

- 将钻头自近端向远端呈约 10° 角且外偏 10° ～ 15° 角，将螺钉置入重置后的跖骨头骨块内。

- 通过跖骨干远端背侧皮质钻入 2 mm 钻头，经跖骨头骨块松质骨至软骨下骨。

- 钉孔近端用 2.7 mm 钻头扩孔，使截骨处形成加压效果，测深尺测螺钉深（通常 16 ～ 18 mm）。

- 用 2.7 mm 攻丝。拧入 2.7 mm 螺钉，拧紧截骨面。不要将螺钉穿出跖骨头关节软骨，因为这样会影响籽骨滑动。

- 用摆锯切除因跖骨头骨块外移形成的跖骨干远端截骨内缘向外突出的骨质。不要将跖骨头推的超过跖骨干中线以外。用小骨锉打磨跖骨头背内侧面。

- 将踇趾维持在旋转、屈曲中立位，约 10° 内翻，重叠缝合关节囊。剪除多余的关节囊(3 ～ 5 mm)。用 2-0 或 3-0 不可吸收线关闭关节囊。

- 关闭关节囊后，拇指应该能自行处于直的对线位，且近节趾骨内缘应抵住移位的跖骨头内缘。

- 敷料包扎使踇趾位于正确位置，且关节囊内侧缝合处适当减少张力（图 91-10）。

术后处理

术后最初 3 ～ 4 周允许患者使用拐杖部分负重，然后更换敷料并使用短腿石膏。石膏应超过踇趾远端并能轻轻地予以支撑，主要是为了患者舒适及灵活性，且行走时可以不用拐杖或助行器。约 1 周后去除石膏，开始轻微地进行踇趾锻炼。踇外翻夜间夹板用于保护内侧关节囊缝合处，再穿约 3 周的术后硬底鞋；此后，穿深的、宽大的软鞋。

第一趾骨近端截骨术：弧形截骨和 Chevron 截骨术

E. Greer Richardson

跖骨近端弧形截骨加远端软组织手术

大多数外翻畸形矫正需要近端截骨联合远端软组织手术。这项术式不适合那些负重位 X 线片上跖骨远端关节固定角过度外翻（> 15°），或有中重度跖趾关节退变表现的患者。截骨与否应通过判断术中能否使跖间角减小来决定。如果第一跖骨不能被推向外侧，或推向外侧再松手后立即弹回原位，就应行跖骨基底截骨术。

本术式共需做 3 处切口。第一个切口在第一、第二跖骨间隙背侧，用于松解踇收肌、跖间横韧带和第一跖趾关节外侧关节囊。第 2 个切口在内侧中线上，跨过内侧突起，用于行内侧骨突起切除及 关节囊重叠缝合。第 3 个切口在第一跖骨近端背侧，并于内侧楔骨表面延长数毫米。

- 第一个切口自第一趾蹼间隙近端开始，向近端延伸 3 ～ 4 cm。
- 以剪刀分离软组织，寻找腓深神经分支并加以保护。
- 将 Weitlander 拉钩置于第一跖骨间隙中，牵开间隙显露踇收肌。
- 用棉球协助分离第一趾蹼间的软组织。
- 踇收肌斜向止于近节趾骨基底部。 找到踇内收肌后，将其自趾骨基底部和腓侧籽骨外缘上完全游离（图 92-1）。

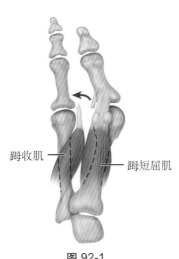

踇收肌 — — 踇短屈肌

图 92-1

■游离蹬收肌腱跖侧的跖间横韧带。由于到第一趾蹼间的神经血管束恰在跖间横韧带跖侧的深层，因此，只能用刀尖来游离该韧带。在切开韧带时将一小骨膜剥离器放在此韧带的跖侧，这样有助于避免损伤神经血管束（图 92-2）。

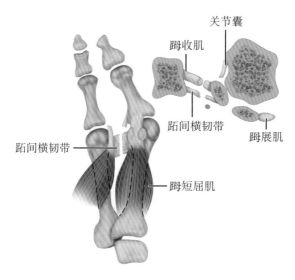

图 92-2

■在外侧关节囊上戳数个小洞。

■手法将蹬趾扳至内翻 25° ~ 30° 位，并将第一跖骨向外推，彻底松解外侧关节囊。

■外侧松解完成后，切断止于腓侧籽骨的跖间横韧带。松解跖间横韧带可消除其自跖骨头之下向外牵拉腓侧籽骨的力量。

■向外侧推第一跖骨。同样，如果跖骨头能保留在该位置上则不必截骨；如果跖骨弹回到内翻位，则应进行截骨（图 92-3）。

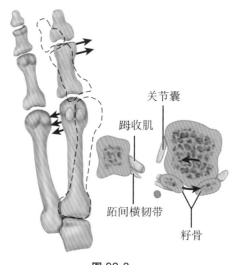

图 92-3

■回到已完全游离的蹬内收肌，将其从足底提起到伤口内。

■将 3 根 2-0 可吸收缝线先在外侧关节囊松解处的近侧穿过跖骨头上的外侧关节囊，然后再穿过游离的内收肌腱，最后穿过第二跖骨头内侧的关节囊韧带的内在腱性组织。不要系紧这些缝线，仅以止血钳夹住后放入第一趾蹼间隙内。

■做第二处中线切口，注意在背侧避开腓浅神经背侧感觉支，在跖侧避开足底内侧神经至趾内侧的分支。切至关节囊，并在背侧感觉神经的深面掀开背侧关节囊瓣（图 92-4）。

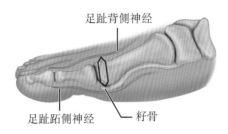

足趾背侧神经

足趾跖侧神经　　籽骨

图 92-4

■在关节囊上掀开跖侧瓣，直至到达蹈展肌的跖侧面，该处离胫侧籽骨仅几毫米。最好在蹈趾屈曲约 30° 的情况下操作，这样可松弛恰好位于术野跖侧的趾神经。

■自近节趾骨基底部近侧 2 ～ 3 mm 处，在关节囊上做垂直切口，经长伸肌腱内侧几毫米处向跖侧延长，经过内侧关节囊和关节囊向跖侧的增厚部分，该处实际上是蹈展肌肌腱和关节囊的结合部。该垂直切口止于胫侧籽骨内侧 2 mm 处。做垂直切口的最下部时，最好自跖侧向背侧切开，以避免损伤趾神经。

■根据内侧突起的大小、内侧关节囊情况及其牵开的程度，去掉一片椭圆形的关节囊，最宽处 4 ～ 8 mm，在椭圆形切口的跖侧和背侧逐渐缩窄，形成"V"形，切除椭圆形的关节囊。

■从垂直切口的背侧缘开始，将关节囊切口向近端延长（呈倒"L"形），止于内侧突起与跖骨干结合部近侧 2 ～ 3 mm 处。

■由背侧远端向跖侧近端掀起关节囊瓣，显露整个内侧突起。

■切除内侧突起，自矢状沟内侧开始，在平行于跖骨干的平面内进行切除（图 92-5）。

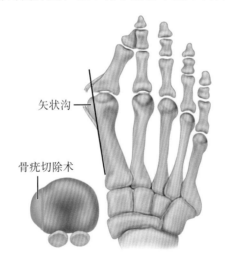

矢状沟

骨疣切除术

图 92-5

■第三个切口始于跖骨近侧 1/3 处背侧，向近侧延长，越过内侧楔骨的背侧面。注意不要伤及腓浅神经至趾的感觉支。牵开或结扎足背静脉弓。

■寻找跖楔关节，在长伸肌腱内侧纵向切开第一跖骨和内侧楔骨的骨膜。

■在跖楔关节远端 1 cm 和 2 cm 处的背侧横行做两处标记。第一处标记为截骨点，第二处标记为螺钉内固定处（图 92-6）。

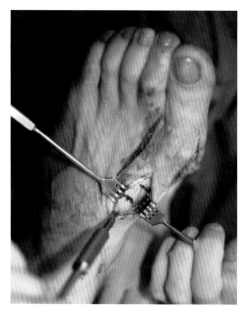

图 92-6

■松解背侧、内侧和外侧的软组织,松解时注意勿损伤第一跖骨间隙近侧部分内的足背动脉穿支。

■如果使用螺钉做内固定,需做一滑动骨孔。在此时钻此处骨孔要比截骨后钻孔容易得多,因为截骨后距骨的稳定性不如现在。

■在截骨处以远 1 cm 处,于距骨干中央以 45° 斜向近侧钻一个 3.5 mm 骨孔,仅穿透背侧皮质。

■用埋头钻扩大入口处。扩大螺孔时不应在孔的近侧缘,而应在最远侧缘扩大,因为这样可以为螺帽提供埋入的位置,不使其向背侧突起,而且螺钉拧紧时不会压裂与截骨点之间的骨桥。这一点很重要。

■如使用 3 mm (5/16 英寸) 直径的光滑斯氏针从远端背侧向近端外侧斜行固定,那么应在截骨前在距骨内侧钻孔。

■使用 1.5 mm 直径钻头,从距骨内侧斜行钻孔,骨孔跨过截骨的部位。

■用一带有圆弧形锯片的摆锯将凸面朝向远侧,从最近端的标记处开始截骨 (图 92-7)。

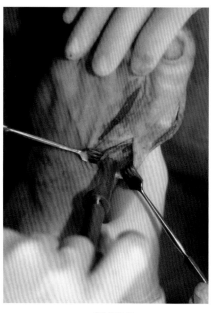

图 92-7

■开始切割时应只是加深标志线，将锯片轻轻放入第一跖骨基底部，不要使锯片摆动，也不要用手转动锯片。

■用此弧形锯片做出了表浅的标记线后，仔细地判断截骨的角度。它不应与第一跖骨干垂直，也不应与足底垂直，而应平分两者之间的夹角。

■锯柄应向近侧倾斜 10° ～ 15°，以使截骨方向正确。

■将背侧皮质标记后，即向内外侧轻摇锯片完成截骨。Mann 强调锯片的外侧一定要超出跖骨外侧，而锯片内侧是否超出跖骨内侧则相对不重要，因为内侧可以用小骨刀切断。

■截骨完成后，用 Freer 骨膜剥离器确定内外侧没有会影响截骨处移位的骨膜附着（图 92-8）。

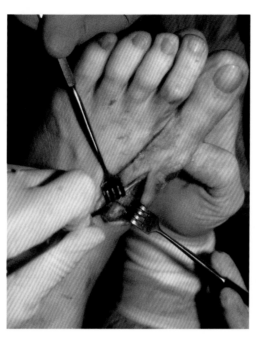

图 92-8

下列步骤非常关键：

■将截骨近端向内侧移位，以 Freer 骨膜剥离器或其他器械保持其位置。

■在保持近侧骨段内移的同时，将截骨远段在截骨的部位旋转（一般截骨远段外移或旋转 2 ～ 4 mm）。

■避免截骨远段滑向背侧或跖侧。

■术者保持截骨段于正确的位置，由助手完成钻孔、攻丝和螺钉固定。

保持截骨的复位位置，在原孔内插入有时被称为"高尔夫球座"或"蘑菇"的中心定位器，引导 2 mm 或 2.5 mm 钻头进入跖骨的基底段。

■用 4.0 mm 丝锥攻丝，拧入 4 mm 全螺纹骨松质螺钉（一般 26 mm 长）。

■在拧螺钉的最后几圈时应加注意，不要让螺钉在皮质上向背侧跷起，因为这样会使中间的皮质骨桥骨折，如果看起来将要发生骨折，则应拧下螺钉，将埋头孔加深，使螺钉帽部分恰位于皮质的跖侧（图 92-9）。

■Mann 指出截骨凸向远端可防止跖骨间夹角矫枉过正。

■在截骨前对钻孔进行埋头处理是一个非常有用的技术细节。这样可轻柔地去除钉孔远端的骨质，而使螺钉牢固地抵在跖骨上（图 92-10A）。如果不这样做，在拧螺钉时，钉头在孔的远侧与骨

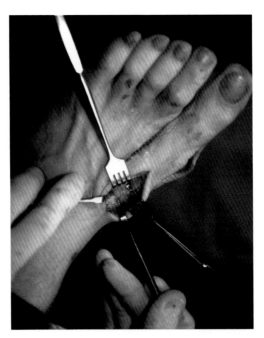

图 92-9

皮质接触并且螺钉向背侧移位。这会使螺钉孔与截骨线之间很薄弱的背侧骨质碎裂，并导致无法用螺钉进行坚强的固定。由于螺钉与骨皮质间有一定角度，所以不应做成真正的埋头孔，而只是形成一个螺钉尾端滑行的通道（图 92-10B）。可通过小磨钻来扩大螺钉孔入口。

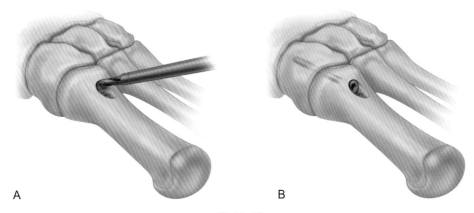

A　　　　　　　　　　　　　　B

图 92-10

■截骨处用螺钉或钢针固定后，再回到第一跖骨间隙的背侧切口内，将切口内的三根缝线系紧，将第一、第二跖骨头与内收肌并在一起。第一跖列应保持于矫正位。

■缝合内侧关节囊以保持该位置。仅切除重叠的关节囊。Mann 强调在关节囊垂直切口的跖侧将缝线穿过展肌肌腱及关节囊非常重要。缝合打结时将姆趾维持在 5° 内翻位，不必缝合倒 L 形关节囊切口的背侧近端部分。

■厚敷料加压包扎，去除止血带。

■该项技术的主要并发症有姆内翻，截骨部位背伸畸形愈合所致跖骨痛，第一跖趾关节活动受限。但这些并发症比较少见，并且大多数患者对预后满意。

第一跖骨近端 Chevron 截骨术

第一跖骨近端 Chevron 截骨术用于治疗中重度外翻畸形。虽然此截骨术式必须用螺钉或钢针内固定，但其突出有点在于增加截骨处稳定性（图 92-11）。

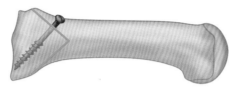

图 92-11

■常规消毒铺巾后，做长 6 cm 的弧形切口，起自近节趾骨内侧，向跖侧弧形绕过蹈囊下方，恰在足底之上，沿第一跖骨干内侧向近侧延长，至跖楔关节远侧 1 cm 处。分离切口沿线上的深部组织。

■自第一跖骨内侧髁上锐性分离掀起关节囊，在背侧关节囊瓣上切除多余的部分。

■以微型摆锯在跖骨远端关节面上沟的内侧 1 mm 处，与跖骨干内侧骨皮质成直线切除增生的骨赘。

■松解关节囊在跖骨近端跖侧的附着点，游离籽骨。

■轻度跖屈并向远端牵拉蹈趾。

■以小骨钩抬起第一跖骨颈，显露腓侧籽骨。

■在跖骨头、颈下操作，以皮肤拉钩将腓侧籽骨向内推，从而牵张该籽骨的外侧缘。

■用锐性分离小心地从腓侧籽骨的外侧面分开腓侧籽骨 - 跖骨间韧带及收肌联合腱（图 92-12）。

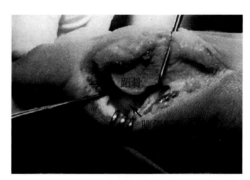

图 92-12

■要在直视下切断联合腱的纤维。向内牵拉籽骨以使关节和肌腱远离第一趾蹼间隙内的神经血管束。

■自腓侧籽骨 - 趾骨韧带及其在近节趾骨的附着上纵向松解联合肌腱的纤维。

■不要切断跖间横韧带。

■向背侧扩大切口松解外侧关节囊。

■用手推动蹈趾以确保所有紧张的外侧结构均已松解。

■用三角针经皮下将编织聚酯线绕过第二跖骨颈，使针经第一跖骨下方进入切口（图 92-13）。

■在蹈伸肌腱下越过第一、第二跖骨颈插入一把弯止血钳，经针刺口穿出。以止血钳夹住缝线末端，在皮肤和肌腱下，越过跖骨上方，由内侧的切口拉出。

■利用缝线传递器使缝线的深侧部分穿过第一跖骨头颈交界处背侧半上的 2 mm 的横行骨孔。

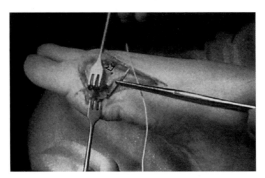

图 92-13

■以第一跖骨骨干骺交界处为顶点，做角度为 45°、顶点指向远侧的横行 V 形截骨。截骨的近侧臂应止于距跖楔关节 1.5 cm 处（图 92-14）。

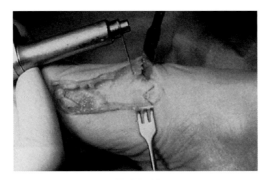

图 92-14

■将跖骨远段向外侧旋转纠正跖骨原发内翻后，用导针固定截骨于矫正位，拍 X 线片确定矫正位置。

■拧入直径 4 mm 螺钉一枚（一般长 34 mm）。螺钉不应穿过距跗关节。螺钉埋头，以防拧入螺钉时背侧骨皮质裂开。螺钉应由远侧段的跖侧拧入，朝向背外侧，经截骨线拧入近段。

■在最后拧紧螺钉前结扎"捆绑"线。

■以透视检查螺钉位置是否合适，此时籽骨的对线应得到部分矫正。

■为矫正外翻和复位籽骨，应以 2-0 可吸收缝线由远端背侧向近端跖侧行褥式缝合，闭合内侧关节囊。关节囊的缝合可使籽骨固定于第一跖骨头下，并且也可矫正外翻。

■以 4-0 可吸收缝线缝合皮下组织，闭合皮肤切口，加压包扎，术后穿木底鞋。

术后处理

术后第 1 天更换保持姆趾位置的加压厚敷料，以后每周更换 1 次，共 6 ～ 8 周，保持姆趾于矫正后的正确位置。术后当天即可在患者能忍受的程度内行走，术后几天内患者常用足的处侧缘行走或扶拐行走。

内镜下跖腱膜松解术：双通道和单通道

G. Andrew Murphy

行内镜下跖腱膜松解，也是基于对跖腱膜的中心腱进行有限松解的观点。尽管早期文献报道强调该手术的并发症，但最近的研究显示内镜下足底筋膜切开术是一种有效的手术：可重复性好、并发症少并且医源性神经损伤风险更低。解剖研究表明，如果操作正确，内镜下跖腱膜松解术安全性尚好。

双通道内镜下跖腱膜松解术

- 静脉联合应用镇静麻醉和局部麻醉后常规消毒铺单。给足放血，并给充气足踝止血带充气。
- 在非负重侧位片显示的跟骨结节内下缘的前下方画出切口的标记点。
- 戳 1 个 5 mm 的垂直切口，钝性分离至跖腱膜水平。因为切口小无法直视下分离，必须借助于触摸操作（图 93-1）。

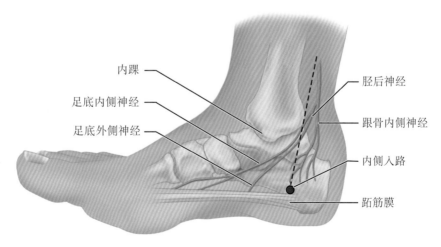

图 93-1

- 内镜的器械（Instratek，Houston，Tex）具体包括筋膜剥离器、探钩、带槽的套管管芯系统和用于连接一次性钩刀片及三角刀片的刀柄。
- 用筋膜剥离器触及跖腱膜内侧组织。
- 用筋膜剥离器紧贴筋膜下方做出一隧道，沿隧道插入套管管芯系统，越过跖腱膜至足外侧（图 93-2）。

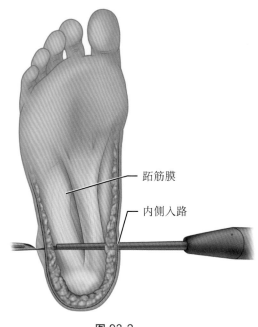

图 93-2

■ 用手触及套管的管芯，于其尖端垂直切开皮肤 5 mm，将套管和管芯穿出皮肤。

■ 取出管芯，保留套管。

■ 自内侧插入内镜，外侧插入筋膜探子。

■ 用内镜观察整个筋膜的底面，关节镜套管下壁的双标记处大概相当于跖腱膜内侧缘覆盖的位置。向外侧移动至单标记处相当于内侧肌间隔的位置。前 2 个标记线相对于真皮的深度为 9 mm 和 11 mm，第 3 条标记线距前两条标记线中点 13.5 mm。根据尸体解剖的数据，这些标记线代表了皮肤与内侧束的平均宽度，操作时仅作为导向参考。

■ 用内镜观察跖腱膜内侧缘的覆盖，探子探查其纤维。插入逆切割刀，至此解剖标记点，切断跖腱膜内侧束（图 93-3）。

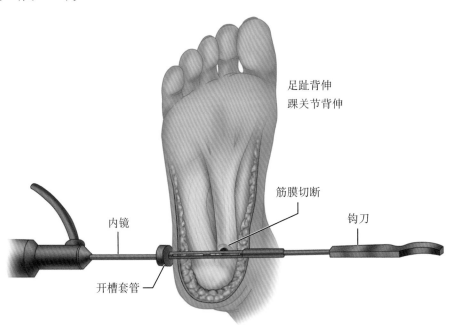

图 93-3

■改从外侧插入内镜，内侧插入探子，以获得 180° 的观察范围。如仍可探及跖腱膜的残留纤维，可自内侧插入三角刀进一步松解。为保证准确的松解，在监视器上观察到跖腱膜的全层非常重要（图 93-4）。

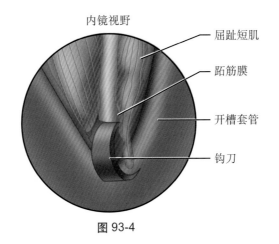

内镜视野

　　屈趾短肌

　　跖筋膜

　　开槽套管

　　钩刀

图 93-4

■筋膜切断完毕，生理盐水冲洗，撤出套管。
■用 5-0 聚丙烯缝线缝合伤口，0.5% 的丁哌卡因和 1 ml 地塞米松浸润伤口边缘，以减少术后的疼痛。无菌弹性敷料加压包扎，放松止血带。

术后处理

患者术后即可完全负重，但应避免过多行走。术后 3 d 去除敷料，改用黏性无菌绷带包扎。 患者在能忍受时可尽早穿可配合使用支具的普通鞋。

单通道内镜下跖腱膜松解术

■在足的内侧面上切一切口，在内侧跟骨结节 1 cm 以远，刚好在足背和足底皮肤交界的上方。背伸蹞趾确定跖筋膜内侧部分，在倾斜皮纹内做切口，从背侧向跖侧，由近及远。
■用止血钳钝性分离至跖筋膜。
■用筋膜剥离器从足底分离跖筋膜皮下层，建立通道，插入管芯，由内到外插入套管建立工作通道。
■取出管芯，将一个观察 30°、直径 4.0 mm 内镜插入工作通道用于观察跖筋膜。
■拔出内镜，插入带停止装置的中空的深度计。 将内镜及深度计从内侧到外侧再次插入。
■通过旋转套管 180° 确定跖筋膜中间带的内侧部分，并通过足底外面的透光从外面观察这个部位。
■标记测量值，其与横断面适当水平相一致，通常在深度计上刻度为 7 ～ 8。
■撤出内镜及深度计，插入一个一次性的带导管手术刀，自带阻止装置，位于合适的刻度时，允许切断中央跖筋膜内侧部分。重新插入内镜和使用手术刀横断筋膜。背屈足趾可以帮助切断筋膜。
■横断后，检查跖筋膜的断端以及第一跖肌层。确认适当筋膜切断后，撤去所有器械并冲洗手术部位。

- 直视下用小剪刀切断内侧任何可见的绷紧的纤维束。
- 一层或两层水平褥式缝合切口。

术后处理

穿短的膝下石膏靴 4 周，2 周后拆除缝合线。患者非负重位拄拐杖 2 周，建议其在开始负重时使用一个足部矫形器。物理治疗包括拉伸、按摩、超声等，4 周时可逐步加强。患者在可以忍受连续 30 ～ 40 min 行走并且没有日常疼痛症状时可进行跑步训练。

踇长屈肌腱移位术治疗慢性非止点性跟腱炎

G. Andrew Murphy

　　慢性退变性跟腱炎时在 X 线侧位片上可见钙化影。对于那些体格检查、MRI 检查发现跟腱广泛病变或外科手术治疗失败的患者，踇长屈肌肌腱移位术可能是其适应证。在这组病例中我们选择该手术而非完全切断和修复。

- 全麻满意后，患者俯卧位。
- 沿跟腱内侧缘以病变部位为中心，行全长约 10 cm 的切口（图 94-1）。

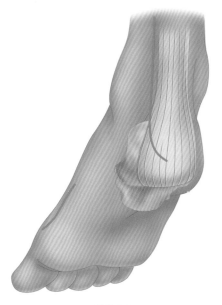

图 94-1

- 小心切开腱旁组织，用咬骨钳清除炎性腱鞘组织。
- 用双齿皮肤拉钩将肌腱内侧缘牵向后方，显露受累的肌腱深面（图 94-2）。
- 锐性切除退变区，直至露出正常肌腱组织。如病变肌腱范围在 50% 以下，可用 2-0 不可吸收编织线间断缝合。对跟腱深面的跟腱系膜血供不宜过度剥离。如肌腱实质有超过 50% 受累，则可能有踇长屈肌腱移位的指征。
- 在跟腱的深面行纵切口，此处有丰富的小静脉，须仔细电凝止血。
- 扩大踇长屈肌腱和腓骨肌腱之间的空隙，小心避开位于踇长屈肌腱上或外侧的血管神经束。辨认踇长屈肌腱后，在踇展肌的背侧弓处行纵形切口。将踇展肌拉向跖侧，加深切口。

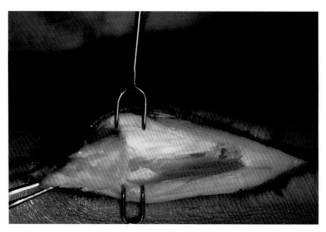

图 94-2

■在近端辨认 Henry 结节，注意避开足底内侧神经血管，后者恰在姆长屈肌腱的深面外侧。

■向远端分离以切取足够的肌腱，具体取决于加强修复需要多少肌腱。如整段跟腱都切除，则需要较长的肌腱。

■屈曲足趾，用 2-0 薇乔线间断缝合趾长屈肌腱与姆长屈肌腱（图 94-3）。

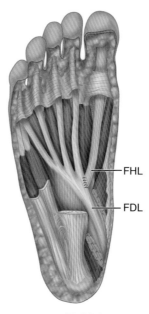

图 94-3

■切取姆长屈肌腱。 松解姆长屈肌腱与趾长屈肌腱之间的联系，并将其转移至小腿后的切口（图 94-4）。

■非止点性跟腱病变清创后修复时，可将姆长屈肌的肌腹和肌腱缝合至清创后的缺损区。

■在跟骨结节处由内向外钻出隧道，逐渐扩大钻孔。通常 4 mm（3/8 英寸）直径隧道即可允许肌腱轻松通过。

■对于止点性跟腱炎，跟腱止点彻底清创后，可将长屈肌腱编织（Pulvertaft 法）缝于跟腱，之后肌腱穿过骨隧道，折回后用 2 号 Vicryl 线或不可吸收缝线缝合固定（图 94-5）。

■跟腱彻底清创完成后，应在踝关节处于轻度马蹄位时拉紧移植肌腱。缝合时，肌腱的张力以能使踝关节背伸至中立位即可，这样在术后就能达到足够的推进力量。

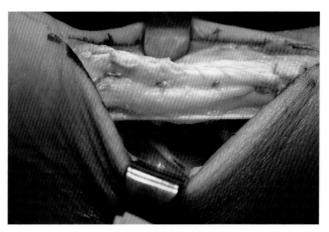

图 94-4

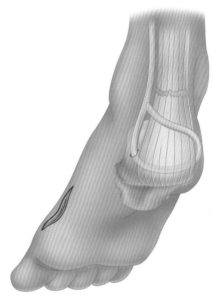

图 94-5

■ 固定肌腱的另一种方法是使用可吸收界面螺钉将蹞长屈肌腱固定至跟骨。
■ 用 2-0 的可吸收缝线间断缝合腱旁组织，常规缝合皮肤。

术后处理

行蹞长屈肌肌腱移位后，用轻度马蹄位非负重石膏固定 4 周。然后穿戴预制的步行支具，垫多层跟垫，总高度为 6.35 ～ 7.62 cm（2.5 ～ 3 英寸）。患足开始负重后，每周撤掉一层楔形垫。至 8 周时，踝关节在步行靴保持为中立位。此时，开始小腿综合拉伸练习和关节活动度锻炼。3 个半月后逐渐开始恢复日常活动。

跟骨骨折：切开复位内固定术和经皮固定术

Susan N. Ishikawa

对于切开复位手术的时机，可在患者伤后 12 ～ 24 h 施行，或通常推迟至 10 ～ 14 d。待软组织肿胀消退到皮肤出现皱褶时再行手术。3 周以后，切开复位会变得较为困难，但是至伤后 4 ～ 5 周也仍有可能复位。采用外侧切口的优点包括距下关节暴露充分，关节面骨折复位更准确，能够进行外侧壁减压，可以暴露跟骰关节，外侧有足够的范围行钢板固定。缺点包括不能直接判断内侧壁复位情况，无法准确恢复跟骨的高度和长度。由于这种切口需要解剖较多的软组织，因此伤口问题和皮肤坏死的发生率比较高。

跟骨骨折切开复位内固定

- 术前应用抗生素，上止血带。
- 患者取侧卧位，采用外侧切口入路。
- 在伤口处直接切开达跟骨外侧壁骨膜，不须做软组织的钝性分离。腓肠神经可能在切口的近端和远端跨过，故在此处操作应注意避免神经损伤（图 95-1）。

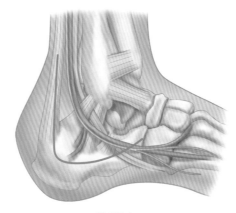

图 95-1

- 在沿外侧壁做骨膜下剥离时，将皮瓣轻柔地牵开。要注意沿着已经掀开的外侧壁皮瓣操作而不要过多地深入软组织，以防损伤腓侧的肌腱。这些肌腱应包含在皮瓣里。将整个皮瓣全层掀起。用 3 枚克氏针将皮瓣挡开，其中一枚纵向穿入腓骨，一枚由外向内穿过距骨，一枚穿入骰骨。弯曲克氏针以阻挡皮瓣，在接下来的手术过程中，切勿反复接触皮瓣（图 95-2）。

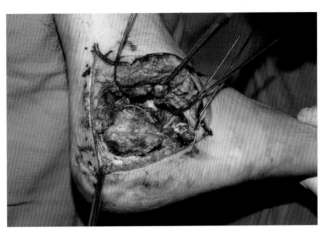

图 95-2

■暴露整个跟骨外侧壁，到达跟骰关节远侧。

■如有必要则于跟骰关节水平，在腓骨肌腱上方和下方进行解剖分离。延长外侧切口可以暴露跟骰关节外侧壁和后关节面、跟骨后关节面。间接复位跟骨结节和载距突骨折块。

■显露完成后，外侧壁阻挡了对后关节面的直接观察，首先将其切除并保护好以备稍后回植。不要立即修复后关节面，而要首先为其复位创造空间。

■如有骨折线将前突从载距突骨折块上分开，首先应将这部分复位，这样可以更好地暴露包括载距突骨折块在内的跟骨内侧部分和包括后关节面、跟骨结节在内的外侧部分之间的关系（图 95-3）。

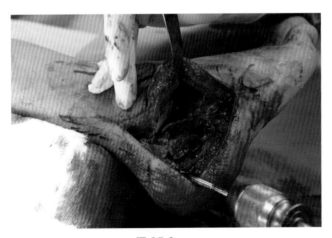

图 95-3

■在跟骨结节处由外向内或后方直接钻入带螺纹的斯氏针，将跟骨结节复位至载距突骨折块上，以纠正足内翻，恢复跟骨长度和高度，沿跟骨纵轴从足跟打入克氏针，临时性固定载距突骨折块（图 95-4）。

■经以上两步复位后骨的长度已恢复，转而处理后关节面的压缩。将骨折块复位在完整的内侧突上并进行临时固定（图 95-5）。

■术中拍 X 线片检查，全面了解骨折复位情况。

■在复位的后关节面后下方，跟骨体部常残留较大的跟骨缺损。如果骨折稳定和内固定牢固，这个缺损可以不处理，或应用骨移植或骨水泥填充。

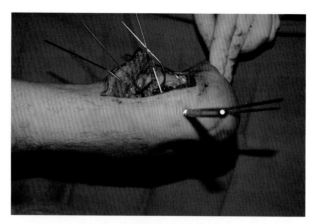

图 95-4

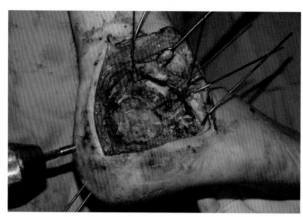

图 95-5

■沿后关节面外缘将外侧壁复位并进行固定，此时应充分利用已知的解剖知识。支持后关节面的跟骨丘部增厚的骨质，在绝大多数情况下可以提供很可靠的固定。

■将小皮质骨拉力螺钉（3.5 mm）拧入载距突骨折块，保持后关节面的复位。然后放置外侧接骨板，接骨板从跟骨前突延伸到结节最后缘。接骨板有助于保持跟骨中立位的对线。在预弯接骨板时，注意避免将足跟固定在内翻位。固定接骨板前术中透视轴位X线片，以确定中立位的对线（图 95-6）。

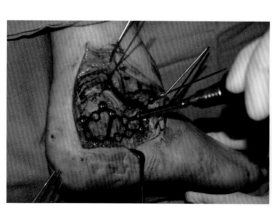
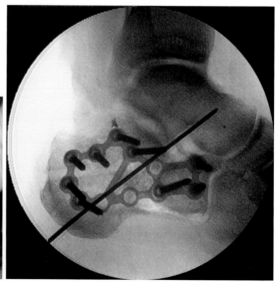

图 95-6

■如有可能，将固定载距突骨折块的螺钉经接骨板打入，以获得牢靠固定。最前方的螺钉拧入跟骰关节面的软骨下骨内支撑前关节面。最后，方的螺钉拧入跟骨后关节面增厚的骨质中将接骨板弯成"眉弓"样（凹面朝向足底），拧入其余螺钉（图 95-7）。

■放置深部引流，缝合软组织瓣。短腿石膏托固定。

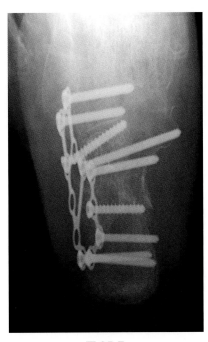

图 95-7

术后处理

放置闭合负压引流 24～48 h。严格保持冰敷和抬高患肢可减轻疼痛。如果皮肤开始正常愈合且伤口对合良好，术后第 2 周开始踝和距下关节的主动活动范围锻炼。患者可以学着用伤肢足趾画字母练习或用足画圈，周径逐渐增大。12 周内禁止负重。应用可拆卸后方支具提供保护。术后 10～12 周开始负重，同时开始进行理疗。如果有症状，可于术后 1 年取出内固定物。

为了尽量减少创伤并发症，跟骨骨折的闭合复位和经皮内固定已成为流行之势。这种方法的缺点是后侧关节突复位不准确。因此只有那些有足够经验和对解剖学有全面了解的人才能尝试进行适当的复位和固定，这种技术可能不适用于严重骨折的患者。在受伤后，在骨折变得"黏稠"之前，尽早进行手术是很有帮助的，这些"黏稠"会增加复位难度。如果不能通过间接方法减轻骨折，应向患者说明可能需要转为开放式手术治疗。

经皮复位固定跟骨骨折

■患者取侧卧位，患肢大腿根部上止血带。

■将一枚带螺纹的斯氏针钻入跟骨结节骨折块，牵拉复位。

■如有必要，使用外固定架牵拉。

■透视引导下，做一小切口撬拨复位后关节面。关节镜有助于评价复位情况，特别是对于 Sanders ⅡA 及 ⅡB 型骨折（图 95-8）。

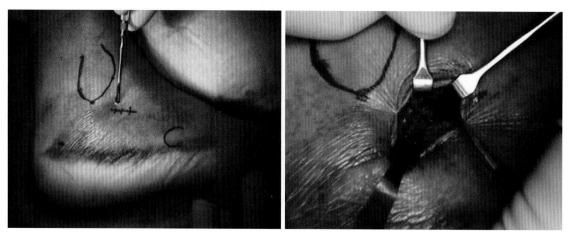

图 95-8

■骨折复位后，钻入克氏针临时固定（图 95-9）。

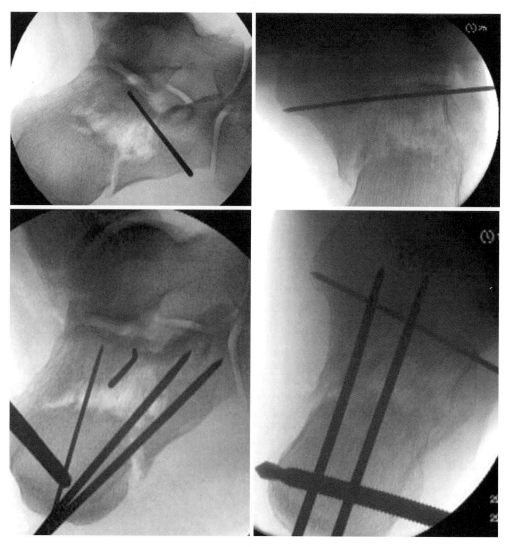

图 95-9

■根据骨折类型采用合适的螺钉经皮固定。由外向内拧入 3.5 mm 皮质骨螺钉，将后关节面骨块与载距突骨块固定。平行于斯氏针，拧入一枚全螺纹皮质骨螺钉，维持跟骨结节的正确位置（图 95-10）。

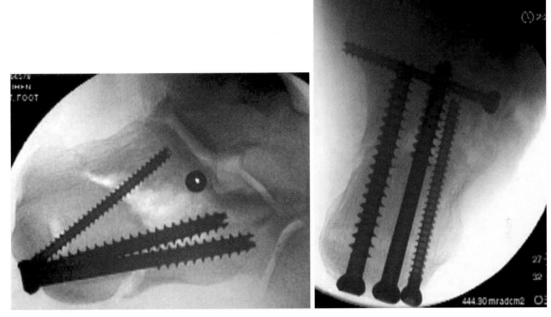

图 95-10

引文

Figures 95-6, 95-7 from DeOrio M, Easley ME: Intra-articular calcaneus fractures. In Pfeffer G, Easley M, Frey C, et al, editors: Operative techniques: foot and ankle surgery, Philadelphia, 2009, Saunders.

Figure 95-8 from Lawrence SJ: Open calcaneal fractures: assessment and management, Foot Ankle Clin North Am 10:491, 2005.

第五跖骨骨折螺钉固定术

Susan N. Ishikawa

由于第五跖骨近端骨折继发于血液供应的分水岭区域，其愈合可能较小，因此，骨折的治疗备受关注。图 96-1 描述了三个骨折区，对于临床 8 ～ 12 周仍未愈合的 Ⅱ 区和 Ⅲ 区骨折，以及竞技运动员和其他不允许长期非负重固定的人员，应该考虑手术治疗。

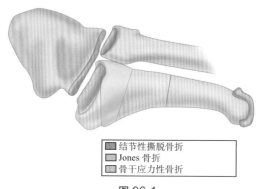

　■ 结节性撕脱骨折
　□ Jones 骨折
　□ 骨干应力性骨折

图 96-1

- 在第五跖骨背外侧面显露其基底部。腓肠神经走行非常靠近螺钉的进针点，尤其是腓肠神经的背侧支，必须充分显露保护其神经分支。

- 仅切开皮肤，寻找并保护腓肠神经容易损伤的两个分支——背侧支和直的外侧支。如果腓骨短肌腱妨碍了钻孔部位，可将部分肌腱从骨面提起。

- 先用克氏针找到髓腔。尽管困难，钻孔时必须与后足平行。开始略向背侧有助于进入骨的中心。

- 用钻头钻通髓腔，并经前后位和侧位 X 线片确认钻头位置。

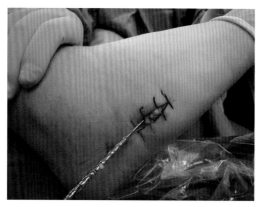

图 96-2

■ 根据术中透视影像估计螺钉的长度，在螺钉入口部打埋头孔，拧入螺钉。

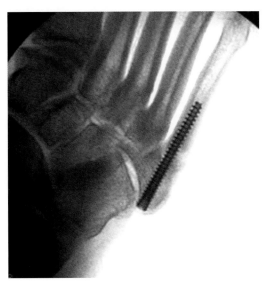

图 96-3

■ 再次利用术中透视确认螺钉位置，闭合切口。

■ 显露不愈合部分，用少量松质骨植骨可促进骨愈合，也可能无效。但如果发现骨皮质增厚并硬化，我们通常会植骨。

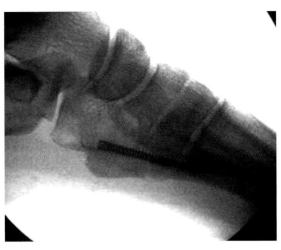

图 96-4

术后处理

术后应用延至足趾的带衬非行走短腿石膏托固定，2 周后更换为行走支具并开始负重。 当临床和影像学上都表现为骨折愈合才允许进行竞技体育活动，通常需要 10 ～ 12 周时间。

外踝慢性不稳的修复：改良 Brostrom 术

David R. Richardson

　　陈旧性外侧副韧带断裂导致慢性踝关节不稳时，首先应考虑保守治疗。对于严重疼痛和持续不稳定者可考虑外侧韧带重建手术。我们采用改良 Brostrom 术治疗中重度外踝不稳定获得了良好的结果，此术式预后良好，并发症较少。

- 全麻或腰麻成功后，患者取侧卧位，下肢驱血后并用大腿止血带止血。
- 在外踝下缘沿腓骨肌腱走行做一个弧形切口（图 97-1）。

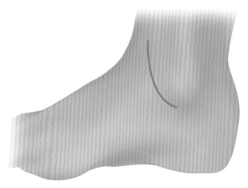

图 97-1

- 显露并结扎小隐静脉，注意保护中间背侧皮神经（系腓肠神经外侧支），该神经常位于距腓前韧带的距骨端附近，腓肠神经常位于腓骨肌腱表面。显露伸肌支持带外侧部并加以标记，以便手术结束时将其重新缝合于腓骨远端（图 97-2）。

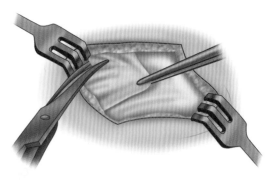

图 97-2

- 沿腓骨前缘切开关节囊，与腓骨附着处保留囊缘 3～4 mm，以利于修复（图 97-3）。

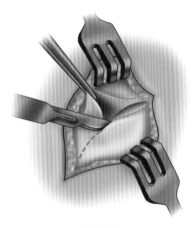

图 97-3

■辨认较薄的距腓前韧带，此韧带在关节囊前部明显增厚（图 97-4）。

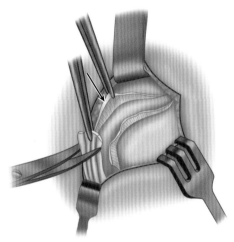

图 97-4

■在切口的远侧、腓骨尖下方、腓骨肌腱深面寻找跟腓韧带。跟腓韧带通常变得很薄或从腓骨上撕裂。若从跟骨上撕裂，修复十分困难。探查距腓关节或胫腓关节是否有游离体、软组织嵌顿、关节软骨损伤（比如外伤性剥脱性骨软骨炎）。

■手术过程中，助手始终将患侧踝关节外翻、足外翻外展。

■修整跟腓韧带和距腓前韧带残端，用不可吸收线缝合。缝合的方法有端 - 端吻合、重叠缝合和经骨孔缝合固定（图 97-5）。

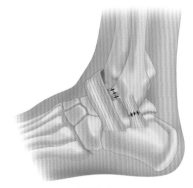

图 97-5

■轻柔地进行前抽屉试验和距骨倾斜试验，检查踝关节稳定性。踝关节进行背伸、跖屈等全方位活动，确保修复的韧带不会限制踝关节活动度。

■将标记的伸肌支持带紧密覆盖于腓骨远端的上方，2-0 铬制羊肠线缝合，限制踝关节内翻及稳定距下关节（图 97-6）。

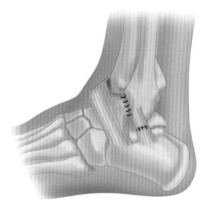

图 97-6

■患足维持在轻度的内翻内收位，再次全方位检查踝关节背伸、跖屈等活动度，明确是否有踝关节背侧倾斜和距骨倾斜。腓骨下极撕脱性骨折的骨折块与腓骨下极之间不稳定。

■若骨折块较大，可将骨折断端新鲜化后螺钉固定于腓骨下极；若骨折块较小，可将韧带解剖缝合于腓骨下极，均可切除或保留较小的骨折块。

■抗生素液冲洗切口，皮下注射 0.25% 丁哌卡因用于术后镇痛。

■保持踝关节中立位，逐层关闭切口，可吸收线缝合切口，前后托石膏固定踝关节。

术后处理

术后（4～7 d）肿胀消退前需挂拐行走。然后在非负重位下，用短腿石膏固定踝关节于中立位，4 周后拆除石膏，更换为充气夹板固定至少 2～4 周。术后 6 周加强踝关节功能锻炼和腓骨肌肌力训练。术后 8～12 周时，若腓骨肌肌力恢复正常，可重返跳舞等活动或参加体育运动。腓骨肌肌力的完全恢复至关重要。

自体或同种异体骨软骨移植治疗距骨骨软骨损伤

David R. Richardson

  对于超过 5 mm 的距骨骨软骨缺损重建方法可选择自体或同种异体骨软骨移植。自体或同种异体骨软骨移植（OATS）需要单一供体骨，而马赛克成形术则是利用多个小块骨软骨进行移植。

  ■ 全麻成功后，将患肢从踝至膝关节完全暴露。利用关节镜检查踝关节判断是否有骨软骨损伤。

  ■ 用直径为 5 ~ 11 mm 的骨软骨采集器取供区软骨。也可用更大型号的骨软骨采集器取骨。

  ■ 前纵行切口显露外侧损伤，内踝截骨显露内侧损伤。后外侧损伤几乎不需要经外踝截骨显露（图 98-1）。

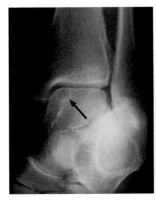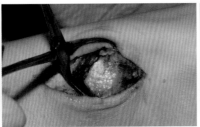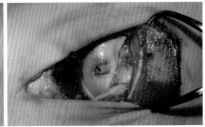

图 98-1

  ■ 采用合适大小的骨移植器钻出一个受区，用于骨软骨移植。在供区取出深为 10 mm 的骨软骨（图 98-2）。

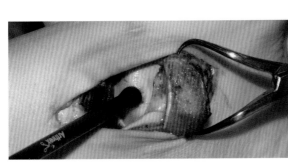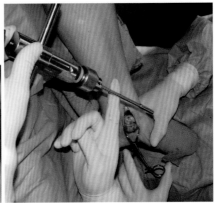

图 98-2

■若为距骨穹隆损伤，与关节面垂直植骨，若为距骨颈损伤则成 45° 植骨（图 98-3）。

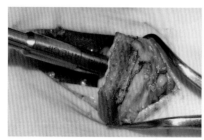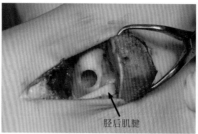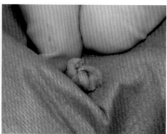

胫后肌腱

图 98-3

■在受区钻多个直至软骨下骨的骨孔（图 98-4）。

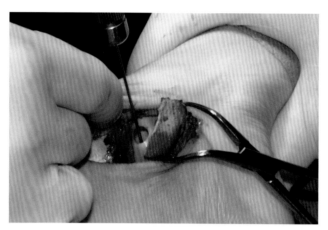

图 98-4

■在股骨内髁或外髁做一小切口，关节镜辅助下选与患侧同侧的膝关节取骨。当距骨颈损伤时，从股骨外侧滑车取骨（图 98-5）。

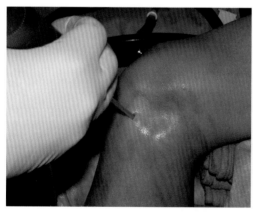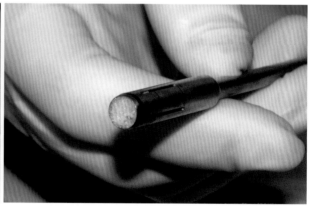

图 98-5

■采用特殊设计的软骨采集器在供区取软骨下骨移植骨块，植骨块直径为 5 ～ 11 mm，深度为 10 ～ 12 mm（略深于受区）。

■采用特殊的打压器或环形钉小心地将柱状移植骨打压入受区（图 98-6）。

■完全打压骨移植完毕前勿移出 OATS 软骨采集器，始终保持固定的角度置入，否则易引起供区骨折。

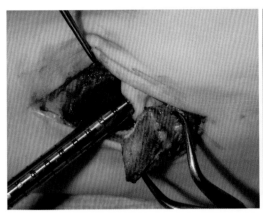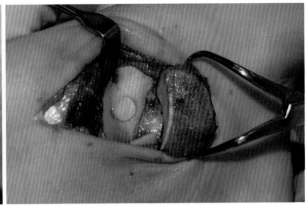

图 98-6

- 采用合适的打压器轻轻打压移植骨块的中心，使之与周围软骨嵌合。
- 检查踝关节活动度，确保移植骨块位置良好，固定可靠。
- 关闭切口，常规检查截骨是否固定可靠。膝关节术区置一根引流管，加压包扎至踝关节，后方石膏单托固定。

术后处理

术后 10 周内避免负重。术后 2 周拆线，更换为非负重短腿石膏托固定。术后 4 周穿步行靴，加强非负重性功能锻炼。术后 6 ～ 8 周开始游泳训练和蹬车练习。

前后踝撞击综合征清理术

David R. Richardson · Susan Ishikawa

前方清理

- 患者全麻成功后，大腿上止血带止血。
- 在胫前肌腱的外侧进针，注射 15～20 ml 生理盐水充盈踝关节腔。
- 在肌前肌腱的前内侧做一纵行小切口为前内侧入路，置入 2.7 mm 或 4.0 mm 的 30° 关节镜，注意将关节镜横穿关节前部时不要损伤距骨穹隆（图 99-1）。

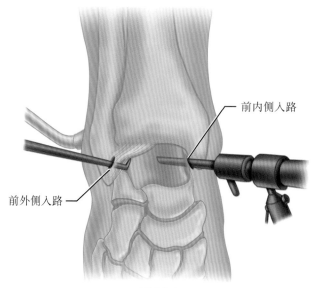

图 99-1

- 取第三腓骨肌外侧为前外侧入路，注意勿损伤腓浅神经，两个入路同时置入手术器械和关节镜时，可以互换。
- 必要时可使用无创踝关节牵开器撑开关节腔，踝关节牵开器不适用于前踝巨大骨赘生成，尤其巨大距骨骨赘，因为牵拉可导致前踝关节囊紧缩（图 99-2）。
- 用 3.5 mm 的刨刀清理前方滑膜，探查胫骨前缘及距骨上缘增生的骨刺。
- 用 3.0 mm 的磨钻磨除骨刺，直至切至正常的关节软骨水平。
- 用 3.5 mm 的刨刀修整胫骨骨面平整。
- 用同样的方法修整距骨颈上缘使之平整。

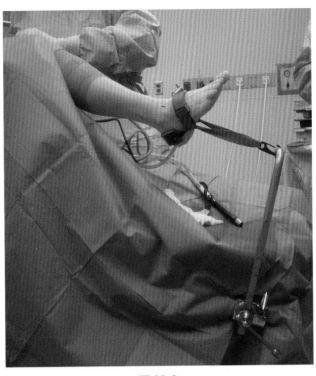

图 99-2

■ 关节镜轻轻滑过距骨穹隆，探查整个踝关节腔。在整个手术过程中，踝关节行手法牵引至中度跖屈位，或用无创踝关节牵开器。

■ 冲洗踝关节完毕后，踝关节腔注射 20 ml 0.25% 丁哌卡因，缝合切口，加压包扎。

■ Davis 对上述术式进行了改良。用 3 mm 的镜下磨钻在胫骨前缘近侧 1 mm 磨出与胫骨前缘平行的骨槽，深度位于软骨下骨与正常软骨之间，关节镜下咬骨钳咬除骨刺。在手术过程中使用磨钻而不用刨刀，减少了关节软骨面损伤的概率，因为刨刀很难完全握持骨赘表面。

术后处理

术后即刻可下床活动，术后 1 周开始积极的康复治疗，包括冰敷和主被动功能锻炼。做滑板运动有利于恢复本体感受和加强足踝前后肌群的力量。术后 6 周逐渐恢复体育活动，注意穿合适的鞋保护踝关节，比如可以穿合适大小的跑鞋。

后方清理

■ 俯卧位并将下肢支撑使足置于手术床末端悬空。保持足中立位，同时可自由背伸、跖屈、内翻、外翻，以避免神经血管损伤（图 99-3）。

■ 在外踝与跟腱连线上方，跟腱外侧做一切口为后外侧入路（图 99-4A）。经皮肤小切口置入止血钳直至骨面，方向朝向踇趾虎口（图 99-4B）。

■ 在跟腱内侧同一水平做一切口为后内侧入路，经皮肤小切口置入止血钳直至接触到 90° 方向的镜头。一旦止血钳碰到镜头，可转向下方继续朝前行进，暴露在镜头视野内，从而可以确认合适的位置（图 99-5）。

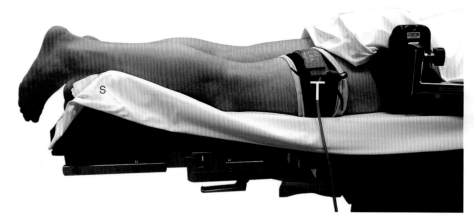

图 99-3

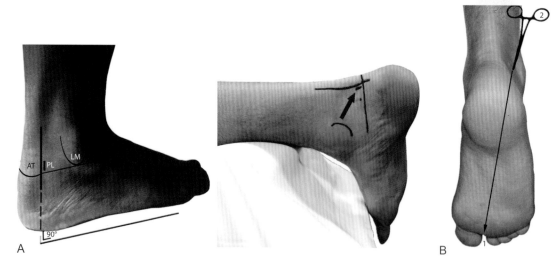

图 99-4

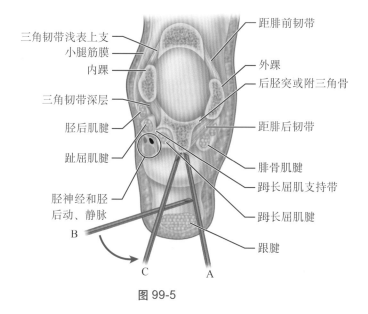

三角韧带浅表上支
小腿筋膜
内踝
三角韧带深层
胫后肌腱
趾屈肌腱
胫神经和胫
后动、静脉

距腓前韧带
外踝
后胫突或附三角骨
距腓后韧带
腓骨肌腱
跗长屈肌支持带
跗长屈肌腱
跟腱

图 99-5

■在这个入路内使用刨刀去除距下后关节囊（图 99-6A）。小心保证位于踇长屈肌腱外侧避免损伤神经血管束（图 99-6B）。

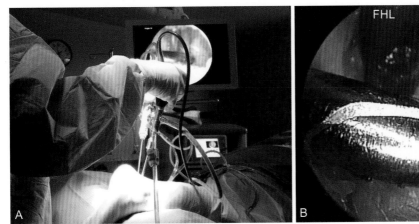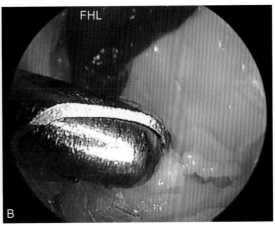

图 99-6

■去除三角骨，部分游离距腓后韧带和距跟后韧带，松解屈肌支持带以显露需要去除的骨赘（图 99-7）。

■如果需要牵开，可经跟骨置入牵引针勾住牵引装置。

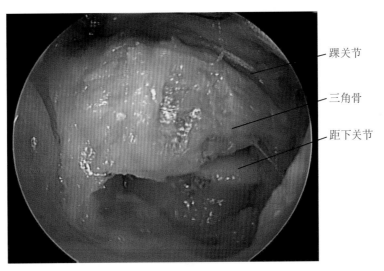

踝关节

三角骨

距下关节

图 99-7

跟腱延长：经皮 Z 字成形术

Jeffrey R. Sawyer

跟腱延长主要适用于可行走儿童的踝关节无法保持中立位，或适用于无法行走儿童无法穿鞋和站立时。

Z 字成形术延长跟腱

- 在跟腱和内踝后缘中间做后内侧切口。切口远端可至跟骨上缘，然后向近端延长 4 ～ 5 cm。
- 向后方锐性分离暴露跟腱。
- 从上往下纵行切开跟腱鞘膜，将跟腱与周围组织游离开。
- 在跟腱中间从近端到远端纵行切开（图 100-1）。

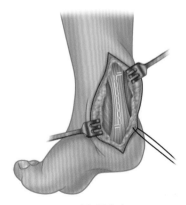

图 100-1

- 在跟腱远端在内侧或外侧切断一半跟腱，如果内翻畸形则在内侧切断，如果外翻畸形则从外侧切断。
- 将切除部分肌腱用力向近端分离。
- 在跟腱近端从远端切口对侧切断近端跟腱，使跟腱完全游离。
- 在跟腱内侧横行分离跖肌腱。
- 使用 Kocher 钳尽力牵拉跟腱近侧残端，评估小腿三头肌的被动活动强度。
- 将两部分肌腱在正常休息位长度的一半进行吻合（图 100-2）。
- 通过调整足的位置控制肌腱张力：轻度挛缩固定于中立位，中度挛缩固定在趾屈 10° 位置，重度挛缩则固定于趾屈 20° 位置。

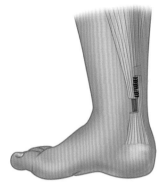

图 100-2

- 使用粗的可吸收缝线采用边对边方式修补肌腱。
- 伤口关闭可使用可吸收缝线或皮内缝合或者皮肤缝合器，术后辅助长腿石膏托。

术后处理

　　患者不适感消失后即可开始行走。通常在 5 ～ 10 d 疼痛感消失后，更换为短腿石膏托继续行走。石膏托固定总共需 6 周。若胫骨前肌不太强壮或无法自主控制，可使用支具。若胫骨前肌毫无功能，则需要持续使用支具。若胫骨前肌功能暂时失去，则需要几个月的持续支具，此支具可仅在夜间使用，避免跟腱再次挛缩。

　　对于门诊患者，经皮跟腱延长术则更快速、便宜和并发症少。

经皮跟腱延长术

- 患者俯卧位，消毒范围从脚趾到大腿中段。膝关节屈曲而踝关节趾屈以放松跟腱，更容易经皮触及跟腱，并远离前侧的神经血管束。
- 在跟腱做三处肌腱部分切断。第一处切口位于跟腱的跟骨止点近端内侧，第二处切口位于腱腹交界处下方内侧，第三处切口位于前两处切口中点的外侧（图 100-3）。

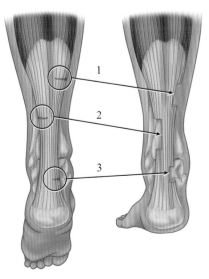

图 100-3

■通常足跟为内翻畸形，则前两处切口均位于跟腱内侧；若足跟为外翻畸形，则切口位于跟腱外侧。

■踝关节趾屈于合适的角度。

■切口仅需无菌敷料覆盖而无需缝合。膝关节完全伸直位长腿石膏托固定。

术后处理

■患者在术后可完全负重，术后 4 周拆除石膏托。膝关节位于伸直位以保证腓肠肌的长度。拆除石膏托后使用足踝矫形靴并保证踝关节极度趾屈。定制的足踝矫形靴可在手术开始时进行制作，保证拆除石膏托后可及时应用。对于那些依从性好且可随访的患者比较有帮助。根据康复锻炼进度和患者的生长速度来决定开始不受限负重支具的时间。